疾 病 的 诗 学

Poetisierung der Krankheit

刘冬瑶　著

U0336897

同济大学出版社·上海
TONGJI UNIVERSITY PRESS · SHANGHAI

图书在版编目(CIP)数据

疾病的诗学 / 刘冬瑶著. —上海：同济大学出版
社，2023.1
ISBN 978 - 7 - 5765 - 0372 - 2

Ⅰ. ①疾… Ⅱ. ①刘… Ⅲ. ①疾病－研究②世界文学
－文学研究 Ⅳ. ①R441②I106

中国版本图书馆 CIP 数据核字(2022)第 162343 号

本书出版得到北京科技大学中央高校基本科研业务费项目(编号：FRF - BR -
20 - 06B、FRF - TP - 20 - 028A2 和 FRF - TP - 20 - 047A2)的资助，特此鸣谢。

疾病的诗学

刘冬瑶　著
出 品 人　金英伟
责任编辑　戴如月
助理编辑　常紫寒
责任校对　徐逢乔
封面设计　潘向蓁

出版发行　同济大学出版社　　www.tongjipress.com.cn
　　　　　(地址：上海市四平路 1239 号　邮编：200092　电话：021 - 65985622)
经　　销　全国各地新华书店、网络书店
排版制作　南京展望文化发展有限公司
印　　刷　启东市人民印刷有限公司
开　　本　890 mm×1240 mm　　1/32
印　　张　11
字　　数　296 000
版　　次　2023 年 1 月第 1 版
印　　次　2023 年 1 月第 1 次印刷
书　　号　ISBN 978 - 7 - 5765 - 0372 - 2
定　　价　68.00 元

总　序

如果我们按照德国社会学家马克斯·韦伯的定义，把文化理解为人为自己编织的一张"意义网"，那么，文化学的意义正是在于探究这张网的不同节点乃至整个体系，探究它的历史生成、运作机制及其对人的塑造功能，探究它如何影响了历史中的人对自身以及世界的理解。

诚然，探究这样一个网络的整个体系，或者用德国文化学倡导者的话说，人的"所有劳动与生活形式"这样一个宏大工程，对于一个个体来说，是无法完成的事情。因此，从文化学所统领的跨学科的视角出发，探究这张网在不同历史阶段的具体节点，或者说一个文化体系的具体侧面，则可揭示其运作方式并为观察整个文化体系提供有益的启发。

如果我们尝试用一两个关键词笼统概括 20 世纪后半叶以来德语文学研究范式的转换，那么在 20 世纪 50 年代占据主导地位的是"文本""形式"，60 年代是"社会""批判"，70 年代是"结构""接受"，80 年代是"话语""解构",90年代至今便是"文化"。

而任何笼统的概括,都有掩盖发展本身所具有的复杂性的嫌疑。因为涌动在这些关键词之下的是历史进程中的一系列对话、碰撞、转换机制。正是这一发展促成了所谓"文化学转向"。经过三十多年的发展,对文化的研究已经成为研究领域的一种基本范式。尽管对文化问题的关注与探讨,在它被称为"文化研究"的英美国家与被叫作"文化学"的德语国家有着不同的历史语境与出发点——在社会等级与种族问题较为突出的英美国家主要针对的是所谓高雅与大众文化的差异和种族文化差异问题,而在殖民主义历史负担相对较轻、中产阶级占主导地位的德国主要侧重学科的革新,其核心标志是对中心主义视角秩序的颠覆与学科的开放。

以瓦解主体中心主义为目标的后结构主义赋予了他者重要的建构意义,这种"外部视角"将研究的目光引向了以异质文化为研究对象的人类学或民族学。美国文化人类学重要代表人物克利福德 • 格尔茨(Clifford Geertz)提出的"深描"文化阐释学,尝试像解读文本一样探索文化的结构,突出强调了对文化理解过程具有重要意义的语境化。将"文化作为文本"①来解读也就构成了文化研究的关键词。这一做法同时为以文本阐释见长的

---

① Doris Bachmann-Medick (Hg.): *Kultur als Text*. *Die anthropologische Wende in der Literaturwissenschaft*. Frankfurt am Main: Fischer Taschenbuch Verlag 1996.

文学研究向文化领域的拓展提供了新的路径,成为福柯影响下关注"文本的历史性与历史的文本性"①的新历史主义的文化诗学纲领。

那么,对于文学研究而言,文学的虚构性与文化的建构性之间是怎样的关系? 将文学文本与文化文本等同起来,是否恰恰忽略了文学的虚构性? 作为文化体系组成部分的文学,一方面选材于现实世界,另一方面又摆脱了现实意义体系的制约,通过生成新的想象世界而参与文化的建构。相对于现实世界,文学揭示出另一种可能性、一种或然性,通过文学形象使得尚无以言表的体验变得可见,从而提供新的经验可能。正是基于现实筛选机制,文学作品提供了丰富的历史材料来源。有别于注重"宏大叙事"的政治历史考察的传统史学,文学作品以形象的方式承载了更多被传统历史撰写遮蔽或边缘化的日常生活史料,成为丰富的历史与文化记忆载体。

在历史观上,法国编年史派以及后来的心态史派,对于德国文化学的发展起了重要的推动作用。20 世纪 30 年代,编年史派摆脱了大一统的以政治历史为导向的史学研究,转向了对相对长时间段中的心态(观念、思想、情

---

① Louis Montrose: "Die Renaissance behaupten. Poetik und Politik der Kultur". In: *New Historicism. Literaturgeschichte als Poetik der Kultur.* Hg. von Moritz Baßler. Frankfurt am Main: Fischer Taschenbuch Verlag 1995, S. 67f.

感)变化的考察。① 对法国新史学的接受强化了德国的社
会史与日常史的研究。20 世纪 80 年代中期,历史人类学
在德国逐渐形成。相较于传统的哲学人类学,它所关心的
不再是作为物种的抽象的人,而是历史之中的人及其文化
与生存实践。研究的着眼点不是恒定的文化体系,而是在
历史进程中对人及其自身理解起到塑造作用的变化因素。

　　文化学发展的一个重要动因,是关于人文科学在社
会中的合理性问题的讨论。由于学科分化的加剧,人文
科学的存在合理性遭到质疑,讨论尝试对此做出回应。
争论的焦点是人文科学的作用问题:它究竟是仅仅起到
对自然科学与技术的发展所造成的损失进行弥补的作
用,还是对社会发展具有导向功能。代表弥补论一方的
是德国哲学家乌多·马克瓦德(Udo Marquard)。他发表
于 1986 年的报告《论人文科学的不可避免性》认为:"由
实验科学所推进的现代化造成了生存世界的损失,人文

① 如马克·布洛赫从比较视角出发对欧洲封建社会的研究:Marc Bloch:
Die Feudalgesellschaft. Frankfurt am Main/Wien:Propyläen 1982
(zuerst 1939/40);吕西安·费弗尔从多学科视角出发对信仰问题的研
究:Lucien Febvre: *Das Problem des Unglaubens im 16. Jahrhundert:
die Religion des Rabelais.* Mit einem Nachwort von Kurt Flasch. Aus
dem Franz. von Grete Osterwald. Stuttgart:Klett-Cotta 2002 (zuerst
1942);菲力浦·阿利埃斯对童年、死亡与私人生活的研究:Philippe
Ariès: *Geschichte der Kindheit.* Übers. von Caroline Neubaur und
Karin Kersten. München:Hanser 1975 (zuerst 1960);Philipe Ariès:
Studien zur Geschichte des Todes im Abendland. München/Wien:
Hanser 1976;Philippe Ariès/Georges Duby (Hg.): *Geschichte des
privaten Lebens.* Frankfurt am Main: S. Fischer 1991.

科学的任务则在于对这种损失进行弥补。"①所谓弥补就是通过讲述而保存历史。② 另一方则要求对人文科学进行革新,通过对跨学科问题进行研究来统领传统的人文科学。针对马克瓦德为人文科学所做的被动辩解,在 20世纪 80 年代末期,联邦德国科学委员会和校长联席会议委托康斯坦茨大学和比勒费尔德大学成立人文科学项目组,对人文科学的合理化与其未来角色的问题进行了调研。德语文学教授、慕尼黑大学校长弗吕瓦尔德,接受理论主要代表人物姚斯,著名历史学家科泽勒克等五名重要学者于 1991 年发表了上述项目的结项报告《当今的人文科学》。报告认为:"人文科学通过研究、分析、描述所关涉的不仅仅是部分文化体系,也不仅仅是迎合地、'弥补性地'介绍自己陌生的现代化进程,它的着眼点更多地是文化整体,是作为人类劳动与生存方式总和的文化,也包括自然科学的和其他的发展,是世界的文化形式。"③因此,他们建议放弃传统的"人文科学"概念,以"文化科学"取而代之。在某种程度上,可以把该书看成是要求整个人文科学进行文化学转向的宣言。

---

① Odo Marquard: "Über die Unvermeidlichkeit der Geisteswissenschaften". Vortrag vor der Westdeutschen Rektorenkonferenz. In: ders.: *Apologie des Zufälligen. Philosophische Studien*. Stuttgart: Reclam 1986, S. 102f.

② 参见 ebd., S. 105f.

③ *Geisteswissenschaften heute*. Eine Denkschrift von Wolfgang Frühwald, Hans Robert Jauß, Reinhart Koselleck, Jürgen Mittelstraß, Burkhart Steinwachs. 2. Aufl. Frankfurt am Main: Suhr-kamp 1996 (1991), S. 40f.

　　研究视角与对象的变化,也要求打破传统的专业界限,进行多学科、跨学科的研究。这种势态催生了人文研究的所谓"文化学转向"。此中,文学研究摆脱了传统的对文学作家、作品与文学体系的研究范式,转向对文学与文化体系关系的探讨。文化学研究的领域主要涉及:知识的生产传播与文化语境的关联,文化史进程中所生成的自然构想,历史中的人所建构的对身体、性别、感知、情感的阐释模式,记忆的历史传承作用与运作机制,技术发展对文化产生的影响,媒介的文化意义及其对社会产生的影响,等等。①

　　研究领域的扩大无疑对研究者的能力与知识结构提出了挑战。比如,探讨文学作品中身体、疾病、疼痛的问题,必然要采用相关的医学或人类学等文献,探讨媒介、技术、机器等问题,又需要相关的理工科专业的知识,涉及感知、情感等问题时又必须对心理学、哲学等相关专业了解。尽管这些问题可以通过跨学科的合作加以解决,但这种合作要求相同的视角与方法基础。鉴于人文科学基于经验积累的特点,研究者遭受着"半吊子"的质疑。

---

① 参见 Hartmut Böhme/Peter Matussek/Lothar Müller(Hg.): *Orientierung Kulturwissenschaft. Was sie kann, was sie will.* Hamburg: Rowohlt 2000. Kap. III; Claudia Benthien/Hans Rudolf Velten (Hg.): *Germanistik als Kulturwissenschaft. Eine Einführung in neue Theorie-konzepte.* Hamburg: Rowohlt 2002, S. 24 - 29; Christoph Wulf (Hg.): *Vom Menschen. Handbuch Historische Anthropologie.* Weinheim/Basel: Belz 1997.

　　而对作为文化学的文学学的关键质疑仍是方法上的。这一点特别反映在具有代表性的"豪克—格雷弗尼茨论战"中。论战的关键问题是坚持文学研究的"自治"还是向文化体系开放。1999 年，图宾根大学教授瓦尔特·豪克（Walter Haug）发表了题为《文学学作为文化学?》的论文。他认为，文学研究应当坚守文学所具有的自我反思的特点：文学之所以存在是因为有解决不了的问题，文学存在的意义不是要解决问题，而是要生成并坚守问题意识。因此，文学研究向文化学开放，并不是要转变成为文化学的一部分，而是要强化文学的内在问题、文学"特殊地位"的意识。① 而格哈德·冯·格雷弗尼茨（Gerhart von Graevenitz）在其发表在同一期刊的文章《文学学与文化学——一回应》中则否认自我反思是文学独有的特性，认为大众文化也同样表现出了这种特点，因此文学研究应当重视多元化的文化语境。② 他认为，豪克坚持文学研究的"内在视角"，忽略了关于文化学的讨论是各学科的普遍结构变化的表达。③ "文化学"所要探究

---

① 参见 Walter Haug："Literaturwissenschaft als Kulturwissenschaft?"In：*Deutsche Vierteljahrsschrift für Literaturwissenschaft und Geistes-geschichte* 73 (1999), S. 92f.

② 参见 Gerhart von Graevenitz："Literaturwissenschaft und Kultur-wissenschaften. Eine Erwiderung". In：*Deutsche Vierteljahrsschrift für Literaturwissenschaft und Geistesgeschichte* 73 (1999)，S. 107.

③ 参见 Walter Haug："Literaturwissenschaft als Kulturwissenschaft?"In：*Deutsche Vierteljahrsschrift für Literaturwissenschaft und Geistes-geschichte* 73 (1999)，S. 95.

的是文化的多元性，而被理解为传统的"人文科学"一部分的、以阐释学为导向的文学学则以一统的"精神"为对象。①

这场论战所涉及的是研究的基本视角问题，这首先关涉18世纪以来的文学自主性的观点是否还能够成立，被理解为高雅艺术的文学是有修养的市民阶层的建构，抑或是民族主义话语驱动的产物，还是由社会文化与物质媒介发展导致的交往派生物？对此，系统论给出的答案是，它是社会分化的结果。在卢曼影响下的文学系统论代表格哈德·普隆佩（Gerhard Plumpe）、尼尔斯·威尔伯（Nils Werber）认为，18世纪以来的社会分化、人的业余时间的增加导致了消遣娱乐需求的增长，使得文学成为独立的系统，因此文学的功能不再以思想启蒙时期的真或伪的标准来衡量，而以有意思与否为标准。② 在这一点上，他们与格雷弗尼茨的消解高雅与大众文化等级的做法不谋而合。

如此，文化学研究的关注点不再是传统的精英文化，而是高雅与通俗文化的复杂体及其相互间的关联。文化产物对不同社会群体所产生的作用，话语语境、文化阐释模式的生成、转换、再生的机制，社会现象被不同的社会

---

① 参见 ebd., S. 96.
② 参见 Gerhard Plumpe/Niels Werber: "Literatur ist codierbar. Aspekte einer systemtheoretischen Literaturwissenschaft". In: Siegfried J. Schmidt (Hg.): *Literaturwissenschaft und Systemtheorie. Positionen, Perspektiven, Kontroversen.* Opladen: VS Verlag für Sozialwissenschaften 1993, S. 30ff.

群体感知、接受的过程,成了研究的主要任务。在历史的层面,则要重构其文化阐释模式。分析的关键是从这些语境中产生出了哪些理解与误解,人类自己编织的意义网是怎样把人自己套入其中的,这些文化实践是怎样对他们进行编码的。在德语中大多以复数形式出现的Kulturwissenschaften(文化学)称谓反映出的也正是这种对多元化的承认。在研究方法上,文化学也不再要求排他的、放之四海而皆准的理论体系,研究的多种方法并存。如果说后现代的讨论与后工业社会的发展紧密相关,那么文化学的诞生也是多媒体社会挑战的结果。

对此,深受后结构主义影响的弗莱堡大学日耳曼学者弗里德里希·基特勒(Friedrich Kittler)在他发表于1985年的教授资格论文《记录体系 1800/1900》①中,要求打破传统的文学研究的界限与做法,摆脱传统的作品阐释,将关注以精神预设的所谓意义为前提的人文科学研究转向媒介研究。② 在他看来,近几百年的人文科学忽略了简单的事实:认识的条件是由技术前提决定的。1800年前后普遍的文字化过程引发的教育革命,并非源自形而上学的知识,而是源自媒介。1900年前后电影、留声机、打字机等数据储存技术的发展,打破了文字的垄断,

---

① Friedrich Kittler：*Aufschreibesysteme 1800/1900*. München：Fink 1985.
② 参见 Friedrich Kittler："Wenn die Freiheit wirklich existiert, dann soll sie heraus. Gespräch mit Rudolf Maresch". In：*Am Ende vorbei*. Hg. von Rudolf Maresch. Wien：Turia & Kant 1994, S. 95 - 129.

形成了媒介的部分组合,催生了心理物理学、心理技术学、生理学等学科。2000 年前后"在数字化基础上的媒介的全面融合"①带来对数据的任意操控,决定什么是真实的,不是主体或意识,而是集成电路。如此,文化也就是一个数据加工的过程。当今的新媒介的挑战不仅对媒介研究的兴起起到了催化作用,新媒介生成的格局也促使研究重新审视媒介的历史,重构当今与历史的关联。

随着文化学研究的展开,历史的建构特点更加凸显出来,几乎成为研究界的共识,因此,对历史传承方式的追问,对记忆的运作方式、媒介条件以及个体记忆的社会关联的探讨成为关注的热点。海德堡大学埃及学教授扬·阿斯曼(Jan Assmann)在他发表于 1992 年的重要论著《文化记忆——早期文明中的文字、回忆与政治同一性》②中,对在文化认同上具有重要意义的集体记忆做了"交往记忆"与"文化记忆"的区分:前者依赖于活着的人,主要通过口头形式传承,它构成了个体与同代人的认同感的基础,并建立了与前辈的历史关联;而后者则是"每个社会、每个时代特有的重复使用的文本、图像与仪式的存在"③,"那些

---

① Friedrich Kittler: *Grammophon Film Typewriter*. München: Brinkmann &. Bose 1986, S. 8.

② 参见 Jan Assmann: *Das kulturelle Gedächtnis. Schrift, Erinnerung und politische Identität in frühen Hochkulturen*. München: Beck 1992.

③ Jan Assmann: "Kollektives Gedächtnis und kulturelle Identität". In: Jan Assmann/Tonio Hölscher (Hg.): *Kultur und Gedächtnis*. Frankfurt am Main: Suhrkamp 1988, S. 15.

塑造我们的时间与历史意识、我们的自我与世界想象"①
的经典。"文化记忆"通过生成回忆的象征形象,为群体
提供导向和文化认同基础。因此,阿斯曼的研究更加关
注文化记忆,即超越交往记忆的机构化的记忆技术。如
此,记忆研究的核心问题是探讨个人、群体是怎样通过记
忆的中介而建构对自身与世界的理解模式的。这样,记
忆研究可以重新建构同时存在的不同时期的回忆过程。

　　作为表述形式,或者说讲故事,文学是人的存在的基
本条件,它不仅述说着人的经验与愿望,阐释着世界与自
身,同时也承载着人类的知识与传统。随着文字的发明,
储存于人的身体之内的经验、知识、记忆得以摆脱口耳相
传这种单一的外化的流传方式,通过文字书写而固定下
来。而印刷术的发明不仅为机械复制提供了技术条件,
使得远程交往成为可能,同时也导致了知识秩序的重组,
感知方式的变化,想象力的提高。以百科全书派为标志
的启蒙运动推动了知识的普及,促成了文学发展的高峰。
特别是被称为"市民艺术"的小说的发展,不仅迎合了市
民随着教育的普及、业余时间的增多而产生的消遣的需
求,而且"孤独"的小说阅读促进了人的个性发展。工业
化、城市化的进程改变了人的交往方式、空间理解,促使
人重新思考人的定位,机器作为新的参照坐标,加入了以

---

① Jan Assmann: "Das kulturelle Gedächtnis". In: *Thomas Mann und Ägypten*. München: Beck 2006, S. 70.

上帝、动物为参照的对人的理解模式之中。

把文学作为鲜活生动的文化史料置于历史语境中来考察,不仅可以观察文化的建构机制,同时也可以凸显出文学的历史、社会、文化功能。而在如此理解的文化学视角下的文学研究中,文学不再是孤立的审美赏析对象,也不是某种思想观念或社会状况的写照,或者某种预设的意义载体,而是文化体系的重要组成部分,文学以其虚构特点,以其生动直观的表述方式,在与其他话语的交织冲撞中参与着文化体系的建构以及对人的塑造。

二十多年来,我们尝试将这种文学研究的范式纳入德语文学研究与研究生教学实践中。可以说,"文化学视角下的德语文学研究系列"所展现的就是这一尝试的成果。这些成果从文化体系的某一个具体问题入手,尝试探究这一问题的历史转换与文学对此的建构作用。这些成果的生产者大多从硕士学习阶段就以文化学研究视角为基本导向开始了研究实践。每周 100~200 页的文学与理论文本阅读、集体讨论,每学期 3~4 次的读书报告、十几页的期末论文,不定期的研读会、国内与国际的学术研讨会,使这些论著的作者逐步成长为有见地的研究者。如果说现在流行的"通识教育"大多已沦为机构化的形式口号,那么这些作者则在唯分数、唯学位模式的彼岸,在文化学问题意识的引导下,把思考、探讨、研究变成了一种自觉。问题导向把他们引向了历史的纵深、学科的跨界、方法的严谨、理论的批判与对当今的反思。

　　希望这些论著的出版在展示文化学研究范式的同时，能够对文学与文化的理解提供有益的帮助，对文学研究的发展起到推动作用。

　　衷心感谢该系列丛书作者的辛勤劳动，诚挚感谢同济大学出版社的精心编辑。

王炳钧　冯亚琳

2019 年 8 月中旬

目 录

献给我亲爱的奶奶钟翠霞女士

导　言

　　1778年1月20日,生性安静的棱茨(Jakob Michael Reinhold Lenz)在经过长途跋涉之后,终于到达了偏远的石谷(Steintal)。他此行的目的是寻医问药,因为他间或病发的"忧郁症"(Melancholie)①愈加严重,每每发作都会惊吓到周围众人。这次他将全部的希望都寄托在新教牧师兼医生欧柏林(Johann Friedrich Oberlin)身上。但在相处了二十天之后,这位因热衷教育和社会改革而远近闻名的牧师医生宣告了棱茨的无可救药,并将患者的病因总结为:"忤逆父亲、作风懒散、无所事事、乱搞女人"②。如格林兄弟的《德语字典》(*Deutsches Wörterbuch* von Jacob und Wilhelm Grimm)所示,1800年前后的"道德"一词不仅具有"习俗"之意,还代表着相对于"身体"和"生理"的

---

① 从症状上看,当时的"忧郁症"类似于今日的"疯癫"。

② Johann Friedrich Oberlin: *Herr L… in der Druckfassung „Der Dichter Lenz, im Steintale" durch August Stöber*. S. 35 – 50. In: Georg Bücher: *Lenz*. Studienausgabe. Hg. v. Hubert Gersch. Stuttgart: Reclam 1984, S. 46f.

"精神"和"心理"。① 因此在当时看来,伤风败俗和道德不轨会直接引发害人害己的精神和心理疾病。疾病是个体反道德的后果,是其偏离传统规范后受到的来自社会的惩罚。牧师要维护世俗社会中遗失的天国秩序,医生对疾病的解释是在宣布意识形态对离经叛道者的判决。欧柏林将这起棱茨事件记录了下来,寄送给众人阅览。这篇教会的简报不仅是一份医学病例,也是一则道德布道。18 世纪的邦国政府在公开场合大肆宣扬健康的益处,对市民从医学和道德两个方面相互结合地进行启蒙。社会对个体的规训教育不再是强迫性的威胁,而是用以"理"服人的方式,让大众相信遵纪守法会健康长寿,偏离准则会疾病缠身。医学和道德联袂建构了现代世俗社会的正常准则。医院成了捍卫规范、陟罚臧否的权力机构。法则被正常合理化了,违规的他者被看作是危险的病态存在而遭到隔离。

半个多世纪之后,毕希纳(Georg Büchner,1813—1837)的未竟之作《棱茨》(Lenz,1839)在其死后两年得以问世。这篇文学经典和欧柏林的记录存在不小差异,这首先与二者所处时代的历史语境对疾病的阐释和解读密切相关。不同于启蒙时期源自道德视角的医学目视,19 世纪30 年代的德国精神病史进入了身体医学的阶段。疾病首

---

① 参见:Jacob Grimm/Wilhelm Grimm:*Deutsches Wörterbuch*,http://woerterbuchnetz.de/DWB/?sigle=DWB&mode=Vernetzung&lemid=GM07130♯XGM07130 (Letzter Zugriff am 07.12.2020).

先被认作身体的缺损,而非道德的亏欠。毕希纳笔下的棱茨在和自然与上帝共处时心情愉悦、感受舒适,而遂父愿的商人活计令他烦躁不安。在同样有着医学教育背景的毕希纳这里,欧柏林所捍卫的父辈价值观和劳动道德成了逼疯个体的罪魁祸首,真正疯狂的是启蒙的理性。《棱茨》的现代性是多维的:一方面,医者和文人的双重身份模糊了文学作品和临床研究之间的差异界限;另一方面,全知全能的叙述者站在患者的视角,不仅能更好地再现出棱茨的疯言疯语,更以病人对话语权的掌控体现出其对为他价值的拒斥、对传统道德枷锁的挣脱。毕希纳不但扩展了文学的医学维度,将疾病文学化,更体现了安恙概念从启蒙到现代的过渡。父辈的权威不再是定义安恙的唯一法则,现代的偏离所代表的不是衰败的退化,而是摧枯拉朽的改革。个体的病不再是患者违背社会规范后咎由自取的罪证,它体现的是个人和环境之间的不和谐关系。

本书的研究关键词是疾病。"棱茨事件"生动展现了疾病问题在医学话语之外的丰富维度。病不仅仅是个体的身体事件,它亦可被集体赋予宗教、道德、经济上的阐释意义。而在疾病生发出不同价值的过程中,文学起到了举足轻重的媒介作用,文本既为讨论提供了素材和场地,又以催化剂的身份加入了研讨的圆桌会议。

谈论疾病自然离不开其反义词健康。安恙的概念植根于文化土壤和历史长河之中,讲述的是标准和他者间的对峙,书写出主体的嬗变历史。本书第一章将梳理文化史中安恙概念的变迁。在古希腊时期同为生命正常状态的疾病和健康在中世纪有了高下之分。疾病成为宗教所宣扬的纯净、虔诚和美好的对立面,是脏乱、罪孽和丑恶的同义词。在世俗化的近代,医学与道德联姻。权力将健康和正常两个概念偷梁换柱,利用了疾病偏离健康的特征,用病去标记离经叛道的他者,拿健康来安抚顺从的"羔羊"。随着被社会发明的疾病种类越来越多,文明的规训条款变得越来越细。人们对"安"的追求及对"恙"的喊打都是因为认同健康所代表的价值观(如原初、同一、规范和完备),摒弃与疾病沆瀣一气的同伙(如偏离、分裂、混乱和亏欠)。为保持安全,人们追逐健康长寿的神话,隔离、监禁生病的他者。但这种趋安避恙的价值观在浪漫派时期发生了转变。结核病人那苍白、瘦削的外表和忧郁的气质成了艺术家苦觅的美感和灵韵。浪漫诗人对病人的敏感特质和反思精神大加赞赏,对病态的迷醉及癫狂状态心驰神往。如果说是浪漫派率先将疾病纳入了美学的范畴,那么疾病作为现代美学的标志,在20世纪的文学作品中体现得更是淋漓尽致。

在德语语言文学作品中,不论是对身心痛苦的描写,还是对医患形象的塑造,或是对医疗机构的体验记录,文学中的医学话语总是围绕着疾病问题展开。无论是中世纪的麻风和鼠疫、18世纪的肺结核和疯癫,抑或20世纪的癌症和艾滋病,不同文学时期总有其钟爱的疾病类型。这些被文学所青睐的疾病有以下四个共同特点:病因不

明、周期性长、传染面广和危害性大。疾病的神秘性、趣
味性和社会性让其成为文学关注的宠儿。文学和疾病都
会产生他者经验：文学对普遍被接受的产生质疑，让习以
为常的成为问题，对视而不见的高光标亮；而病痛让个人
分裂，展开一场身体对抗意志的战争，原本被忽略、被无视
的身体重新赢得了关注——正是这种形成分裂、产生意识、
赢得关注和找寻原因的过程让文学和疾病的作用紧密相
连。疾病是衔接文学和医学话语的纽带，它不仅是存在状
态、医学概念、文学母题，更具备传播价值典范的作用。对
病的关注同时是对"正常"的反思、对标准的质疑，是对他者
的尊重和对差异的倾听。文学研究中对疾病问题的处理范
式大致可分为两类：一类从传统阐释学的角度聚焦疾病母
题，探讨文本刻画的患病状况和医患形象，并从情节出发
寻找人物的病因和解药——但单纯停留在文本层面的分
析不免低估了文学的现实意义；另一类则借用实证的力
量，探究作为医者或患者的作家身份对文学创造产生的
影响，而这种做法又忽略了文学本身的美学维度。本研
究利用文化学的方法论，将文本分析和历史语境相结合，
文学和文化都是可以解读的文本。本书第二章除了对方
法论进行背景介绍之外，还将以桑塔格（Susan Sontag，
1933—2004）《疾病的隐喻》（*Illness as Metaphor*，1978）
以及德语区近年来的研究现状为例，梳理文学和医学之
间的文化学对话对双方学科可能带来的价值和意义。

　　在搭建好文化学的交流平台、邀请来文学和医学作

为参与对话的双方、商讨出以疾病为互动的共同话题之后,本书选择 20 世纪的德语语言文学作品作为分析案例。之所以选择这一时间段,首先是因为当今的疾病话语发生了空前的大爆炸,已然扩张到文化的各个领域。文明一方面驱逐着疾病,另一方面又在不断制造出新的病症。机械时代的劳动引发工伤和劳损,营养过剩带来肥胖等慢性病的困扰,激烈的竞争和生存的压力导致抑郁等精神疾病,就连正常生命阶段出现的正常生理现象现在也都成了需要防微杜渐的"病"。而疾病的隐喻更是飞跃出医学的藩篱,在政治、军事、科技和经济等领域生根发芽。其次,现代派借助"病"的特点和身份颠覆了启蒙以来的市民价值观。在以歌德(Johann Wolfgang von Goethe,1749—1832)为代表的古典主义看来,幻想、激情和兽性都有违理性和道德,是病得治;而现代派则认为,用道德和理性来束缚、规训身体的做法是反自然的病态。尼采(Friedrich Wilhelm Nietzsche,1844—1900)通过对道德谱系的重写,让原本幽闭在哲学黑夜中的身体发出了生命的怒吼。尼采反对普世的健康观,认为"病"不仅是一种正常的生理状态,更代表独一无二的个性。尼采赞扬"病",因为病痛证明了身体的在场,体现了强大生命力的"权力意志"(Wille zur Macht)。如果说 18、19 世纪的集体用健康作为评判标杆,对个体进行道德束缚,通过疾病的诊疗来惩罚剑走偏锋的边缘他者;那么 20 世纪的个体拿疾病当作武器,去向社会规范发起抗议,通过自为的安恙观来实现个体的自由和解放。启蒙将市民主体解释为权力争斗的练兵场,认为只有当思想掌管身体、理性战胜非理性的前提才能保证主体的主权和健康;然而疾病的驾到不仅宣告了规训理性的失效,还分裂了个体,凸显了身体性,偏离了原初的完美状态,打破了统一的秩序,让支离破碎的器官和组织跃跃欲试,呐喊着追求关注。

　　值得注意的是,在整个价值颠覆的过程中,"对病态有着强烈兴趣"①的现代文学所起到的作用不容小觑。在现代作家的笔下,疾病和文学的碰撞不仅体现在疾病的诗学化上,还有文学的"病态化"。1892 年,作为精神病学家和作家的马克斯·诺道(Max Nordau,1849—1923)出版了名为《退化》(Entartung)的两卷本专著,以医学的标准来衡量文学的优劣,用心理分析的范式来设定美学的规章。从 19 世纪末巴黎上层社会人士的生活作风、衣着时尚、室内设计和艺术品位出发,诺道用五章的笔墨,按照"病症""诊断""病因""治疗"和"预测"的诊疗顺序(即五章的标题),勾勒出一幅现代文化、艺术、文学和美学的疾病图景。诺道所发现的两大病症分别是"退化"和"歇斯底里"。② 诺道意义上的正常人应具备感官清晰、思维逻辑、判断理性和意志坚决的特征,而现代的病态正体现

---

① Thomas Anz: *Gesund oder krank? Medizin, Moral und Ästhetik in der deutschen Gegenwartsliteratur*. Stuttgart: Metzler 1989, S. 51.

② Max Nordau: *Entartung*. 2. Bände. Berlin 1903. Originalausgabe Berlin 1892/93. Bd. 1., S. 30f.

在对不和谐的差异、反自然的做作、不可见的神秘、不清
晰的黑暗、不熟悉的新奇和对不平静的激动的向往。① 和
谐与混乱、自然与人造、已知和未知、明澈与黑暗、熟悉和
新奇、平静与激动,以上六组二元对立所诉说的正是新旧
价值间的矛盾冲突。旧有传统自诩为正常的标杆,并将
新近文化视为偏离规范的病态畸形。诺道的"退化"概念
后被纳粹借鉴,用以批判现代美学的堕落变质。希特勒
(Adolf Hitler,1889—1945)在 1933 年慕尼黑的德国艺术
馆的开馆仪式致辞中将现代艺术家偏离古典和现实的做
法解释为非"病"即"罪"的两种可能:他们要么就是患有
眼疾的不幸病人,要么就是危害国家的可恶罪犯。②

歌德称"古典为健康,浪漫是病态"③。经典和现代之
间的安恙纷争一直持续到 20 世纪后半叶。1952 年,卢卡
奇(Georg Lukács,1885—1971)在维也纳作了题为"健康还
是病态的艺术?"(Gesunde oder kranke Kunst?)的报告。在
这位马克思主义者看来,进步等同于健康,反动(Reaktion)
就是顽疾。④ 艺术肩负着传承伦理道德的使命,⑤要体现

① Max Nordau：*Entartung*. 2. Bände. Berlin 1903. Originalausgabe Berlin 1892/93. Bd. 1.，S. 27.

② 参见：Franz Roh：*Entartete Kunst. Kunstbarbarei im Dritten Reich*. Hannover：Fackelträger-Verlag 1962，S. 30.

③ „Das Klassische nenne ich das Gesunde und das Romantische das Kranke. " Johann Wolfgang von Goethe：*Maximen und Reflexionen*. Nr. 1031.

④ 参见：Georg Lukács：*Gesunde oder kranke Kunst?* In：*Georg Lukács zum siebzigsten Geburtstag*. Berlin (Ost)：Aufbau Verlag 1955，S. 243 - 252. Hier S. 249.

⑤ 参见：同上，S. 253.

现实的总体性,要塑造典型,体现人的完整性。然而颓废作家的笔下只有破碎的现象和孤立的人,先锋派艺术毫不掩饰地表达了对犯罪的热爱和对疯癫的向往。[①] 现代主义抛弃了历史传统,没能继承文化遗产,阻碍了文学史的进程,因此是病态的。以上观点遭到了法兰克福学派的厉声反对。阿多诺(Theodor W. Adorno, 1903—1969)认为,卢卡奇把生理学上的安恙概念挪到社会层面去评判艺术的做法是"抽风的"。[②] 他和霍克海默(Max Horkheimer, 1895—1973)在《启蒙辩证法》(Dialektik der Aufklärung, 1944)中早已共同指出了文明与野蛮、进步与倒退之间的共性,对启蒙的批判突出了道德理性毁灭主体的潜在内涵。[③] 而在 1968 年"苏黎世文学之争"的口诛笔伐中,施泰格尔(Emil Staiger, 1908—1987)接过了卢卡奇反对病态现代派的大旗,认为现代文学家是"反集体的",现代小说和喜剧充斥着"精神病、危害众生的存在、宏大风格的丑陋",因此不可避免地导向了"犯罪和病态"。[④] 对此,弗

[①] 参见: Georg Lukács: *Wider den mißverstandenen Realismus*. Hamburg: Claassen 1958, S. 250.

[②] Theodor W. Adorno: *Erpreßte Versöhnung. Zu Georg Lukács: Wider den mißverstandenen Realismus*. In: Ders. *Noten zur Literatur*. Gesammelte Schriften Bd. 2. Frankfurt a. M.: Suhrkamp 1974, S. 251 - 280. Hier S. 257.

[③] Max Horkheimer/Theodor W. Adorno: *Dialektik der Aufklärung. Philosophische Fragmente*. Frankfurt a. M.: Suhrkamp 1969, S. 51.

[④] Emil Staiger: *Literatur und Öffentlichkeit*. Rede gehalten am 17. Dez. in Zürich, zuerst gedruckt in der *Neuen Züricher Zeitung* vom 20. Dez. 1966). Nachdruck in: *Sprache im technischen Zeitalter*. Heft 22. Köln/Wien: Böhlau-Verlag.1967, S. 90 - 97. Hier S. 91. 93.

里施(Max Frisch,1911—1991)很快给予了反驳。他在写给施泰格尔的公开信中指出,这位著名的文学史学家对现代西方文学的批判让他想起了东欧、苏联,因为法捷耶夫(Алекса́ндр Алекса́ндрович Фаде́ев, dt. Alexander Alexandrowitsch Fadejew,1901—1956)也同样认为当今的西方文学充斥着"精神病、色情和颓废",字里行间都是"病态,让人恶心,伤风败俗"。在弗里施看来,施泰格尔所提倡的"健康"文学典范不再自由、多元,这才是真正的"变质文学"。①

现代文学如何将疾病诗学化? 在此过程中又怎样偏离古典的规范,体现自身的现代性? 乘着以上讨论的东风,本书将分列四章,以本恩②(Gottfried Benn,1886—1956)、卡夫卡(Franz Kafka,1883—1924)、迪伦马特(Friedrich Dürrenmatt,1921—1990)和贝恩哈德③(Thomas Bernhard,1931—1989)为例,探讨所选文本中围绕疾病展开的疾病话语。

需要说明的是,谈及 20 世纪德语语言文学作品中的疾病和医学问题,无法绕开托马斯·曼(Thomas Mann,1875—1955)的名字。神经衰弱、糖尿病、牙疼、伤寒、霍

---

① Max Frisch: *Endlich darf man es wieder sagen. Zur Rede von Emil Staiger anläßlich der Verleihung des Literaturpreises der Stadt Zürich am 17. 12. 1966*. In: *Die Weltwoche*. 24. Dez. 1966, S. 104 - 109. Hier S. 107ff.
② 又译作贝恩。
③ 又译作伯恩哈德。

乱、肺病、风湿、性病、癌症①……曼笔下的疾病种类不仅丰富多样，它们还和其他母题交织在一起，比如曼在《布登勃洛克家族》(*Buddenbrooks—Verfall einer Familie*，1901)中通过局外人(Außenseiter)的形象来展现疾病和艺术的结合，还有《死于威尼斯》(*Der Tod in Venedig*，1911)中的阿申巴赫(Aschenbach)对浪漫派死亡情色和颓废之美的醉心向往。除此之外，医学的话语还拓展了文学体裁的外延，形成了以《魔山》(*Der Zauberberg*，1924)和《特里斯坦》(*Tristan*，1903)为代表的疗养院小说，还有《浮士德博士》(*Doktor Faustus*，1947)那样虚构的医生传记。②在曼的时代小说中，个体的疾病不再形单影只，它与家族的灭亡、社会的问题和时代的衰落交织相连。本书之所以选择本恩、卡夫卡、迪伦马特和贝恩哈德四位作家作为研究对象，并非意欲贬低曼的重要性，而是主要出于以下四点考量：其一，较之于诺贝尔文学奖的荣誉加冕，本文所选的四位作家文风独特，其作品可谓是德勒兹(Gilles Deleuze，1925—1995)意义上的"小众文学"。在自诩为"文学业界医生"的赖希-拉尼茨基(Marcel Reich-Ranicki，

---

① 参见：Thomas Sprecher：*Anmerkungen zu Thomas Mann und die Medizin*. In：*Praxis* 90 (2001). S. 1235 – 1239.

② 参见：Anja Schonlau：*Körper，Gesundheit/Krankheit*. S. 314 – 315. In：*Thomas Mann Handbuch. Leben-Werk-Wirkung*. Hg. v. Andreas Blödorn/Friedhelm Marx. Stuttgart：Metzler 2015，S. 314.
该书作者总结了曼笔下三种有关疾病的母题和两种围绕疾病展开的小说形式。除上文提到的四点之外，还有《浮士德博士》中疾病的政治隐喻。

1920—2013)看来,以上四位作家均在"重症病号"①之列,他们的作品复杂多变,其接受莫衷一是。因此,选择他们的作品或许更契合"病态文学"的主题。其二,相对于单一的作家,对异质、多元作品的选择是为了能尽可能全面地反映时代的风貌。本书主要涉及的四位作家各有千秋,七个文本体裁各异,在各自呈现疾病的不同面貌之余,相互之间又各有过渡联系。再次,四位作家的身份有医有患,现实的病痛经历和文学创作间的互动作用双向而有趣,医学扩展了文学的疆域,文学也在一定程度上起到了"文字治愈"(Bibliotherapie)的诊疗效果。最后,已有的关于曼和疾病、医学的学术成果②不论是从数量还是

———————

① 参见：Marcel Reich-Ranicki：*Lauter schwierige Patienten. Gespräche mit Peter Voß über Schriftsteller des 20. Jahrhunderts.* List Taschenbuch. Berlin 2003. 该书行文虽对四位作家都有笔墨,但由于选材需要(和拉尼茨基有过私交,且均过世),故只重点涉及了包括迪伦马特和贝恩哈德在内的12位作家。

② 近二十年来的主要相关专著,如 Katrin Max：*Liegekur und Bakterienrausch. Literarische Deutungen der Tuberkulose im „Zauberberg" und anderswo.* Würzburg：Königshausen & Neumann 2013. Yahya Elsaghe：*Krankheit und Matriarchat. Thomas Manns „Betrogene" im Kontext.* De Gruyter. Berlin/New York 2010. Katrin Max：*Niedergangsdiagnostik. Zur Funktion von Krankheitsmotiven in „Buddenbrooks".* Frankfurt a. M.：Klostermann 2008. Dietrich von Engelhardt/Hans Wisskirchen (Hg.)：*„Der Zauberberg"—die Welt der Wissenschaften in Thomas Manns Roman.* Schattauer. Stuttgart 2003.等。相关论文如：Jochen Eigler：*Krankheit und Sterben. Aspekte der Medizin in Erzählungen, persönlichen Begegnungen und essayistischen Texten Thomas Manns.* In：Thomas Sprecher (Hg.)：*Liebe und Tod—in Venedig und anderswo.* Klostermann. Frankfurt a. M. 2005 (=TMS 33). S. 97-124. Stulz Peter/Nager Frank/Schulz Peter：*Thomas Mann und die Medizin.* In：Ders. (Hg.)：(转下页)

质量上来说都令人生畏，当然最根本的问题还在于笔者
的局限。由于文本分析的各个章节都会对该人该作的研
究现状进行扼要总结，故在此略去不谈，仅对每章要解决
的问题、基本思路和结构稍加概述。

　　停尸房是表现主义的常见素材，是衰败的极致体现。
本恩的同名诗集在作者的一次解剖课后一气呵成，平静
的叙述带来不平静的震撼感受。一方面，本恩医者和文
人的双重身份使现实中丑陋的病痛和死伤在其作品中得
到美化；另一方面，因对丑陋病态浓墨重彩的描写，他公
然站在市民美学的反面，其早期作品也备受争议。本书

（接上页）*Literatur und Medizin*. Chronos. Zürich 2005. S. 71 - 128. Thomas Sprecher: *Anmerkungen zu Thomas Mann und die Medizin*. In: *Praxis* 90 (2001). S. 1235 - 1239. Klaus Müller-Richter: *Kann man Kleiderschränke kulturwissenschaftlich lesen? Thomas Mann, die Eisenbahnmedizin und die Nervenklinik*. In: Roland S. Kamzelak (Hg.): „*Historische Gedächtnisse sind Palimpseste.*" *Hermeneutik-Historismus-New Historicism-Cultural Studies*. Mentis. Paderborn 2001. S. 157 - 176. Karlheinz Engelhardt: *Buddenbrooks-eine Welt des Krankseins und Sterbens*. In: *Internistische Praxis* 38 (1998). S. 883 - 840. Manfred Dierks: *Krankheit und Tod im frühen Werk Thomas Manns*. In: Thomas Sprecher (Hg.): *Auf dem Weg zum „Zauberberg"*. Frankfurt a. M. 1997 (= TMS 16). 11 - 32. Peter Pütz: *Krankheit als Stimulans des Lebens. Nietzsche auf dem Zauberberg*. In: Thomas Sprecher (Hg.): *Das „Zauberberg"-Symposium 1994 in Davos*. Frankfurt a. M. 1995. S. 249 - 264. Stefan Bodo Würffel: *Zeitkrankheit-Zeitdiagnose aus der Sicht des Zauberbergs. Die Vorgeschichte des Ersten Weltkriegs-in Davos erlebt*. In: Thomas Sprecher (Hg.): *Das „Zauberberg"—Symposium 1994 in Davos*. Frankfurt a. M. 1995. S. 197 - 223. Christian Grawe: „*Eine Art von höherem Abschreiben*". *Zum „Typhus"-Kapitel in Thomas Manns Buddenbrooks*. In: *TMJb* 5 (1992). S. 115 - 124. 等。

第三章将对《停尸房》(*Morgue*, 1912)中的三首诗作进行细读。《男人女人走过癌症病房》(*Mann und Frau gehn durch die Krebsbaracke*)讲述了疾病事件所产生的对立，《小紫菀花》(*Kleine Aster*)和《美丽青春》(*Schöne Jugend*)分别体现了诗人的医学目视和生死轮回观。纵观三诗，本恩医生和诗人的双重身份通过叙述融为一体。医学术语的融入和客观描述的文风打破了纯文学和医疗报告的界限。诗歌体现了医护人员对患者的冷漠，对病痛的无奈，抨击了视身体为冰冷之物的医学观。而在美学层面，三首诗体现了从审美到审丑的转变。丑陋的病态是批判的武器，被用来颠覆传统和自诩美好、安康的父权。除指出时代匿名和冷漠的病症之外，本恩通过关注他者和美化现实的诗歌创作缓解了自己作为城市医者的现实痛楚。

如果说本恩对病痛和死亡的描述还主要停留在身体阶段，其诗歌是对病痛的诗学美化，那么卡夫卡笔下的疾病则增加了隐喻的编码。本书第四章以《一个乡村医生》(*Ein Landarzt*, 1918)和《变形记》(*Die Verwandlung*, 1915)为例，从两个角度谈卡夫卡笔下作为"偏离的他者"的疾病隐喻。乡村医生开篇就处在巨大的尴尬中，尴尬是因为身处进退两难的窘境，但个人倾向不得不服从职业需要。男孩天生的伤口在医生就诊之前，就被病患的家属确诊为病。医者的权威在一开始就被瓦解了，他失去了定夺安恙的话语权。病患的家庭是权力的代表。当医生的价值观和权力出现偏差时，医者和患者无异，都被

权力诊断为有病。医生和男孩儿的"病"都是克尔凯郭尔
(Søren Kierkegaard, 1813—1855)意义上"致死的疾病",
体现的是现代人的存在彷徨。主体分裂成了为他的义务和
自为的意愿,不可调的分裂和导致了绝望。这是对本体论
永恒真理和对自我的怀疑。格里高尔·萨姆沙(Gregor
Samsa)一觉醒来,发现自己的身体变成了一只可怖的大
甲虫。身体的变形是疾病的隐喻,变形的过程即由安转
恙的生病过程,代表了对正常的偏离。身体的变形在此
被社会增添了经济和道德的维度。而站在当事人的角
度,变形体现了身体的主动出击,是身体先于精神的觉
醒。变成动物体现了身体对实用性思想的反抗,是对把
身体当机器的劳动力剥削的拒斥。格里高尔对其身体的
态度发生了从遮掩到展示、从以变为耻到以变要挟的变
化。身体的主动偏离和抗拒比照出精神的被动顺从。这
场身体的抗争革命终以死亡收尾。身体毁灭之后,规训
的意志随即变成了孤魂野鬼。变形和死亡都是身体对自
诩高级的精神发出的冷嘲热讽。

　　疾病分裂了个体,偏离了正常,展现了外部环境和内
在感受间的互不兼容。卡夫卡笔下的疾病隐喻体现了 20
世纪初现代人和规训权力间的不和谐:病的国度和外部
权力泾渭分明。而在迪伦马特的戏剧中,最疯狂的就是
权力本身。《物理学家》(Die Physiker, 1962)中的装病类
似于低等动植物的拟态行为,是出于为适应环境、不被淘
汰而模仿环境、维持生存的无奈之举。个体的病在此体

现了环境的病。主人公只有装病方能生存,此处的病反而为生提供了可能。而装疯卖傻的物理学家逃到与世隔绝的精神病院也没能逃离女医生所代表的权力的监视。权力不仅追赶着疯癫,还生产了疯癫。女精神病医生出身名门,享有最高话语权的她却真疯真狂,由其一手策划的世界末日即将上演。在疯人院这一理性失效、秩序错乱的空间里,探长的失职代表了法的失效。如果说本恩用审丑的诗歌、卡夫卡用分裂的悖论践行了疾病的偏离特点,那么迪伦马特戏仿的颠覆具体体现在以下四点:从效果上看,角色与既定身份之间的偏离产生了陌生化效果,给读者带来震惊和不安的同时也为其提供了反思的可能;从结构上看,戏剧的结构虽遵循了亚里士多德(Aristotélēs,约公元前 384—公元前 322 年)古典戏剧"三一律"的传统模式,但这部悲喜剧(tragische Komödie)中勇敢的行动个体既是可笑的小丑,也是可悲的英雄;从体裁上看,奇异、怪诞和偶然的出现站在了因果逻辑的反面,对理性的反讽唱响了侦探小说的安魂曲;从创作手法上看,迪伦马特用"最坏可能的转弯"(die schlimmstmögliche Wende)向单向道的进步论发起了致命的反击。

"文学教皇"赖希-拉尼茨基曾说:贝恩哈德所讲的,都是疾病的故事。文评界的"一本书理论"(ein-Buch-These)认为,贝氏毕生所有的创作都是其首部长篇小说《寒冻》(Frost,1963)的轻微变形。本书第六章围绕画家施特拉赫(Strauch)蹒跚的不治之症展开:作为艺术家,他那敏感的问题意识和反思、批判精神既是他的个性，也导致了他的病。寻求病因的过程连接了被隔离的病患和自诩健康无恙的村民，是艺术、幻想和感知导致他被工具理性至上的大众隔离。疾病展现了个体和"正常"集体之间的差异，它一方面是集体对他者的消极隐喻，另一方面体现了敏感艺术家对麻木大众的嗤之以鼻。病不等同于负面消极，小说为病正名。首先，是病痛见证了生命的在场和存在的差异。其次，病痛产生问题意识，促进反思，个体的病痛向集体的合理性提出质疑。再次，病痛不仅是外界刺激的结果，更是刺激的发出者，是认识的催化剂，因为同作为临界经验的病痛和认识休戚相关。观察画家和自身的头痛经历让实习医生对医学和科学有了辩证的认识。画家的病揭露了现代社会一味盲目求发展、视自然及他者为自身征服对象的"不治之症"。在病痛话语层面，本小说与前三章涉及文本的不同点在于，贝恩哈德借助病患的叙述视角和夸张极端的写作手法，不仅颂扬了病痛的积极作用，更将评判安恙的话语权交还给了个体。如果说迪伦马特笔下还有真疯和装疯的对立，那么在贝恩哈德笔下，个体间的差异令统一的健康标准消失殆尽。病痛被普遍化、极端化了。安恙一极的绝对化带来的是安恙对立的消逝。来自患者的叙述视角和冗长的独白起到了对现实患者的弥补作用，疾病不再是耻、是罪，而是成为一种谈资。患者在叙述中重建身份，赢得自我掌控权。在贝氏的"哲学笑艺术"（philosophisches Lachprogramm）中，阴暗的病痛发出了最爽朗的笑声。如果说本恩是借由医者叙述美化了病痛,那么贝恩哈德则是通过患者叙述夸张并极端化了病痛。但不同的叙述视角和修辞方式达到了相同的目的:经过文学或美化或恶化的加工,作者作为医者或患者的现实病痛经历变得不再那么可怕。

　　本书结语部分除了对文本分析的四章进行提纲挈领的总结之外,还简明扼要地回答了两个问题:一、文学和医学之间的文化学对话对两学科各产生了哪些影响?二、疾病和现代性之间有何交互关系?通过病,本恩体现了 20 世纪大城市的匿名与冷漠;卡夫卡指出了文明引发的职业病和现代人的生存危机;迪伦马特抨击了滥用科学的疯狂后果;贝恩哈德强调了麻木顺从的弊端和反思的必要性——疾病的诗学是对现实问题的影射,体现了文学对时代病的关照。表现主义病态的审丑深深地震撼了市民美学的父权,连续性的经验感受也随之崩溃。文学现代派因其"对传统美学规则的偏离"而具备了"挑衅"的特点。① 偏离传统经典的"病态化"文学彰显出的是现代多元化的发展趋势。病痛在 20 世纪的德语语言文学中大放异彩。作为现代文学的重要客体,文学中的"疾病"话语作为文化想象的方式,不仅是"疾病"本身的再现,也是思想意识的媒介和载体。它从身体层面而来,化

---

① Sabina Becker/Helmuth Kiesel: *Literarische Moderne. Begriff und Phänomen*. In: Ders. (Hg.): *Literarische Moderne. Begriff und Phänomen*. De Gruyter. Berlin u. New York. 2007. S. 9 - 35. Hier S. 10.

身为隐喻。它衔接美丑和生死，制造了经验的分裂，带来
震撼的感受；它既是权力降给他者的无端罪名，也是反抗
者冲向自由的有力武器；它的偶然发生充斥着不可测的
神秘，具有颠覆规则和秩序的魔力；它既是不可控的混
乱，也是独特的个性，它引发痛苦的同时亦可加深认识的
痕迹。疾病所传递的是令人厌恶的丑、是引人生畏的罪，
也是使人醉心的美、让人沉沦的瘾；它拒斥，也吸引，令人
不敢触碰，又心生向往。

第一章　疾病文化史

　　德语区的医生在患者来访时会用下面这一特殊疑问句开启医患间的对话："Was fehlt Ihnen?"即问："您那儿缺失了什么？"健康与疾病在此成为两种对立的存在状态：病人缺失的自然是健康，而健康的"缺失"（动词 fehlen）仿佛是一种"错误"（名词 Fehler），是需要努力赢回的。在祝福患者"早日康复"时，我们常说："Gute Besserung!"比起疾病，健康是"更好的"（besser），康复是一种"改善"和"好转"（Besserung），这种由恙转安的变化是如此之"好"（gut），以至于我们用到了"好上加好"（用形容词 gut 来修饰名词 Besserung）的重复表达来称赞这种对患者和他人而言都"好"的健康的凯旋。

　　谈论疾病无法绕开其对立面——健康。安与恙的概念涉及身体、心灵和精神，二者不仅可以描述个体的生命状态，还被贴上了价值的标签，体现了社会集体的好恶态度。插上隐喻翅膀的疾病多是丑陋、罪恶、羞耻、残缺、亏欠、污秽的代名词，而健康多被等同于美好、圣洁、完满、同一而备受追捧。在广袤的文化土壤和源远的历史长河中，对"何为安？何为恙?"的评判不是一成不变的，世人趋安避恙的态度也非一以贯之。评说安恙的差异其实是在讨论正常的疆域和标准的合理性。安与恙在人类学和认识论的维度上拼出了人的概念，讲述了有关人的知识和人对人的认识。因此安恙的历史是一部文化史，它既是人类的历史，也是主体的历史。

本章主要围绕以下话题展开讨论：

安恙这一文化概念经历了哪些历史变迁？

这一存在状态如何增添了价值维度？

世人对安恙的态度经历了怎样的转变？

健康和疾病是如何走出医学的范畴，并滋生了哪些社会的隐喻？又得到了何种人文的关切？

一、古希腊、古罗马时期——
宏观、哲学的安恙观

公元前 6 世纪，米勒托斯的泰勒斯（Thales von Milet，公元前 624—公元前 547 年），第一位希腊哲学家，认为是水的流动孕育了生命，因此他将水认定是万物的主因。① 公元前约四百年，希波克拉底（Hippokrates，公

---

① 参见：Henry Ernest Sigerist：*Krankheit und Zivilisation. Geschichte der Zerstörung der menschlichen Gesundheit.* Alfred Metzner Verlag. Frankfurt a. M. Berlin. 1952. S. 156.

元前 430—公元前 370 年）在《论人的本性》（*Über die Natur des Menschen*）一书中提出了"四体液说"。他认为在人的体内有四种最为重要的体液，分别是血、痰、黄胆汁和黑胆汁。它们两两相对，分别源自心脏、大脑、肝脏和脾脏。后经盖伦（Galen，约 130—210 年）的阐释，"体液说"得到了进一步的发展，每种体液都拥有了自己的基本特质：血，热而湿、似气；痰，冷而湿、似水；黄胆汁，热而干、似火；黑胆汁，冷而干、似土。[1] 当时的医学认为，当体液的数量和品质正常、混合比例适当时，人体就达到了"平衡"（希腊语 Eukrasia），当事人就是健康的；反之，当体液的均衡被打乱时，人体就会失调。[2] 古希腊、古罗马时期的安恙观并不囿于个体或人体的小范围内。个人是安恙的小环境，自然是安恙的大宇宙。体液的流动形成了大小宇宙间的沟通，流动则顺畅、内外则平衡；停滞或堵塞会带来紊乱，分泌得过多或过少都是失调的表现。我们发现，古代的这种安恙观是超越个体的，个人的生死和安恙及其周围的环境紧密相连。安与恙不仅诉说了个体生命状态的舒适与否，更体现了微观的人与宏观的自然之间的动态关系。

古代医学认为，即使循环不畅或沾染顽疾也不必大惊小怪，因为生物体——这一和自然之宏观宇宙相平行

① 参见：同上页①，S. 159.
② 参见：同上，S. 159.

的微观世界——拥有与生俱来的康复力和自愈力(vis medicatrix naturae),[①]会逐瘀通脉、排出毒素、变阻为畅。患者服药只是借助药物来加快这一康复的过程,从而节省生物体自身的力量。由此可见,古代对疾病的态度不是一味地恐惧、贬低或拒斥的。水(或曰液体)的流动引发了生老病死的人生旅程。健康和疾病都是生命的正常状态,人们对二者的态度中立,并无大异。安恙不是对立的,而是并列的。是体液的流动让个体得以在安与恙的状态之间不停地来回切换。古希腊、古罗马时期的医学不是趋安避恙的。医生盖伦认为,医学不仅是有关疾病的科学,还是研究健康,以及流动于安恙之间的"中和状态"的科学。他称这种"中和状态"为"人类的状态"。[②] 健康与疾病同是生命在场的体现,两者一直处于此消彼长的动态过程中。而多数人不是处在非安即恙的一极,而是二者的中间地带,即染病和康复的过程中。此外,古时的诊疗方案多以倡导健康生活(Diätetik)为主。"Diätetik"一词词义广泛,除了今日我们所熟悉的"Diät"(控制饮食)所指的"吃喝"之外,它还涉及了如空气和水、动静、睡醒、排泄和情感这五大方面。[③] 由此可见,古代医学不倡导用猛药

---

① 参见:同上,S. 160.

② Dietrich von Engelhardt: *Gesundheit und Krankheit im Wandel der Kulturgeschichte*. In: *Gesundheit für alle. Fiktion oder Realität?* Hg. v. Wolfgang Schlicht, Hans Hermann Dickhuth. Hofmann Verlag. Stuttgart, New York. 1999. S. 13 - 35. Hier S. 17.

③ 同上,S. 18.

治顽疾,而是用微弱的调节来促进人与自然的和谐共生。

　　综上,"四体液说"从哲学的角度解释了疾病的产生和消亡。水的流动性、生死的轮回、和谐的比例等哲学观念给出了安恙的定义：流动是平衡、是健康；紊乱是失调、是抱恙。古希腊、古罗马时期对安恙的理解是宏观且超越个体的,不论是个人、社会还是医学对病痛的理解都不是消极悲观的。诊疗过程以患者自愈为主,药物等其他医学手段为辅。医生不只关注患者的生理和身体,还关注人与自然的有机互动。

二、超验的中世纪——疾病与宗教

　　在公元 4 至 7 世纪的民族大迁徙的过程中,鼠疫入侵了意大利。那时正值中世纪的开端。数百年后的 12 世纪,欧洲爆发了大规模的饥荒,鼠疫又一次趁虚而入,将欧洲"洗劫一空",四分之一的欧洲人命丧黄泉。[1] 这一次,鼠疫多了一个令人闻风丧胆的名字——"黑死病"。[2] 直到 1894 年鼠疫杆菌被发现之前,对鼠疫（或曰黑死病）的民间解释约有两种。其一,此病是传染性疾病,由外而内的侵入族群或人体,因此人们多把外来入侵者当作罪

---

[1] 参见：Daniel Schäfer：*Pest*. In：Bettina von Jagow/Florian Steger（Hg.）：*Literatur und Medizin. Ein Lexikon*. Vandenhoeck & Ruprecht. Göttingen 2005. S. 611 - 616. Hier S. 612.
[2] 因肺鼠疫患者死时面色发黑而得此名。

魁祸首的病毒携带者。其二,鼠疫如瘟疫,见者难逃,必死无疑。这种突如其来、从天而降、波及面广、致死率高的疾病常祸不单行地伴随着饥荒和战争的发生,因此多被认作是上帝对一个地区民众的集体惩罚。《圣经》中也常出现如麻风或皮癣一类的皮肤病。个体患者常因皮肤不洁(如生斑或溃烂)被群体中的他人认定为道德不洁的外化,病患的痛苦是其罪有应得、咎由自取。月经和分娩在当时也被看作不洁之症。处在不洁阶段的人不得进入庙宇参拜神灵。生病是一种生物过程——这一观点是近代才有的。在此之前,身体上的问题多被解释为精神问题的外化。

针对"人为何会生病"这一问题,《圣经》的故事告诉我们:人类的祖先——亚当和夏娃——在伊甸园中犯了渎神的罪,作为罪人被贬到人间,要经历疾病和灾难的痛苦惩罚,最后以死谢罪,还回亏欠上帝的债,重新赢得神的宽恕。而他们的子孙后代,即整个人类,也要经历这种无差的命运轮回。"如果你听上帝你主的话,在他面前行对的事,留意他的命令,遵守他的所有法则,我就不会降疾病于你,像我降到埃及人身上那般;因为我是你的主,你的医生。"(《出埃及记》15:26)"你们要服务于主,你们的上帝,这样他才会赐给你面包和水,我也会帮你避开所有疾病。"(《出埃及记》23:25)在基督教看来,健康的状态代表着与上帝同在,那是天堂的完满,而疾病是罪恶的惩罚,是魔鬼的侵蚀。疾病成为宗教所宣扬的纯净、虔诚和美好的对立面。它不仅停留在个体身心的不适,它变成了贴在离经叛道的异教徒身上的标签,它是罪孽、丑恶和脏乱的同义词。疾病被恶魔化了。人们因此惧怕疾病,远离病患,生怕自己被传染。在超验的中世纪,安恙有了高下之分,世人对二者的态度也并非中立无差。趋安避恙的人畏惧疾病。他们一怕失去,二怕得到。他们害怕自己会随着疾病的来袭而失去原先熟悉的身份认同,会增加对未知的恐惧。其实对失去旧有的熟悉和得到未知的陌生的恐惧是一种恐惧,都是对变化的恐惧。因为在他们眼中,原初的是美好的,是伊甸园般的完美无缺;而之后的任何改变都是变坏和变差。病是远神的标记,提醒着过去的罪孽,经历着当下的惩罚,充满着对未来再次近神的向往。得病之人的唯一康复可能就是亲近神,因为神是治病的唯一权柄。亲近神可以从身体和精神这两个方面完成。在身体层面亲近神的方法如覆手;精神层面靠的是信仰。瞎子求耶稣治病。耶稣说:"你们相信我能做这事么?"他们说:"主啊,我们相信。"耶稣就摸他们的眼睛,说:"照着你们的信念给你们成全了吧。"他们的眼睛就开了。(《马太福音》9:27—30)只要信,就能得安康。因为神说:"你可以看见,你的信念救了你。"(《路加福音》18:42)

上文主要谈论了疾病作为宗教隐喻中的罪和罚的层面。除此之外,疾病还有另外一个(看似与之相对的)层面,它是魔鬼的试探,是上帝的考验,是患者变好的机遇。

上帝掌管着人的生死,制造了疾病和康复。他"可杀亦可生,可伤亦可愈"。(《申命记》32：39)在神的国度,致病和治病都来自神的权柄。疾病是神烙在人类命运上的印痕,人类对此无力反抗。与上文谈及的罪人的恐惧所不同的是,无辜者将疾病看作一种考验,通过虔诚地祈祷、反复忏悔告白、证明自己的忠诚,方能获得上帝的宽恕。坚定的信仰是战胜疾病,通过考验和获得康复的必要前提。只要信,上帝定会拯救无辜者走出魔鬼的炼狱,重回幸福的天堂。得病不是万劫不复的诅咒,因为耶稣本身既是"医生"(Christus medicus),也是"患者"(Christus patiens)。而"患者"(或曰"病人")一词"Patient"从词源角度看即"痛苦之人"(der Leidende)。病痛在此具备了积极而正面的意义：它是审视自身的镜子,是证明自己的机会；身体上的痛苦可以提升耐力和耐心、净化心灵、促进精神的成长。病痛是一种恩惠,让人意识到自己的罪恶,给人赎罪的机会——这是站在病患的角度谈病痛的净化功能。另一方面,健全者在照顾病患的过程中分担了责任,给予了关怀,后必有福报。"我实在告诉你们,这些事(指看护、照顾——笔者注)你们既作在我这群弟兄中最小的一个的身上,就是作在我身上了。"(《马太福音》25：40)因为关爱病友就是爱耶稣。病痛不但可以彰显同情,或由己及人或由人及己地在人与人之间传播人神之爱；最为重要的是,病人的康复体现了上帝的神力和慈悲,而这正是世人活下去的精神支柱。

病是罪,是罚,是避之不得的灾难,是可好好把握的机遇。但相同的是:人类的疾病展现了神的荣光。"病不是死亡的意愿,而是上帝的意愿,体现了上帝的荣光。(只有患病的——笔者注)上帝的子民们才能借此荣光"(《约翰福音》11:4),并借助疾病来还清亏欠上帝的债务,战胜魔鬼的诱惑,重回上帝怀抱。从病因的层面看,病或是神对有罪之人的惩罚,或是神对无辜之人的考验——二者都体现了人类的无能和上帝的万能。从患病的经历看,病患经历病痛的折磨,痛苦或是罪人在赎罪还债,或是天将降大任的考验——痛苦总是远神的后果。从康复的过程看,罪人的康复体现了主的宽恕,无辜者的康复体现了主的救赎——病不是死的原因,生才是。而人的生命权柄,不论好坏,一直握在神的手中。唯有近神,方有安康。

三、启蒙的医学目视——
　　疾病的发明

在中世纪的寺院里,神甫对世人的照顾分为身心两个层面:他们不仅要安抚心灵、振奋精神,还要治病救人。在现代社会进入角色分工之前,神甫即医生。他们义务、免费地照顾着病患痛苦的肉体,与此同时也在救赎他们的灵魂。世俗的医生还是沿袭了若干神甫的特点:首先,他们穿着统一的服饰,从头到脚一身神圣而纯粹的颜色。其次,他们内部有严苛的等级,不论是头衔的分配,还是

操作的流程，一切都如宗教仪式般井然有序地进行。第三，准入系统之前要经过严格挑选。医学是限制性学科，不仅对新生的成绩要求高，对其家庭的经济条件也有不低要求。这种有钱投资、有闲等待、有才发挥的高标准准入门槛让众多凡人望而却步，因此增加了医学体系的神秘性和权威感，造成外行人对业内人士的敬畏和迷信，另一方面也塑造了医学体系内部的等级划分，如新人对老医师的肃然起敬和反之的颐指气使。第四，医学名词多沿用古老的拉丁语词源，高度专业化的医学术语像摩斯代码，形式虽对外公开，但内容却是高度保密的，不给任何外行破译的机会。最后，不论是接生还是合眼，陪伴世人经历生死关头的先是医护人员，之后才轮到牧师。[①]　神甫走出了神庙，走进了社会，成为世俗的郎中。

《圣经》中疾病的降临和褪去多是不可见的神来之笔，而自启蒙以来，"眼睛变成了澄明的保障和来源；它有力量揭示事实"。[②] 医学这一科学分支在"目视的王权"（97）[③]下"维持了看与知之间的平衡"（60）。如果说在中世纪的神甫眼中，病人还是一个完整的人，那么 18 世纪

---

① 参见：Dieter Lenzen：*Krankheit und Gesundheit*. In：Christoph Wulf（Hg.）：*Vom Menschen. Handbuch Historische Anthropologie*. Beltz Verlag. Weinheim und Basel.1997. S. 885 – 891. Hier S. 890.

② ［法］米歇尔·福柯（Michel Foucault）：《临床医学的诞生》，刘北成译，5 页，南京，译林出版社，2011。

③ 原著 Michel Foucaul：*Naissance de la clinique：Une archéologie du regard médical*. 1963. 本段及下段中六处括号内页码均指本书。

的分类医学让医生的眼中只有疾病。根据福柯（Michel
Foucault，1926—1984）的考古，分类医学的"基本活动就
是建立'坐标'：把一种症状安置在一种疾病中，把一种疾
病安置在一种类型的集合体中，把这种集合体安置在疾
病世界的总体图案中"（32），把疾病划入科属种的图表。
这种图表作为"平面的、同质的疾病类型空间"（9）先于病
人呈现在医生的知识概念中，后被目视到的疾病根据其
相似性被归入图表中的某一类，医生给出固有药方，不追
究具体病因。因为疾病和症状囿于先验存在的图表，人
们缺乏图表外的知识，医生只能根据相似性确定疾病。
分类医学不会提供新知识，至多起到识别作用。先在的
图表把目光投向分散的疾病，病人只是不同疾病的携带
者，他们那些具有个性的身体反倒成为诊治的绊脚石。

　　福柯把现代医学的诞生时间定在了 18 世纪末（4）。
当医学经验从身体表面的目视进入到身体内部那混沌的
复杂空间时，解剖医学登上历史舞台。1754 年，维也纳的
临床诊所架起了一间尸体解剖室（139）。在此之前，人们
对身体（更别说是尸体）怀着敬畏之心，医生只敢远观病
患的表面现象，通过看外部来猜内部。现代医学是种"入
侵身体的暴力"。18 世纪末的医生伸出了手，竖起了耳，
通过触碰和听诊靠近病人，甚至深入到他们身体的内部，
甚至延伸到了生命的彼岸。在此之前，死亡是绝对的终
结，它既是疾病的终结，也是生命的终结。而现在，死亡
成为"生命—疾病—死亡"三角关系的至高点。疾病在死

亡中寻找原因,生命在死亡中遇到真理。是死亡连接了生命和疾病。尸体解剖让死亡几乎没有厚度。死亡的空间(即尸体)向科学揭示了生命的时间(即疾病的发展变化)。摒弃根深蒂固的宗教和道德偏见,医学通过尸体解剖,让死亡的黑暗之光照亮生命和疾病的晦暗模糊,提供明亮的真理和知识。

　　目视不仅带来了知识,还彰显着权力。随着医学逐渐开辟出死亡的价值,病人的身体逐渐变得尸体化了。一剂麻药之后,患者交出了身体的所有权。刀、钳、剪灵活地游走在血肉之间,曝光所有皮囊内的秘密。到了 19世纪,医院医生都不需要再从病人那里获取任何参考信息,只需读取医疗仪器上的检查参数。19 世纪中叶的实验室医学将诊疗过程化约为细胞和生化反应的微观层次。病人消失了,只剩下了病。是启蒙的科学理性导致了神学和医学的分道扬镳,人被分成了身体和身体之外(如心灵、精神)这两大部分。神学在灵魂空虚寂寞时煲上一碗心灵鸡汤,医学在身体机器出现问题时递上一把维修钳。各个科学各司其职,泾渭分明,人不再是统一的整体,而成了被不同话语所分割管辖的殖民地。医护人员专注在病患的肉体层面,忽略了精神和心灵;书面文字取代口头表达,手取代了口,飞舞的手术刀取代了倾听的双耳,原本医者本身具有的神甫功能逐渐消失。现代医学虽和神学脱离了关系,但通过和其他话语的联姻,它依旧是辅佐权力的左膀右臂。权力利用了疾病的偏离特点,用病给偏离的他者定罪,给顺从的羔羊贴上正常的标签。权力制造了健康长寿的神话,用"正常"偷换了"健康"的概念。安与恙不再是神的创造了,它们变成了人的发明。

为了能更清晰地体现启蒙时期的疾病发明,下文以自慰为例,分析这一正常的个体现象是如何被启蒙医学诬病成了害人害己的恶疾。十分有趣的是,这一普遍、高发却鲜被提及的个体现象被社会先后赋予了多个不同的概念称谓:它既是不纯洁、不干净的"自淫""自渎"(Selbstbefleckung),也是自我满足、关爱自身的"自慰"(Selbstbefriedigung)和"自情自爱"(Autoerotik)。"玷污"(Befleckung)和"满足"(Befriedigung)、耻辱和宽慰形成了鲜明的态度对照,而"Masturbation"一词似乎是对此现象最平铺直叙的描述。在中古拉丁语的"manustupratio"中,"manu"是"手"、"stuprum"是"淫乱、猥亵"的意思。拉丁语中的"Masturbation"由两部分组成,前缀"mas-"表示"男性",词干"turbation"代表"干扰和剧烈运动"。自慰的另外一个词"Ipsation"源自拉丁语的"ipse",表示"自我"。以上三个词源一方面道出了这项运动的主要道具(手),描述了其过程(剧烈运动),限定了目标群体(男性),为它贴上了评判的标签(没家教、反规训①),也道出了这种行为的一大特点,即自我指涉。

---

① "淫乱、猥亵"的德语是"Unzucht","Zucht"源自动词"ziehen",表教育、规训。

对自慰的鞭笞自古有之。俄南(Onan)是《创世纪》第
38章第9至10节中的人物,其名代表了"力量"和"生育
能力"。长兄珥(Er)没能留下子嗣就撒手人寰,父亲犹大
(Juda)为续长子的名和家族血脉要求俄南和寡嫂他玛
(Tamar)同房。俄南不愿自己的骨肉入亡兄家族,虽续
娶兄嫂,但在同房时泄精在地,避免嫂子受孕。他的行为
激怒了耶和华(Jhwh),被降了死罪。俄南的名字派生出
了"自慰"(动词 onanieren 和名词 Onanie、Onanist)的另
一个概念,也定下了它的原罪。俄南中断性交、体外射精
的行为虽然表面上和自慰近似,即精液均没能为生育繁
衍做出贡献,但二者仍有本质区别:一、俄南有实际(身
体)存在的性伴侣,而自慰是孤独的性爱;二、俄南公然违
抗"娶寡兄嫂"①的律法,拒绝履行(帮亡兄续香火的)家族
义务,宁可浪费精子也不愿自己骨肉入亡兄家谱。俄南
的死罪原因不在于其所为,而在其所不为:基督教把性交
的唯一价值看作是繁衍后代,高潮快感是个人在完成集
体任务之后的附加奖励,不履行义务就享受权利是对神
的亵渎。俄南娶嫂为妻,享受了性快感。这种"我不为
人,人却为我"的自私行径是神眼中最大的恶。除此之
外,神灵被认定为人类得到爱的最好源泉,人性之爱只可
以是差强人意的候补替代。但身体上的性快感和精神上
的狂喜状态均是相似的临界体验,后者不应如前者那般

---

① 参见:《申命记》第25章第5至6节。

频繁发生,不然会减弱了神的灵韵。自慰这种暗度陈仓的个体自足行为让个人独立于他人,无需恳求于神也能达到狂喜状态;而且这种对快感的无限追求对等级性亦具颠覆效果。综上,俄南中断性交、体外射精和自慰现象之间的相似导致了罪名的共享:手淫这项"俄南之罪"从此罪不容恕。

虽然自慰的罪名可在宗教中觅得起源,但吕克特豪斯(Ludger Lütkehaus)①、布朗(Karl Braun)②、拉科尔(Thomas Laqueur)③等自慰文化史的研究学者均把对自慰的末日审判追溯到 18 世纪,甚至细化到 1712 年,其标志是英国江湖郎中兼作家约翰·马尔顿(John Marten)在伦敦匿名发表了《俄南之罪:或曰自我淫污的可恶罪

---

① 吕克特豪斯曾在伦敦、弗莱堡、锡根和亚特兰大教授日耳曼语言文学,现为弗莱堡自由撰稿人。他曾于 1992 年出版了一本名为《"哦,淫欲,哦,地狱"——对俄南之罪的不同审讯阶段》(„O Wollust, o Hölle". Die Onanie—Stationen einer Inquisition)的文献集。本书收录了欧洲范围内从旧约以来关于自慰的重要文献,均由大家执笔,涵盖宗教、哲学、医学、教育学、心理学、文学等多个领域,记录了不同时代手淫自慰者的孤单寂寞、饥渴欲求、秘密宣泄、罪感耻感、恐惧不安和乐极升天。
② 1995 年,曾在图宾根学习民俗学和日耳曼语言文学,现为马尔堡大学欧洲民族学和文化学系教授的卡尔·布朗发表了一部名为《俄南之病:十八世纪的身体恐惧和现代性的开端》(Die Krankheit Onania. Körperangst und die Anfänge moderner Sexualität im 18. Jahrhundert)的专著,在德语圈开创了从学术角度探讨文化禁忌的先河,将对身体性和现代性的关注紧密相连。
③ 2004 年,美国历史学家、伯克利教授托马斯·拉科尔续写了这部勇敢的文化史,洋洋洒洒地梳理了从《创世纪》到 20 世纪后半叶的自慰史,向世人重申了这一"孤独的性爱"(Solitary Sex. A Cultural History of Masturbation)的重要性。

恶》(*Onania: or, the Heinous Sin of Self-Pollution*)。
正如耶和华将体外射精的俄南处以死罪，马尔顿的小册
子首先站在医学的高度盘点了手淫所伴随的致命副作
用。从此，俄南之罪降临到自慰者头上；医学成为基督教
的接班人，继续捍卫人类的纯洁与健康。有趣的是，马尔
顿还发表过若干轻色情读物。手淫既为这位无良庸医赢
得了学术名望，关于私密性事的笔墨也为他赚足了烟酒
钱。马尔顿的例子表明，18 世纪的自慰话语在科学（医
学）和文学（色情文学）中都大放异彩。医学眼中的手淫
是可怖的恶魔，伤精害体；文学笔下的自慰是有趣的风流
轶事，对它的刻画、阅读、评述等二次经历依旧能带来很
多快乐。启蒙沿袭了《圣经》所弘扬的世界秩序，启蒙医
学所掀起的反手淫运动步了基督教神学之后尘，俄南之
罪变成了手淫怪病，不变的是集体对个体的规训和惩罚，
还有各种权力机构对"我为人人"的意识形态的辅佐和捍
卫。值得一问的是，为何启蒙会大张旗鼓地诟病手淫，在
它身上贴上一个个恶魔的标签？

　　首先从医学现象上看，手淫所伴随的不论歇斯底
里还是体虚萎靡都处于无动于衷的正常状态之外，而
且它没什么专有症候，所以医护人员很容易把各种其他
病症嫁祸到手淫头上。1760 年，洛桑名医蒂索（Samuel-
Auguste Tissot）在其再版无数的《俄南之罪——关于手
淫导致的众病的论文》(*L'Onanisme. Dissertation sur les
maladies prodits par la masturbation*)中提出"一滴精

四十滴血”的观点，指出了精液的重要性和浪费精子的后果。根据古希腊、古罗马的"体液说"观点，手淫被认为会打破身体内外的平衡，导致身体失去必要水分，过度刺激神经系统，导致痉挛和抽搐，损伤元气，总之对身心百害无利。当手淫病暴露在现代医学的目视之下，它不仅是精神萎靡、无精打采、体虚多病、忧郁病态的罪魁祸首，还成为所有病因不详的重病的替罪羊：脊柱结核、癫痫、粉刺、疯癫、瘦削、折寿，等等。家长、教师和牧师纷纷以爱之名给青春期的少年穿上防止手淫的短裤（culottes）或长裤（Sansculottismus）。

其次，从经济学角度讲，物要尽其用才能终其善。一物最好的价值体现莫过于"一生二，二生三，三生万物"的自我延续。物以稀为贵，对于靠天吃饭的农业社会，种子是巨大财富。精子的精同样也是精华、精神和精力的精。因为男性高潮后会有一段不反应期，当时尚被认为是库存有限的精子因此十分珍贵，若没用在繁衍生育上，则是巨大的遗憾。18 世纪，基督教所提倡的感恩和分享与基础农业社会必要的节俭美德共同作用，神授的器官和功能若不能物尽其用就是暴珍天物的挥霍。另一方面，性交（Geschlechtsverkehr）的"交"同时也是交通（Verkehr）的"交"，实现交往互惠的前提是自我的匮乏和对他者的渴求。欲望刺激消费，勤俭节约不利于物资流动，这看似是为手淫辩护；但当欲望的满足者不是他者，而是免费、随时、自治的自己时，这种自我性爱集生产商、供销方、消费者,甚至集货运和客服于一身,谢绝了所有对外交往。因此,虽然手淫和市场经济的自我调节模式有异曲同工之妙,但自足的手淫像个黑洞,无边的想象能吸纳一切入内,可仪式的参与却无需任何人在场,这种极端的自治和排外让注重你来我往的交流共赢的市场经济思想心生芥蒂。

　　然而启蒙最为在意的一点在于自慰的反控性。其一,类比其他性行为,即便如乱伦、通奸、娈童、群交、人畜般再伤天害理,都是社会性的、集体性的,唯有自慰是逃避集体监控的个体秘密。其二,严格地讲,自慰也并非完全没有伴侣,只是协助完成仪式的性伙伴仅存在于想象之中。身体被看不见、摸不着的幻象刺激,像是被魔鬼附体。其三,有欲就有求,但自慰成瘾不像烟酒、毒品上瘾之后要依赖他者(如购置止瘾物)来满足自己;它是"求人不如求己"的"自己动手,丰衣足食"。这种自我情爱的给予者和受惠人都是自己,所以纵使欲望的沟壑再深再险,总不缺救灾的人员和物资。隐蔽私密,想象的参与,还有"有欲无需求"的宠溺特权,以上三方面其实都指向了一个范畴——自由。个体挣脱了集体,想象取代了现实,自治解放了依赖。因此,自慰公然站在了权力的对立面。在启蒙之光的阴影下,混乱的个体颠覆了逻辑的秩序,天马行空的想象跨越了理性的边界,贪得无厌的欲望打破了森明的等级。自慰让人成为自主、自治的独立个体,它机会均等,人人有份。这种先进的民主思想让权力拥有人不寒而栗。他们生怕个人发现这一如何实现自我满足的秘密,从此对他们分配的劳动奖励不感兴趣。刚一屁股坐上神坛的启蒙自觉岌岌可危,于是散布出最大程度的诋毁和谣言,自给自足的和谐被扣上了反自然、万病之根、孤寂无人爱的帽子。其实,启蒙对自慰的鞭笞和诟病其实是贼喊捉贼的自相矛盾。因为自慰惹恼启蒙的原因正是启蒙本身的特点。一方面,启蒙一词(Aufklärung)本身就有性启蒙的意思,但启蒙对多元的性并不包容;另一方面,是启蒙开启了人类的想象,解放了人类的思想,给了人们了解世界和自己的机会,还有反思的能力和反抗的力量。现在,启蒙开始通缉召回自己的产品了。

以自慰为例,我们可以看到启蒙时期的医学是如何通过传播知识去辅佐权力并规训个体的。现代医学首要在乎的并非自然人的健康,而是标准人的正常。"正常的"(normal)理应是合乎"标准"(die Norm)的。如果说自然人关注的是自身的健康,那么社会人则更在乎自己是否在集体眼中表现正常。现代医学不仅要找到自然人身上疾病的源头、将其清除到体外,它更要传播关于正常人的知识,对"标准人"进行界定,对"局外人"(不一定是病人!)进行隔离。

四、浪漫派的向往——
疾病和现代美学

如果说是启蒙时期的医学目视挖掘出了疾病的可怖

危害,那么浪漫派则发现了疾病可爱、有趣的一面。在
《作为隐喻的疾病》一文中,桑塔格对比了肺结核和癌症
两种疾病的异同。同是对身体的消耗,同样给病患带来
痛苦甚至死亡,但社会对两种疾病的态度大相径庭。首
先,从染病部位看,肺结核只是肺部的病,而癌瘤不断生
长,早晚会遍及全身。肺部位于身体器官的上半部分,被
看作精神化的上等区域;而癌症袭击的多是让人蒙羞的
部位,如肠子、膀胱等排泄器官或乳房、子宫、前列腺、睾
丸等性器官。其次,两病的患者特征有所不同:结核患者
"情绪高涨、胃口大增、性欲旺盛",[1]而癌症患者食欲不
振、性欲减退。结核发热的潮红让整个人看上去像被激
情点燃,生命在这场时间病中加速燃烧,得到升华;而癌
症是场空间病,每一寸身体逐一被癌细胞吞噬,变成坚硬
的肿块,患者痛苦地萎缩,形如枯槁。再次,从病源和病
因的角度讲,结核是生长在自身的病,患者如自杀般从容
而优雅地离开;而癌症是源自他者的病,患者无助地挣
扎,最后卑贱而难看地死去。从次,二者的治疗方法各
异:结核病人需要新鲜空气,远离城市、投奔自然可以改
善病情,因此环境承担了大部分罪责,城市被认为是畸形
的癌瘤,是罪恶之都,是害人生病的罪魁祸首;而癌症至

---

[1] [美]苏珊·桑塔格(Susan Sontag):《疾病的隐喻》,程巍译,上海译文出
版社 2003 年版,第 13 页。该书收录桑氏《作为隐喻的疾病》和《艾滋病
及其隐喻》两篇随笔杂文(Essay)。本段以下六注括号内的页码均出自
该书。

今仍是不治之症,唯有通过手术切除感染器官的方式可在一定程度上延缓死亡,病人要对自己的病情负全责。最后,两病最为重要的差异在于其盛行时期的迥异的社会接受。癌症被认为是20世纪最恐怖的恶魔(19),它是激情匮乏、情感压抑、牢骚成疾的后果,体现了"20世纪经济人的种种负面行为:畸形增长以及能量压抑"(58)。不同于癌症的丑恶,结核——这种19世纪最普遍的死因(19)——在18世纪晚期的浪漫文人的大加追捧之下,成为了一种褒义的美学病。根据古希腊的"四体液说",结核是艺术家特有的病(31)。浪漫文人把疾病的经历当作一场浪漫的邂逅,他们拒绝健康的平庸,相信疾病能体现个体特质,让人与众不同,生病是"优哉游哉的生活",是"逃避资产阶级义务的托词"(32),结核病人是潇洒的、令人生羡的出世者。综上,浪漫派眼中的肺结核是"文雅、精致和敏感的标志"(26),升华了病患的生命,精华了人类的精神。因着浪漫派对未知和想象的痴迷,肺结核成了19世纪的美学病,直到1944年链霉素的发现才终结了结核的神话。

自歌德将古典主义等同于健康,将浪漫派诊断为有病之后,[①]疾病成了古典之美的所有反面;浪漫派所主要关注的如暗夜、未知、神秘、混乱等元素如今和疾病

---

① 歌德在1829年4月2日写给埃克曼(Eckermann)的信中说:"我称古典为健康,称浪漫是病态。"(„Das Klassische nenne ich das Gesunde und das Romantische das Kranke.")

的特质之间画上了等号。自浪漫派开始，疾病进入了美学范畴。施雷格尔（Friedrich Schlegel，1772—1829）在《雅典神庙》（*Athenäum*，1789—1800）第 116 段断片中提出的"广博诗"包罗万象，自然要关注先前在古典时期被贬低和忽视的疾病。疾病既是普遍的，又是特殊的。它无处不在，又千奇百怪。疾病是"进步的"，因为不论是生病的过程还是病情的发展都体现了生命的生产性。疾病是"诗学的"，是"浪漫的"，病情的变化使得疾病极具戏剧张力，它制造危机，让生活跌宕起伏。除此之外，施雷格尔认为，"有趣是评价美学价值的现代标准。"[①]不同于追求美的古希腊艺术，现代艺术追求的是有趣、主观和个性。文艺的自治让其不再是服务于宗教的跟班小弟，文人、艺人也不再是贵族聘请的家庭教师，他们现在需要自己养活自己，而自给自足的前提是要迎合市场导向，讨好衣食父母。大众喜欢的文学艺术是有趣的，因此"有趣"取代了"美好"，成为唯一评判"好"的标准。浪漫派钟情疾病的另一个原因在于：疾病是富含趣味性的。健康的人都一样，有病的人各有各的病。即使是同一种病，在不同人身上或同一人的不同生命时期，其感受和表征也不尽相同。总而言之，生病比健康

---

① Friedrich Schlegel: *Über das Studium der griechischen Poesie* [1795 - 1979]. In: Ders.: *Kritische Schriften und Fragmente* [1794 - 1797], Studienausgabe in sechs Bänden. Hg. v. Ernst Behler und Hans Eichner, Bd. 1. Ferdinand Schöningh Verlag. Paderborn u. a. 1988. S. 62 - 136. Hier S. 126.

要"有趣"得多。

在施雷格尔的美学大纲里,疾病的存在被合理化,其身心状态受到追捧,其生产性得到了肯定,其趣味性赢得了赞誉。在诺瓦利斯(Novalis,本名 Georg Philipp Friedrich von Hardenberg,1772—1801)看来,"疾病是人类的优势",①是"敏感被提升后的现象"。②"难道疾病不是变强壮的一种途径么? 疼痛越可怕,痛里隐藏的爱欲(或曰和谐)就越高。"③浪漫派是热爱疾病的。"当一个人开始爱病痛时,最撩人的肉欲才躺在他的臂弯——最积极的欲望充斥着他。……每种疾病都是建立两种存在紧密联系的必要开始——那是爱的开始。"④学会爱疾病才是真正地爱自己,爱自己的全部。疾病体现差异,它不是匮乏或残缺,而是对多元的贡献、对差异的增补。"多病的社会体现更高级的文化。"⑤诺瓦利斯建议患者要好好利用疾病去成为更为坚定和勇敢的人,利用疾病这一催化剂来赢得更高级的、完备的健康。疾病是健康的升华,是达到更高健康的过渡阶段,因为康复后的身体会比患疾之前的更加强壮。这一点在诺瓦利斯的历史三阶论中得到了

① Novalis: *Schriften*. Dritter Band: *Das philosophische Werk II*. Hg. v. Richard Samuel. In Zusammenarbeit mit Hans-Joachim Mähl und Gerhard Schulz. WBG. Darmstadt 1983. Nr. 918, S. 444. (= Das Allgemeine Brouillon, Materialien yur Enzyklopädistik 1798/99)
② 同上,Nr. 601, S. 662. (= Fragmente und Studien 1799 – 1800)
③ 同上,Nr. 653, S. 389. (=Das Allgemeine Brouillon).
④ 同上。
⑤ 同上,Nr. 498, S. 349. (=Das Allgemeine Brouillon)

印证。在诺氏看来，历史的进程分三个阶段：古时的单
一、现在的混乱和更高一级的和谐。"从单一到和谐的过
渡自然要经过不和谐——因为和谐只能在最后出现。"①
需要指出的是，在浪漫派的历史三段论中，在经历过现
在的危机之后，迎来和谐的未来是"黄金时代"，社会进
化的终点是回归古代。这就是浪漫派的"回乡"主题。
回家的前提是出走他乡。一定要先经历未知的他者，才
能返回熟悉的故土。生命是无恙、生疾和康复的过程。
浪漫派重视病痛，并将之视为"暂时的危机"。② 它虽混
乱、未知、可怖，但这种他者经验是通往更好的自我的必
经之路。

　　上文从施雷格尔和诺瓦利斯的美学理论视角探讨了
浪漫文学钟情于疾病的原因。浪漫派挖掘出的病痛的另
一大优势在于：疾病是促进社会交流的媒介。疾病制造
的分裂和差异正是沟通和交流的前提。告知安恙，即分
享你我。"告知"（mit/teilen）一词的前缀"mit-"表示"共
同"，词干"teilen"表示"分享"。19 世纪的疾病讨论促进
了相互交流，体现了浪漫友谊。浪漫派的交流书信中，疾
病是很常被谈及的话题。一方面，写信人会详细描写自
己的疾病状态；另一方面还会关切收信人的身体状况。

---

① Novalis: *Schriften*. Zweiter Band: *Das philosophische Werk I*. Hg. v.
　Richard Samuel. In Zusammenarbeit mit Hans-Joachim Mähl und
　Gerhard Schulz. Revidiert von Richard Samuel und Hans-Joachim Mähl.
　WBG. Darmstadt 1981. Nr. 111. S. 546f.（=Poëticismen）
② Schlegel：A.a.O. S. 85.

诺瓦利斯和其弟伊拉兹马斯(Erasmus von Hardenberg)就通过书信分享病情,加深了亲情和友情。[①]

综上,古典时期趋安避恙的价值观在浪漫派那儿发生了倒转。结核病人那苍白、瘦削的外表和忧郁的气质成了艺术家苦觅的美感和灵韵。浪漫诗人对病人的敏感特质和反思精神大加赞赏,对病态的迷醉和癫狂状态心驰神往。

五、尼采的身体转向——
安恙的红轮倒转

如果说安恙的红轮倒转在浪漫派那儿还是小众艺术家们的非主流癖好,那么对病痛的痴迷追随在 20 世纪成为了时代强音。尼采通过对道德谱系的重写,让原本幽闭在哲学黑夜中的身体发出了生命的怒吼。尼采反对普世的健康观,认为"病"完全不是一个贬义词,它是一种正常的生理状态。尼采赞扬"病",因为疾病证明了身体的在场和生命的存在,体现了生命的"权力意志"。

下面将分两小节讨论尼采哲学中对身体的关注和对疾病的理解。

---

① 具体书信内容可参见:Meike Hillen: *Die Pathologie der Literatur. Zur wechselseitigen Beobachtung von Medizin und Literatur*. Peter Lang. Frankfurt a. M. 2003. S. 172f.

1. 围绕身体展开的两种道德和一种意志

用一小段文字来概述尼采的思想未免有些大放厥词。不论是"主奴道德",还是"权力意志",或是"永恒轮回",尼采哲学的中心都是身体。在尼采看来,20 世纪之前的西方文明史同时也是一部身体的惩戒史。对身体的贬低自古有之。在《斐多篇》(*Phaidon*)中,柏拉图(Platon,公元前 428/427—公元前 348/347 年)描绘了苏格拉底(Sokrates,公元前 469—公元前 399 年)从容赴死时的英勇无畏。苏格拉底认为,死不过是身体之死,而身体之死终会让灵魂的飞升变得更为轻盈,灵魂终能摆脱身体的沉重羁绊,因此他非但不惧怕死亡,更鼓励真正的哲学家多练习死亡,并以此追求灵魂的腾飞。在柏拉图的笔下,身体和灵魂对立了起来:不死的灵魂高高在上,终有一死的身体是负重的累赘;灵魂神秘而不可见,而身体司空见惯、稀松平常;灵魂的永垂不朽值得赞美,身体的局限易逝毫无价值。身体不仅在古代哲学的视域下不足挂齿,在中世纪到宗教改革之前,身体还受到道德伦理的压制。"食色,性也"等身体的贪欲引发个体的痛苦和烦恼,导致集体的动荡不安。人之所以低等于神,就是因为人拥有有形的身体。是身体产生的欲求让人犯了罪,欠下了神的债。身体是冲动的存在,成为罪恶的源泉。中世纪对身体的压制史无前例。17 世纪之后,众神的黄昏迎来了理性的日出。在培根(Francis Bacon,1561—1626)"知识就是力量"的洪亮口号中,身体是科学观察的对象,是知识研究的客体。在笛卡尔（Rene Descartes，1596—1650）"我思，故我在"的公式中，标记主体实质的是复杂的思考，而非身体。康德（Immanuel Kant，1724—1804）在《纯粹理性批判》（*Kritik der reinen Vernunft*，1781）中强调了人的三部分组成，在感性、智性和理性（der Verstand，或曰知性）的认识三阶中，身体性的认知最不可靠。康德注重理性，黑格尔（Georg Wilhelm Friedrich Hegel，1770—1831）看重精神，海德格尔（Martin Heidegger，1889—1976）认为人是理性的动物，信仰的存在：哲学的中心都没有身体的位置。汪民安在其专著《尼采与身体》中总结道：

> （西方历史——笔者注）存在着一个漫长的主体哲学，这种哲学或者将人看成是智慧的存在（柏拉图），或者将人看成信仰的存在（基督教），或者将人看成理性的存在（启蒙哲学），这一切实际上存在着一个共同的人的定义：人是理性的动物。这是形而上学对人的定义。①

身体是人和动物所共有的。学会借助理性来控制自己的身体，这让人有别于并优于动物。人类的动物性不足挂齿，甚至是令人鄙夷的劣根性。若想摆脱自身的兽

---

① 汪民安：《尼采与身体》，261 页，北京，北京大学出版社，2008。

性,人首先要摆脱身体。因为身体求欢,只为一时之需,这会打破理性的长远计划。因此神学鞭笞身体,科学监控身体,哲学唾弃身体,好像人类只能支配、奴役这具低贱的躯壳。而尼采将人定义为身体的存在,在尼采看来,身体是人之为人的本质。人是通过身体,而非理性去认识世界。身体状况决定了人的精神状况。

以身体为准绳,尼采区分了两种道德。这两种道德分别代表了两类人群的利益,诉说了两种价值,涉及了两大段历史时期,描绘了两种身体的姿态。

先来看这两类人,他们是主人和奴隶。尼采认为,主人是自我判定为"好"的人,自为的"好"是真正的好,主人是真正的"好人"。与之相对的奴隶是为他的"坏人"。尼采对"好"与"坏"进行了词源学的考证,发现了"好"与"高贵"和"坏"(schlecht)与"朴素、平庸"(schlicht)之间的联系。也就是说,好是"有力"和自为的"幸福",坏是"无能"和"卑鄙"。好是突出、异常的小众,坏是普遍、寻常的众生。主人无需他人的认同,他肯定自身,是价值的创造者,并任性地认为,凡是对自己好的就是善,就要大力发扬。因此主人,即好人,是先肯定自己,再否定他人。主人代表强者价值,他们是具有挑战性的掠夺者,他们横冲直撞,自私自利。身为弱者的奴隶无能反抗,却把这种无能宣称为是一种自主的选择,并把他们的弱解释为对世界的善。主人的世界只有强和弱,奴隶的世界才有善和恶。"他强,他趋恶;我弱,我向善",这便是"奴隶道德"的宣言。奴隶在披上了道德的纱衣之后，摇身一变成了为外部世界的美好而牺牲自己的"好人"。因此奴隶是先否定他人再来肯定自己。他们带着"怨愤"和"报复"看待世界，恶成了他们评判万物的起点，后而才有了善。主人是主动进攻和自我弘扬的强者，奴隶是被动防守和反抗失效的弱者；主人自信而无辜，奴隶东躲西藏、背地盘算；主人追逐着快乐，释放着强大的生命力；奴隶饱受痛苦，压抑自身。

在《善恶的彼岸》(*Jenseits von Gut und Böse. Vorspiel einer Philosophie der Zukunft*, 1886)和《道德谱系学》(*Zur Genealogie der Moral. Eine Streitschrift*, 1887)中，尼采分析道：古希腊盛行"主人道德"，这是强者的价值观，这时的身体在火堆旁自由起舞，在酒精的作用下超脱现实的恐惧，身体规定了个体的健康与否，它自为地大胆追求着惬意和舒适。而这之后，欧洲的历史经历了从强变弱的衰败之路，"主人道德"被"奴隶道德"所取代。"好"原本来自随时主动定义"好"的"好人"，他们是强人，是主人。这里的"好"不是墨守成规，而是可以被主人随时、随意改变的。"好"带来力的竞争和公平的结果。基督教的"好"变成了一成不变的标签。"好"是朴素的平庸，是安全的稳定，是受苦和受难，是对力的罢黜。基督教的"好人"是委屈自己、自我折磨、内疚痛苦的人，他们是"好"的奴隶。道德作用在身体之上，展开了生命的政治。所谓的"奴隶道德"就是服从性道德，即人们不得不像奴隶一样去被动顺从道德，不反抗，也没有自己的权利。"奴隶道德"源自中世纪以降的基督教价值，这时的身体被关了禁闭，苦行、斋戒、克己、守规，身体垂头丧气、萎靡不振、畏首畏尾。健康的标准是为他的，身体说了不算，个体若有害于集体就会被驱逐出安康和安全的领地。

基督教不仅对身体欲望进行禁锢，更对自我进行蔑视和贬低。文明进程的代价是对生命力的耗损。身体在文明的征途中伤痕累累，惹了一身久病顽疾。尼采将现代人最重要的疾病诊断为"负罪感"和"内疚感"。这两者同是认同他人判处的罪名后的自我惩罚机制，都是认定自己有错，却无能改变现状，就活在这种自我谴责和声讨的痛苦中。除了产生心理上的自我指责外，自责还伴随了身体上的禁欲主义，即我不配享受好物，我只配痛苦，如果别人不施加痛苦于我，我就自找苦吃、自我折磨。自责是将外在的债权人内化为自己的良知天平上的高尚小人儿，对自己的另一部分进行严肃的批斗。尼采认为，真正的强者不应自责，因为他就是法本身，他不欠任何人任何事，他做的一切都是正义之举。

自责是自我贬低、消耗的无用之力，受到了尼采的大力抨击。除此之外，他认为的另一种"坏"情感是"同情"（Mitleid）。"同情"一词的本意是"共苦"（mit- ＋ Leid），即人会倾向于关心竞争中处于劣势的弱者。叔本华（Arthur Schopenhauer，1788—1860）认为，同情是伦理的根基,是"被他人的痛苦而直接激发出来的能动性"①,因为同情可以战胜"自私",在共苦的世界可以实现人与人之间的认同,是道德产生的前提。很明显,这种对弱者的呵护会遏制强者的进攻和征服。尼采对达尔文的进化论进行了接受:达尔文(Charles Robert Darwin,1809—1882)打破了人优于动物的等级制,猩猩是人的祖先,动物和人之间要通过公平的力的竞争进行强弱角逐,强者胜、弱者败。适者生存,强壮的体魄、坚强的求生意志和较强的适应力才能让生物更好地存活下去。尼采认为,以基督教为首的"奴隶道德"就是凭借着这种对弱者的袒护而否定了"主人道德"的强者立场。对弱者的手下留情阻碍了生命之力的释放,原本应该向外的力转而向内,转化成了自责和内疚。对弱者的宣判现在变为了对强者的诘问:一往无前的勇者不再所向披靡,他变得犹豫不决,他开始怀疑自己;而弱者变得安于现状、心安理得。达尔文的进化论也随之发生了改变,自然选择的强者受到了道德的打压,弱者开始大规模地繁衍壮大,整个种族的基因就这样改变了。原本的"高贵"变成了"邪恶",因为强壮之力的碰撞是危险的、会引起恐惧的;原本虚弱的变成了善,只因他们安全。尼采认为,是奴隶的"怨愤"打造了道德的大厦。弱者借助道德发起了对强者的反击。原本

---

① Arthur Schopenhauer: *Preisschrift über die Grundlage der Moral*. In: Ders.: *Sämtliche Werke*. Textkritisch bearbeitet u. hg. v. Wolfgang Frhr. von Löhneysen. Suhrkamp. Frankfurt a. M. 1986. Bd. 3. S. 743.

强调的"生机论""生命力""雄心勃勃"和"为自己着想"，现在被"良心"替换。

　　根据主奴道德①的此消彼长，尼采梳理了整个西方文明史：古希腊时期推崇"主人道德"，中世纪时"奴隶道德"登上舞台，文艺复兴带来"主人道德"的短暂归复，之后的宗教改革又一次为群氓辩护，法国大革命宣扬人人平等，拿破仑体现了个人魅力，现代民主又斥责了爱出风头的个人……尼采研究道德的谱系，就是想通过梳理道德的历史来揭露这一后天强加于世界现象之上的"皇帝的新衣"。尼采哲学的重要议题围绕身体而展开，其研究关键词更是身体所代表的生命力。按照力的产生目的和作用方向，力可分为两种：主人的力是强者的力，是怒放的生

---

① 在谈到主奴的关系时，我们不得不想到黑格尔。黑格尔的主奴和尼采的主奴的异同主要于以下三点：一、关于主人。虽然二者都是，或曰都曾是权力的主人，但尼采的主人没有停下对力的生产，他依旧拥有着强大的欲望，依旧在追逐并征服着其他的力，他不断强化着自身，这才是让主人继续保持是主人的秘诀。二、关于奴隶。尼采的奴隶对自诩不公的世界愤恨在心，并没有像黑格尔所说的奴隶具有自我否定性，因此没有采取任何自我改变的措施。尼采意义上奴隶的力没有对外，没有改变自然，对外的只是无痛的声讨和谩骂，奴隶的力是对内的，是对自己的压抑。三、关于主奴关系。两人体系中的主奴关系都不是一成不变的。在黑格尔的主奴辩证法中，最先有的主人因为坐享其成、不再劳作，所以依赖奴隶的劳动成果，变得故步自封、停滞不前；而奴隶通过自己的劳动，改变了自然、强化了自身，他不依靠某一特定的主人，他在劳作中提升了自己，从而成为生产者。因此奴隶是进步的，具有革命性的反抗能力，是推动历史前进的主人。而在尼采看来，主奴的高下不过是一场力的角逐，胜者为王，败者为寇。这场竞技充满了偶然性，比赛结果是不可知的。所以说，所有先在的预测，甚至是设定都是无意义或者是违背竞技规则的。尼采用偶然的力替换了黑格尔绝对的辩证。有力的人就是主人——这是尼采规定的唯一规则。

命力,是向外施加的、主动的力;奴隶的力是弱者的力,抑制并损耗生命之力,自我否定、折磨内心。主人的力在释放过程中带来快感,因为生命力在无拘地扩张;奴隶的力伴随着痛苦,因为生命力在受限中萎缩。主人的力体现了"权力意志"和"生命意志";奴隶的力产生内疚的自责,良心的拷问和畏惧的逃避。尼采认为:道德的划分标准应该是"权力意志"。有权才有力,有力才能定夺、分配。"主人道德"实现"权力意志",让强力更强,让弱力被自然淘汰;而"奴隶道德"诋毁"权力意志",是大放厥词而莫衷一是。在尼采看来,"奴隶道德"是一种不道德的道德。而"主人道德"意味着自愿的节制、自发的善意、自为的舒适,是一种自主、自律的道德,因此"去道德化""超道德"。[①]尼采批判了这种压制了"主人道德"的"奴隶道德"。用身体性、动物性、感知和欲望等关键词宣告了价值的颠覆,还有超人所代表的久病初愈者的华丽凯旋。这种康复带有永恒轮回般的浪漫返乡情愫。

继尼采之后的 20 世纪的哲学有一条明显的"身体哲学"的脉络。巴塔耶(Georges Bataille, 1897—1962)的"情色"(L'Érotisme),德勒兹的"欲望机器"(machine désirante),都是受尼采身体转向的影响,[②]也都是在讨论人的动物性和冲动的问题,因为情色和欲望都体现了身

---

① 汪民安:同本书第 46 页注①,27 页。
② 同上,266 页。

体的兽性。罗兰·巴特（Roland Barthes，1915—1980）更是将人与人之间的差异等同于身体的差异。[①] 不是思想或精神定义了人的存在，而是身体所体现的生命之力。

2. 否定"病人"、肯定"疾病"

尼采对生命力强劲的人大加赞赏，对生命意志力孱弱的人嗤之以鼻。在《医者道德》（*Moral für die Ärzte*，1889）的短文中，他称"病人是社会的寄生虫"。

在某些状况下，继续存活并不体面。如果是胆怯地依赖医生或治疗，当生命失去了意义，生命的权利消失殆尽时，残喘苟活应受到社会的深深轻蔑。医者有责任成为这种轻蔑的传播者——每天给病人的与其是处方药，不如是一剂恶心……在以生命的、步步登高的生命的最高利益为重的任何情况下，医生要有新的责任感，这需要对变质的生命进行最无情地向下和靠边儿的排挤——例如在涉及造人、出生、存活的权利时……选择以一种骄傲的姿态死亡，当以一种骄傲的姿态去生活变得不再可能时。[②]

宁可卑贱地生，不如骄傲地死。尼采如此明确地表

[①] "我的身体和你的身体不同"。Roland Barthes：*Roland Barthes by Roland Barthes*，Hill and Wang，p. 117. 转引自：汪民安：253 页。

[②] Friedrich Nietzsche：„Götzen-Dämmerung, Streifzüge eines Unzeitgemässen, 36. Moral für Ärzte". In: ders. *Werke in drei Bänden*. Hg. v. K. Schlechta. Hanser, München 1966. Werk II. S. 1010.

达了自己对病人的厌恶和鄙夷,认为变质的生命不值得继续,只有蒸蒸日上的生命才值得存活。在 19 世纪末对安乐死的讨论语境下,尼采的安恙观和对医患角色理解被奥地利心理学家约斯特(Adolf Jost,1874—1908)解读为"站在自私的立场支持谋杀"。① 这未免是过度解读。尼采对弱者的憎恨主要来自对强者的同情。同样是同情,但尼采的同情不同于约斯特的"同情":后者是叔本华意义上的"共苦",是对弱者的保护和声援;尼采不希望强者受到弱者的束缚和捆绑,他只愿力能所向披靡地不断变强。

尼采对"病"的态度乍看是自相矛盾的,因为他一方面贬低病患弱者,另一方面又宣扬疾病彰显的生命意志。但事实上,以上两方面并不相互冲突。尼采肯定了"疾病"的状态,否定了"病人"的弱者认同感;自诩为"病人"的是思想上的软弱者,为作为自身特性的"疾病"而欢呼雀跃的是生命力旺盛的强者。下文笔墨将围绕尼采的安恙观和医患关系,尝试就"尼采是如何在鄙视'病人'的同时又对'病'进行礼赞"的问题进行回答。

尼采是"生机活力论"(Vitalismus)的信徒,他的安恙观和医患关系是和道德的谱系紧密相连的。尼采反对的是基督教和市民社会的安恙观。基督教所宣扬的安康是

---

① 他在 1895 年发表的《死亡权》(*Recht auf den Tod*)中认为实施安乐死的前提是"不治之症"(im Fall der unheilbaren Krankheit),允许安乐死体现了社会的"同情"和"利益"。Adolf Jost: *Das Recht auf den Tod*. Broschüre. Dieterich'sche Verlagsbuchhandlung. Göttingen 1895. S. 18.

对集体的安全无害，疾病是不安的危险。市民的美德要求个体要做一个对社会有用的人，要辛苦劳作、生产价值、为他人服务。而病人不但对社会无用，还需要社会他人的劳心照顾。根据宗教的未来导向和文明社会的进步论，疾病代表着后退，它是身体的衰弱、道德的堕落。两方都大肆宣传"健康是福"的观点，但这里的"福"要首先有益于集体，个体失去了对自身舒适与否的定夺。在两方的医患关系理解中，医生比患者更了解患者的身体状况，并拥有定夺患者安恙的权力。个人的身体不是服务于集体，就是要听从他者的指挥。

　　与之相对，尼采所弘扬的是如下的安恙观和医患关系：或安或恙都是生命的表现，要肯定自己的生命力，不要让痛苦战胜自己的生命意志。尼采笔下的"医生"是能掌控生命、决定生死的主人，"病人"是依赖于他人、自我折磨的奴隶。当正常的疾病来袭时，如果当事人可以积极地面对、顽强地斗争，那么他就是强劲的主人，反之就是懦弱的奴隶。尼采反对他人对自身的诟病，提倡要做自己的主人，正视自身特点。他不认为疾病是一种苦难，这是宗教和市民道德的圈套，而要将病看作一种收益的机会和可能。

　　尼采认为，比"生病"更为可怕的是"疲乏"，是"怀疑自己""反对自己"，是"站在让我疼痛、使我为难的事物一边"，①

————————

① Friedrich Nietzsche：A.a.O. S. 1054f.

甘做疾病的奴隶。在《人性的，太人性的》(*Menschliches*,
Allzumenschliches, 1878)一书的《堕落的升华》(*Veredelung
durch Entartung*)一文中，尼采提到，疾病的来袭可以增
加人的免疫力。免疫力在当时刚刚进入医学研究领域。
尼采呼吁人们要做战胜疾病他者的勇士，不应沉浮于他
者，而要接纳他者，强壮自己。

> 正是在这个受伤且虚弱的位置，某些新的东西
> 会接种到整体上；整体的力量必须要足够强壮，才能
> 容纳新事物流入血液、同化成一体。蜕变的特质在
> 进步来临之前随处可见且意义非凡。……这对单个
> 人来说同样适用；不论是退化、残疾、即使是一个恶习，
> 甚至是对身体或习俗的伤害都很少百害无一利。①

　　诚然，疾病带来巨大的挑衅和压力。但"疾病本身
可以成为刺激生命的兴奋剂：但大家至少要足够健康
才能经受起这种刺激！"②面对他人的质疑，弱者会自我
折磨、轻言放弃；强者会接受挑战，迎难向前——简言之，
疾病的经历会引发在尼采看来最美妙不过的力的竞争，
其结果是淘汰弱者，强者生存。这里的强者不是一直保
持健康的人；那些经历疾病、战胜病痛的人才是掌控自己

① Friedrich Nietzsche：Ebd.S. 583.
② 同上，S. 912f.

生命的真正强者。战胜疾病同时也符合巴塔耶的"僭越"（Trangression）概念，即通过不断跨越界限来增加生命的强度。

尼采看不起"病人"的角色认同，认为"病人"的称谓等同于"弱者"，他们接受了"健康人"的判决，是内疚、负罪、自我折磨的奴隶。但尼采不认为"病"是个贬义词。一方面，"病"是一种正常的生理状态，证明了身体的在场和生命的存在；另一方面，尼采赞扬"病"本身，认为病体现了生命意志，是力的释放，力的搏斗。

> 不存在单一、普世的健康概念。将一物定义为健康的所有努力都是可悲的坏事。是你的目标、你的地平线、你的力气、你的动力、你的错误，还有特别是你的灵魂的完满和幻想，来决定什么是对你身体而言的健康。这样一来，就有了无数的健康概念。①

尼采否定了普世的健康观，提倡价值的个体化，即个人有权决定自身的价值。"我掌控我自己，我让我自己重新健康。"②价值标榜的是权力。价值的个体化意味着身体自主权的回归。尼采揭露了集体道德的伪善，提倡放大自我，为自身个性正名，不断自我肯定，自我强化。

---

① Friedrich Nietzsche：Ebd. S. 123f.
② 同上，S. 1072.

在《权力意志》一书中,尼采直言道:"健康和疾病本无大别。"①是的,安与恙的概念都是历史文化发展的产物。两种原本只是感受不同的自然状态在权力的作用下有了价值的高下差异,是价值的个体化、自决化正式宣告了身体自主权的回归。

六、治病与致病的现代——
疾病与文明

在经历了启蒙时期的过街喊打和浪漫派的趋之若鹜之后,20 世纪对待疾病的态度发生了哪些变化?

从社会生活的角度讲,一个社会的分化程度越高,单个社会成员的安恙问题对整个社会的影响则越大。因为社会分化必然会导致单个个体对其他个体的依赖程度增高。所以一人有疾,整链溃断。从经济的角度讲,疾病的发生是一定会造成经济损失的。病人因伤误工,疾病存在的时间越长,不能正常工作的时间就越长,损失的经济价值就越多。在"耗时"和"耗钱"的等价体系中,久病床前所需的人力物力也是一大笔开销。这不仅是病患本身的经济损失,还是患者所在家庭、亲友和雇主的损失——

---

① Friedrich Nietzsche: *Der Wille zur Macht. Versuche einer Umwertung aller Werte*. Erstes und zweites Buch(1884 – 1888). In: *Gesammelte Werke*. 23 Bde. Hg. v. Richard Oehler, Max Oehler und Friedrich Chr. Würzbach. Bd. 18. München. 1926. S. 37.

总之，疾病这一个人事件造成了巨大的社会损失，它阻碍了文明的进程，因此是文明的敌人。

不正常的疾病是社会规范的通缉犯。对疾病的喊打是在播撒规范的种子，是在强调标准的强音。在绝对和单一的规范制度下，个人被打造成无差的标准零件。社会对个体的规范书写在了身体之上。个体是安是恙不仅鉴于主体感受，其评判标准的另一方面来自权力的亲疏和斗争的成败。胜者为安，败者为恙；近权为安，违权为恙。由此，疾病既是个体事件，也是集体事件。集体的规范和个体的安危紧密相连。而这种连接的中介是个体的身体。在谈到权力和身体这一问题时，我们绕不开福柯。具体而言，是福柯谱系学中的三大权力（即君主权力、规训权力和生命权力）。① 君主权力捍卫王权的方式是让违权者流血、宣判他们死刑。从君主制进入近代之后，集所有王权于一体的封建君主制分散到了国家的各个权力机构。学校、医院、法院、警局、军队等单位部门如毛细血管般遍布国家身体各处，将国家权力传输到犄角旮旯。好人是历经权力的一系列规训之后形成的对社会有用的人。生病不可怕，国家会帮他康复。违规不会死，国家会教育他重新做人。规训的前提是生命，只有活人才有被

---

① 福柯的关键词是权力。他谱系学中的权力主要分为以下四种：君主权力、规训权力、生命权力（即生命政治）和牧师权力。君主权力是让人死的血腥暴力，规训权力是要调教和驯服个体成为有用之才，生命权力是强调民生、保卫公民安全的政治，牧师权力是承受现世的苦，以求来生的福，是生命权力的潜藏来源。

规训的可能。国民的数量和质量可以在很大程度上体现国家的力量。所以，现代的国家权力是生命政治，旨在让更多国民更好地活。从君主霸权到生命政治，权力对身体的态度经历了从威胁到保护、从惩罚到改造、照料、呵护的变迁。但不变的是，身体从未逃出权力的目视，身体一直是权力发号施令的红场。

然而在权力的看护下，身体安康了吗？牛津医学史专家道布森（Mary Dobson）在其《疾病图文史：影响世界历史的 7000 年》（*Disease: The Extraordinary Stories Behind History's Deadliest Killers*，2007）①一书中遴选出了 30 种影响人类历史的疾病，并将它们分为四大类。前三大类是按照细菌、寄生虫和病毒的不同模式细分的传染性疾病，而第四类疾病——如坏血病、肥胖、癌症和心脏病等——则被贴上了非传染性的"生活方式病"的标签。也就是说，这些新近出现的疾病跟现代人独特的生活方式息息相关，可以治愈疾病的现代文明在带走旧病的同时，招致了新病的到来。

疾病的原因多在于缺乏。疾病体现了个体与环境间的不和谐。病是个体因无法适应环境而产生的一系列反常的反应。在过去，卫生条件不佳的环境无法给个体提供健康的生存保障，食物稀缺导致个体营养不良，卫生条

---

① ［英］玛丽·道布森（Mary Dobson）：《疾病图文史：影响世界历史的 7000 年》，苏静静译，北京，金城出版社，2016。

件差导致疫病传染。环境不佳的问题在文明的进程中逐渐得以解决，人类按照自身趋利避害的意愿改造了自然，旨在让自然更适合人类居住，让环境更便捷、舒适，从而减少环境和人类之间的冲突。但文明非但没有治愈以往所有的疾病，反倒增添了许多前所未有的新病。首先，环境的稀缺可以是天灾，也可以是人祸。匮乏不一定是集体无差的不足，很可能是因人为分配不均导致。其次，由于缺乏而导致的疾病还可能是因为个体缺乏足够的抵抗力。这既可能是个体本身自带的不足，也可能是因为环境过优导致个体养尊处优后本身功能的退化。文明的双刃剑在于：它让原本能随机应变的身体变得木讷、迟钝和被动，让自我保护的本能下降。人类的自然抵抗力逐渐被削弱，原本尚属一般的外界刺激如今变成了过度刺激。人越来越依赖文明的产物。人与环境间原先直接的联系现如今变得间接。文明是横贯在个体和环境之间的媒介，决定了人与环境间的关系是否和谐，成了评判安恙标准的一杆秤。第三，在我们用科技（如疫苗）战胜了白喉、破伤风、霍乱、黄热病等急性传染病的今天，机械时代带来的工伤和劳损并不少见，营养过剩带来肥胖等慢性病的困扰，激烈的竞争和生存的压力导致抑郁等精神疾病……就连正常生命阶段出现的正常生理现象现在也都成为了需要防微杜渐和延缓发生的"病"：儿童的多动症、少年的青春痘、更年期妇女的情绪波动、中老年男士的性功能衰退、老年人的骨质疏松……健康的人不一定是正常的。正常的不一定是最好的。在矫正术、美容整形、预防和保健医学的专家看来,没什么不是"病"。

综上,现代社会与疾病之间呈现出这样一种复杂的交互关系:疾病既是文明的他者,也是文明的产物。一方面,随着医学技术的发展,许多曾经令人闻风丧胆的疾病(如瘟疫、麻风、疟疾等)逐渐得到了控制,科学不但成功解释了人类患病的诱因,还研发出新的治疗和预防手段。加之生活、卫生状况以及教育水平的提高,许多细菌和病毒性的传染疾病伴随着贫困的过往被一同载入了人类史册。然而在另一方面,疾病的数量和染病的人群却有增无减。格外重视健康饮食和作息的现代人越来越多地活在"亚健康"的阴影之下,无人敢拿"健康"的头衔来标榜自身。"病"成为了一种现代的生活方式。

"病"是时下讨论的热门话题。但是需要注意的是,对个体、差异和他者的关注,以及人文学科对疾病等医学问题的探讨并非空穴来风,这受惠于格林布拉特(Stephen Greenblatt,1943—)意义上的"社会能量的流通"①,是一系列社会文化因素角逐的结果。"疾病"不仅是病理学意义上的概念,它还构成了社会、心理、精神层面上的多

---

① Stephen Greenblatt: *Einleitung: Die Zirkulation sozialer Energie*. In: Ders.: *Verhandlungen mit Shakespeare. Innenansichten der englischen Renaissance*. Suhrkamp. Frankfurt a. M. 1993. S. 9 – 33. (Original: *Shakespearean Negotitations. The Circulation of Social Energy in Renaissance England*. Berkeley, Los Angeles 1988.)

样"景观"，成为一种复杂的文化现象。对"疾病"的讨论也是当下时兴的"文化学"研究的一个重要热点。面对复杂的社会现象和崭新的文化症候，20世纪的人文学科以何种视角介入"疾病"话语的讨论？人文和医学的跨学科研究在何种程度上滋养了单个学科的发展？站在人文的角度谈及疾病等医学问题又能引发何种耐人寻味的思考？以上，是第二章的核心发问。

第二章 文学与医学——
一场文化学对话

　　从鲁曼(Niklas Luhmann,1927—1998)系统论的角度来说,一个社会由众多功能不同的体系共同构成。如果说经济关注的是物资的分配,法律擅长的是矛盾的调解,政治聚焦权力的治理,那么本研究所涉及的文学和医学同样是两种独立运营的社会功能体系。不同系统之间的对话需要一座桥梁和一个话题。桥梁的搭建让两岸的双方汇聚一堂,而共同的话题让两者有话可聊。

　　本章分为三节:文化学的方法论就是一座桥梁,借助这种研究范式,文、医体系得以平等对话,人文学者也由此赢得评说医疗科学的话语权;而插上隐喻翅膀的疾病飞出了医学的藩篱,扎根于文学的土壤,成为双方共同关注的焦点问题;近年来的研究现状不仅道出了两学科交织互动的价值和意义,彰显了跨学科研究的热度,更体现出文学和医学对彼此做出的一系列特殊贡献。

一、文学研究的文化学
转向——范式背景

"文化学"一词源于德语的"Kulturwissenschaft",由德国人拉弗日尼·培古轩(M. V. Lavergne-Peguilhen, 1801—1870)于 1838 年首次使用,旨在建立从属于社会科学的文化学。① 20 世纪 80 年代中期,德语区出现了两个文化学概念:复数形式的"文化学"(Kulturwissenschaften)指涵盖多个领域的导向性范畴,是对传统"人文科学"(Geisteswissenschaften)的修正性继承;而单数的"文化学"(Kulturwissenschaft)指的则是多学科、跨学科的学科总称。② 在研究方法上,文化学也不再要求排他的、放之四海皆准的理论方法体系。后现代击碎了大一统梦幻、放弃了宏大叙事的强迫症,承认差异和他者。社会呈现出前所未有的极端多元化。以复数形式出现的文化学反映出的也正是这种对多元化的承认。80 年代中期以来,德国高校接踵开设文化学研究中心。作为年轻学科,文化学涉足范围广,却缺乏传统和独立理论支撑;但这并不妨碍其二十余年来作为一种研究视角在国际学术界逐渐占据主导地位。

----

① 参见:陈序经:《文化学概观》,北京,中国人民大学出版社 2005 年版,第 42 页。

② 参见:Hartmut Böhme/Peter Matussek/Lothar Müller: *Orientierung Kulturwissenschaft. Was sie kann*, *was sie will*. Rowohlt Verlag. Reinbek bei Hamburg 2000. S. 9f.

　　沿袭文化研究(Cultural Studies)①的多学科、跨学科转向，以及新历史主义②的历史和文本观，在 20 世纪 80

---

① 文化研究的代表人物为雷蒙·威廉斯(Raymond Williams, 1921—1988)、理查德·霍佳特(Richard Hoggart, 1918—2014)、汤姆森(Edward Thompson, 1924—1993)和霍尔(Stuart Hall, 1932—2014)等。1964 年，伯明翰大学成立了当代文学研究中心(Center for Contemporary Cultural Studies)，传统的英国文学学科中孕育而生了文化研究。伯明翰学派把文化的概念从精英文化转变为大众文化，拥护移民、女性和社会少数派。其研究领域包含 20 世纪 60 年代的工人阶级文化、70 年代的青年亚文化、80 年代的种族和女性问题，在美国、加拿大等殖民国家产生极大影响。伯明翰学派在美国的第二代代表人物是霍尔的学生格罗斯伯格(Lawrence Grossberg, 1947—　　)。作为马克思主义者，他主要研究经济行为和政治行为框架下的文化。文化研究这种学术思潮以马克思主义的社会理论为基础，致力于研究如流行文化、女性问题、少数族裔文化等日常大众生活方式。其主要特点可总结为以下两点：首先，文化研究糅合了文学、历史、哲学、社会学、人类学等各家范式，没有独到的自家理论或恒定的研究方法，因此具有跨学科性；其次，受新左派和阿尔都塞(Louis Pierre Althusser, 1918—1990)的意识形态理论的影响，文化研究显露出浓厚的政治倾向和社会批判性。文化研究的后期重心由批判和关注政治转为教学研究，20 世纪 80 年代各大高校的文化研究专业院系雨后春笋般相继成立。

② 在福柯(Michel Foucault, 1926—1984)看来，不存在绝对客观的历史抑或大一统的时代精神，也不可能再现历史真貌；相反，所有历史书写都是主观片面的，历史总是被建构的历史，因此对主流、经典的历史话语进行反思和批判至关重要。与福柯类似，美国文化人类学家克利福德·葛尔茨(Clifford Geertz, 1926—2006)摒弃传统人类学客观的"浅描"做法，即不再单纯粗线条、大写意式地勾勒时代精神或描述社会总体风貌；提倡用细读、详述文本的方式对异质文化进行"深描"(Thick Description)。沿袭福柯的历史观和葛尔兹的"深描"理论，路易斯·蒙特罗斯(Louis Montrose)提出了关注"历史的文本性和文本的历史性"(Geschichtlichkeit von Texten und Textualität von Geschichten)的新历史主义研究纲领。新历史主义用"文本的历史性"抨击新批评的文本内分析，重建文学与社会历史文化之间的联系。但不同于"旧"历史主义，美国文艺复兴时期文学研究者斯蒂芬·格林布拉特于 20 世纪 80 年代初期提出的这种文学批评新范式更为关注边缘，勇于向主流权力话语提出挑战。通过对文本和时代背景间张力关系的分析，新历史主义的视角触碰到大一(转下页)

年代中期的德国,人文研究中出现了人类学转向,历史人类学崭露头角。它所关心的并非是生物学所研究的作为物种的人和处在生物进化过程中的人,也不是哲学人类学所探讨的超历史、永恒不变、抽象笼统的人,而是身处历史之中、不同时期、不同文化背景下的人。除了对人的关注,历史人类学着眼与人有关的一切现象,他的身体、感知、想象、情感、语言、行为、疾病、死亡体验等多元可变因素。例如,德国人类学的许多新近研究都围绕身体展开。德国柏林自由大学教育学心理学系的教授克里斯多夫·乌尔夫(Christoph Wulf,1944—　)1982 年主编的《身体的复出》(*Wiederkehr des Körpers*)一书的出版对此具有关键性启发意义。人的身体由历史与文化共同塑造而成,其多样性决定了其在不同文化与历史语境下的不同发声表达。在历史分析中,现代的身体在新媒体和生物科技的影响下被去物质化、技术化。如社会的文字化、印刷术的普及和义务教育的贯彻不仅改变了知识秩序,也改变了人的交往方式,即造成交流中身体的缺席。阅读行为在改变人的体姿、习惯的同时,身体的存在方式发生变化。在新媒体中,身体转换为图像,无时无刻不处在交流场域中。再如,现代医学的诞生不仅把人看作可

（接上页）统普世精神之外的事态万殊,并谈及所谓"虚构"文学文本和所谓"真实"历史文化间的异同关联。通过研读"历史的文本性",新历史主义给予个人阐释历史的空间,从而将客观历史主体化、必然历史偶然化、单线历史复线化、大写历史小写化。

量化、解剖的生物,同时也改变了人的宇宙观。人的身体不再作为上帝创造物与神性相关联,也不具有自然所赋予的不可肢解与侵犯的整体性,而成为可修理的机器。假肢弥补了由疾病引起的身体上的不足;基因技术促进生命的延续:生命技术化将人的身体与神、动物、机器的交界变得模糊。

  德国人文学科的历史人类学导向无论在概念还是方法上都与几乎同时期成形的德国文化学休戚相关。面对人文研究视角必须多学科、跨学科的要求,联邦德国科研管理机构介入了"两种文化"的讨论。所谓"两种文化"源于英国物理学家兼作家 C. P. 斯诺(Charles Percy Snow,1905—1980)发表于 1959 年的同名著作,在该书中他对自然科学与人文科学间不断加剧的鸿沟进行了论述,认为自然科学具有未来气质,而人文科学被打上了明日黄花的传统标签。[1] 在弗吕瓦尔德(Wolfgang Frühwald,1935—)看来,这种划分一方面对人文科学的存在提出了质疑;另一方面也使得将不同学科联合起来进行总体发展的愿望丧命于襁褓之中。[2] 1986 年,德国哲学家奥多·马夸德(Odo Marquard,1928—2015)在其《论人文科学的不可避免性》(Über die Unvermeidbarkeit der Geisteswissenschaften,

---

[1] Charles Percy Snow: *Die zwei Kulturen. Literarische und naturwissenschaftliche Intelligenz*. Ernst Klett Verlag. Stuttgart 1967.

[2] 参见: Wolfgang Frühwald/Hans Robert Jauss/Reinhart Koselleck/Jürgen Mittelstrass/Burkhart Steinwachs: *Geisteswissenschaften heute. Eine Denkschrift*. Suhrkamp. Frankfurt a. M. 1991. S. 23.

1986)的论文中提出人文科学具有"补偿性"的作用。① 马
夸德认为,自然科学或实验科学虽然在一定程度上的确
推动了现代化进程,却也给人类生存环境带来了很大问
题。在他看来,"现代世界越现代,人文科学越不可或
缺"②。人文科学必须要对自然科学带来的问题予以"补
偿",其方式方法是通过讲述历史来传递传统价值,并以
此体现自身价值。针对以上两种对人文科学的不同发声,
80 年代末期,联邦德国科学委员会和校长联席会(der
Westdeutsche Wissenschaftsrat und die Rektorenkonferenz)
委托康斯坦茨大学和比勒菲尔德大学进行了一场关乎人
文科学的存在合理性及其未来角色的项目调研。德语文
学教授、慕尼黑大学校长弗吕瓦尔德、接受理论的主要代
表人物尧斯(Hans Robert Jauß,1921—1997)、比德菲尔
德大学的著名史学家科泽勒克(Reinhart Koselleck,
1923—2006),还有康斯坦茨大学的哲学家米特尔施特拉
斯(Jürgen Mittelstrass,1936—)以及美学和媒介研究者施
泰因瓦克斯(Burkhart Steinwachs)等五名重要学者在 1991 年
共同书写了题为《当今人文科学》(*Geisteswissenschaften
heute. Eine Denkschrift*)的结项报告。报告的主要观点
是:人文科学的研究和分析对象不仅是部分文化体系,而

---

① Odo Marquard: „Über die Unvermeidbarkeit der Geisteswissenschaften".
In: Ders.: *Apologie des Zufälligen. Philosophische Studien*. Reclam.
Stuttgart 1986. S. 98 – 116. Hier S. 105.
② 同上,S. 101.

且应是作为"人类劳动与生存方式总和"[①]的文化整体,因此自然和人文学科当属一种文化。既然人文科学要通过对跨学科问题的研究进行改革,那么传统的"人文科学"的概念就不再适用,而应以"文化学"取而代之。以上,可看作是整个人文科学进行文化学转向的宣言。

洪堡大学的文学学和文化史学者伯梅(Hartmut Böhme,1944—)于 1991 年出版了名为《文化学导向——能做什么?要做什么?》(*Orientierung Kulturwissenschaft. Was sie kann,was sie will*)的导论书。此书第三章把文化学的研究领域分为了科学知识、自然文化、历史人类、回忆/记忆、技术和媒介这六大部分。[②] 此外,本婷(Claudia Benthien,1965—　)和费尔腾(Hans Rudolf Velten,1961—　)在其 2002 年合出的导论书《作为文化学的日耳曼学》(*Germanistik als Kulturwissenschaft. Eine Einführung in neue Theoriekonzepte*)中还列举了性别和异质

---

① Wolfgang Frühwald:*Geisteswissenschaften heute*. A.a.O. S. 40.
② 具体而言,"科学的文化"主要探讨知识的生产与传播是如何对人类阐释世界的模式产生影响,以及科学研究与文化语境间的关联;"自然的文化史"涉及人在认知、技术、审美、宗教等模式基础上生发的自然构想;"历史人类学"探讨历史中的人的文化形态的建构与阐释中的身体、感知、情感的历史及其功能;"回忆与记忆"尝试回答以下问题,如何在不同的历史条件下进行记忆,怎样描述记忆的功用,在亲身经历者已逝的状况下如何判别大屠杀的真实记忆;"技术的文化史"涉及技术发展对文化产生的影响、科技投入和社会效用间的因果关系;"媒介实践"探讨媒介对社会产生的影响,认为媒介不仅是信息的载体,更具有生成文化的意义。
参见:Hartmut Böhme/Peter Matussek/Lothar Müller:*Orientierung Kulturwissenschaft. Was sie kann,was sie will*. Rohwohlt Verlag. Reinbek bei Hamburg 2000. S. 104 - 202.

文化、跨文化等研究范畴。① 文化学研究领域的扩大无疑对研究者的能力和知识储备提出了挑战。比如，若要探讨文学作品中的身体、疾病或疼痛等问题，研究者必然要掌握相关的医学或人类学文献。跨学科的合作需要除文学以外的其他科学技术支撑，因此难免要被扣上"半吊子"的帽子。②

　　综上，德国文化学是一种范式转换、一股学术思潮、一套批评实践、一门新兴学科。它受惠于英美文化研究和新历史主义等批评流派，唤醒宏大叙事的白日梦，击碎历史的绝对客观性，承认他者和差异，直面复杂多元的后现代社

---

① 参见：Claudia Benthien/Hans Rudolf Velten（Hg.）：*Germanistik als Kulturwissenschaft. Eine Einführung in neue Theoriekonzepte*. Rohwohlt Verlag. Reinbek bei Hamburg 2002. S. 7 - 34.

② 除了对过为广泛的操作领域、缺乏系统理论支撑等方面的质疑，研究者对传统文学的文化学转舵毁誉参半，其中最为著名的是图宾根大学（Eberhard Karls Universität Tübingen）的德语文学教授豪格（Walter Haug）和康斯坦茨大学的格雷费尼茨（Gerhart von Graevenitz）之间的争辩。1999年，豪格发表了题为《文学学作为文化学？》（*Literaturwissenschaft als Kulturwissenschaft?*）的论文（参见 Walter Haug：„Literaturwissenschaft als Kulturwissenschaft？" In：*Deutsche Vierteljahrsschrift für Literaturwissenschaft und Geistesgeschichte* 73（1999）. S. 69 - 93）。豪格的著名发问是：文学学为何总是不能独立，而非要作为其他学科（如精神史、心理分析、社会史、文化学等）的附庸存在？ 在他看来，文学无需通过成为其他学科来继续存在，相反，文学研究应当继续履行其自我反思的特殊功用，其存在意义并非要解决问题，而是要发现并提出问题。针对豪格的上述观点，格雷费尼茨在同一期的刊物上随即发表了题为《文学学与文化学》（*Literaturwissenschaft und Kulturwissenschaften. Eine Erwiderung*）的回应（参见 Gerhart von Graevenitz：„Literaturwissenschaft und Kulturwissenschaften. Eine Erwiderung". In：*Deutsche Vierteljahrsschrift für Literaturwissenschaft und Geistesgeschichte* 73（1999）. S. 94 - 115.）。他批判了豪格的文学研究内在视角，否认自我反思是文学的独家秘笈，认为文化学是各个学科普遍结构发生变化后的自然生成。

会,通过多学科、跨学科的视角关注文化整体,并把文化当作文本生发阐释。传统人文学科借助文化学的转舵对自然科学的发展和现代化的进程予以回复,在证明自身合理性和立足点之余,也让一些隐蔽的社会问题变得可见。

二、疾病与隐喻——桑塔格的贡献

当人文研究者探讨疾病问题时,疾病早已走出了医学的藩篱。从文化学的角度谈论疾病,最早的研究范式应属桑塔格的"疾病的隐喻"。2004 年 12 月 28 日,在和癌症的二次大战中,美国著名评论家、作家苏珊·桑塔格不幸败北,输掉了生命。早在不惑之年,桑塔格就先后与乳腺癌、子宫癌有过交手经历。病患和社会观察员、文化批评家的多重身份促使她写下了如《疾病的隐喻》(*Illness als Metaphor*,1978)和《艾滋病及其隐喻》(*Aids and Its Metaphors*,1989)等从文化学角度探讨疾病和文学的扛鼎之作。本节主要总结桑氏理论及其贡献。

在《疾病的隐喻》和《艾滋病及其隐喻》这两部著作中,桑塔格聚焦肺结核、癌症和艾滋病这三种疾病,并分析了社会是如何对不同疾病生发不同隐喻的。桑氏认为,同样是对身体的消耗,肺结核是 19 世纪的美学病,是柔美、"文雅、精致和敏感的标志"(26)①,升华了病患的生

---

① [美]苏珊·桑塔格:《疾病的隐喻》,见第 39 页注①。本段括号中的数字为页码。

命,精华了人类的精神。而癌症却是 20 世纪最恐怖的恶
魔(19),它是激情匮乏(20)、情感压抑(21)、牢骚成疾
(48)的后果,体现了"20 世纪经济人的种种负面行为:畸
形增长以及能量压抑"(58),癌症患者咎由自取,害人害
己,罪有应得。艾滋的性传播途径让患者难逃性放纵的
指责和非议(102),染病被认为是患者缺乏节制的后果,
是意志软弱的表现,是混乱、肮脏、堕落和罪恶的代名词,
意味着"道德破产",是"上帝的惩罚"和"自然的报复"
(133)。作为社会观察员和文化批评家的桑塔格自己在
不惑之年先后被诊断患有乳腺癌和子宫癌。在作为病患
的她看来,疾病既不尴尬,也不恐怖,既不是让人难堪的
耻,也不是伤天害理的罪,而仅是生活和生命的一部分。
她从亲身经历出发,对社会把疾病挂上耻辱柱、把病患贴
上大字报的做法提出控诉。疾病"不是上苍降下的一种
灾祸,不是老天抛下的一项惩罚,不是羞于启齿的一种东
西。它没有'意义'。也未必是一纸死亡判决。"(91)桑塔
格指出,比疾病更可怕的是疾病的隐喻,它带来恶性循
环:个人身体内部的病痛带来外部集体的职责和非议;心
理和精神上的压抑又加重了病情,甚至置病患于死地,患
者在经历生理死亡之前先被宣判了社会死亡。因此桑塔
格的主要观点及建议是:疾病只是身体现象,不是隐喻;
让我们祛除疾病的隐喻,让疾病的能指回归疾病的所指,
"平息想象,而不是激发想象,不是去演绎意义(此乃文学
活动之传统宗旨),而是从意义中剥离出一些东西"(90)。

桑氏的理论贡献是多重的。下面的行文主要从医学、文学和两学科的跨系统研究三个方面展开。

1. 病患的辩护和疾病的正常化

疾病的产生标志了主体现状及其原初状态间的差异，统计学和概率数据上的少数和多数记录下疾病相对于健康的偏离。但少数派也值得关注，也拥有利益。桑塔格从自身经验出发，为病患代言，认为疾病是正常的生命现象，虽伴有不适，但无需恐惧。她反对在患者自身寻找病因的做法，不认为疾病是病患的咎由自取或罪有应得。人们在她对病患心理压力的关切中能看到弗洛伊德心理分析和身心医学①的影子。身体和心理是不可分割的有机整体，病因绝非只局限在患者体内，医学不应把身体当作永远正常运转的机器，医师应多对病患的精神和心理给予关照。

疾病连接了个体和集体，给个体带来身体上的不适，社会对疾病的认知、界定、对病患的态度也影响了诊治方案和患者心理。疾病和健康的定义不是一成不变的，而是随着历史、文化不断被重新书写：对基督徒而言，疾病是魔鬼的诱惑，是上帝对误入歧途之人的惩罚，只有真心信主才能永葆生机。中世纪的鼠疫是社会肮脏堕落的直接后果。启蒙时期，身体被看作是理应正常运转的机器，

---

① 身心医学的概念最初由德国精神科医师海因罗特（Johann Christian August Heinroth，1773—1843）于 1818 年提出。此学科继承了自古希腊古雅典所倡导的"身心一体说"（das Leib-Seele-Problem），于 20 世纪 30 年代系统化成形，主要研究心理对身体疾病产生的影响。

疾病被认为是身体内部的毛病，对此罪有应得的患者应负全责。浪漫派沉浸在疾病的阴暗和混乱中不得自拔。疾病与健康这对反义词总是对立出现，各执一词，互不相让。绝大多数情况下，健康和真善美等积极正面的溢美之词高高在上，而疾病作为相对于正常的偏离，是陌生而恐怖的他者，多扮演了负面和反派的丑角。

　　疾病是如何成为可怕的恶魔的？从个人层面来讲，疾病让人产生恐惧，因为它带来痛苦感受，偏离正常状态，把人引上陌生而致死的未知道路。人们害怕改变，担心情况变坏，贪生怕死，所以惧怕疾病。从集体角度来看，社会为保卫集体安全而隔离病患，疾病的诊断和罪责、耻辱的分摊联系在了一起，疾病泄露了身体的秘密，成为遭人嘲讽的笑柄，是低人一等的象征，是危害集体的隐患，是病患应得的报应。不论是宗教中人神共生的伊甸园，还是心理分析中婴儿在母体保护下的安全成长，都向人们诉说了原初状态的无缺和完满。疾病来袭之前的状态被公认为是无可指摘的，健康被认作社会对完美个人状态的标准，成为个体内化社会规则后的自我要求。因此意味着改变和偏离原初状态的疾病带来的恐慌是陷入身份认同危机后的反应。反感疾病，只是因为认同并选择站在了疾病的反面。可怕的疾病多是想象中的疾病。

　　2. 隐喻的魔性与神性

　　隐喻是一种自古希腊古罗马就存在的修辞手法。延续至今，一直是文学学、认知语言学和文化学等人文学科的重要研究对象。在亚里士多德看来,隐喻是"以他物之名名此物"(83),是按照类比的规则,将一词由其本义转为他义。[1] 隐喻是对比,是联想,是认同。它连接了已知的本义和未知的转义,借助联想在两个相似的能指之间画上等号。其操作前提是原义和转义间的相似性和吻合度。隐喻的结果一来丰富了同一事物的多种视角,二来拓宽了同一概念的语义场域,但这种似曾相识、似是而非的"双影人"形象同时是自浪漫派以来最可怖的存在。隐喻让文字变得生动形象、丰富多彩,这都是联想的贡献,但联想也因夹杂了太多主体性和随意性,容易造成误解和扭曲。

桑塔格见证了隐喻的魔力。她生动地描述了疾病是如何借助隐喻越过医学的边界,在其他话语范畴中遍地开花。桑塔格列举了若干医学保健对治国执政的启发来展现政治修辞中的疾病隐喻:疾病的潜伏期和可预见性告诫政客们只有运筹帷幄才能决胜千里,马基雅维利(Niccolò di Bernardo dei Machiavelli, 1469—1527)意义上的"预见"说的就是未雨绸缪、防患未然,否则等事态发展到不受控制的田地再去亡羊补牢则为时已晚(69)。在霍布斯(Thomas Hobbes, 1588—1679)看来,疾病是失衡(68),失序(69),是"理性"的对立面,要严加控制。而沙夫茨伯里(Anthony Ashley Cooper, 3rd Earl of Shaftesbury,

---

[1] Aristoteles: *Poetik*. Übersetzt u. hg. v. Manfred Fuhrmann. Reclam. Stuttgart 2001.

1671—1713)的"容忍"概念却认为人需要发泄,治小病不用下猛药,国家也要允许一定量的非理性的混乱(73)。希特勒把犹太人比作"种族性肺结核",因为有钱的犹太人放高利贷,钱生钱,利滚利,像恶性肿瘤一样不停增生,在各民族中播撒了邪恶病毒,正如医学中通过切除癌瘤来保全整体其他器官的做法一样,犹太人作为社会的"毒瘤"是需要彻底清除的(73f)。除了把健康和疾病的差别等同于好与坏、安全与危险、理性与混乱之间的差异之外,桑氏的笔触也涉及了疾病的美学、社会和科技隐喻。结核是浪漫派的凄美,癌症是现代派的毒瘤。安与恙概念下潜藏的美与丑、洁与脏的审美判断。除了美学范畴之外,疾病还有了阶级性和等级性:疟疾是不注重个人卫生的下层人传染病,结核是娇气的贵族病,是敏感的艺术家通病,痛风是工业社会的怠工借口,艾滋是对私生活不检者的检举揭发。而在现代科技领域也不乏疾病隐喻,如程序被病毒恶意入侵,计算机软件中毒,等等(140)。

但由于随笔杂文的体裁特点和篇幅局限,桑氏在对某些核心观点的论证过程中有失系统性。如针对"社会如何把病和罪、和耻牵扯上必然联系?"的问题回答还可以增添道德、经济、军事政治等多个维度。"多劳多得"的劳动美德教导人们,个体要不断辛勤劳作,创造价值,任何怠工的借口都是可耻的。个体要以成为集体的累赘为耻,以伤害集体的利益为罪。疾病因其带来的身体虚弱和感染危险从而和道德范畴中的耻和罪紧密相连;除此之外,医病的过程劳民伤财，经济上的破费造成患者经济上的负担，生活不能自理需要他人照顾带来人情上的亏欠，因债生罪（德语中的"Schuld"既是"债"也是"罪"的意思），疾病在经济维度中的隐喻也把病人归入了罪人的行列。病毒来袭，如同来自外邦的强劲敌军，随时可能发起进攻，攻破免疫系统的一道道防线，入侵身体，危及安全。病情发展不受控制，病变细胞迅速移动，隐蔽性强，一触即发，疾病和病人之间如敌我间的进攻和防御。医学中的军事隐喻同样参与了疾病的罪责分配。在疾病入侵的战役中，被感染俘虏的病患虽是战争的牺牲品，也因身处敌方阵营而被妖魔化，要被驱逐隔离。正是因为疾病出了健康的圈子，跨入正常之外的神秘领土，因为出界，所以成了异族的魔鬼。

桑塔格对"疾病被隐喻扭曲"的发现功不可没，但不容忽视的是，隐喻在她笔下被病态化、妖魔化了。首先，隐喻对医学的功绩被蒙蔽了。隐喻会在医患沟通中大显身手，帮助患者找到描述病痛的生动表达，帮助医护人员解释佶屈聱牙的专业医学词汇。隐喻是疾病的有力武器，从此疾病有了权力，有了让人追随的魅力，有了不同意义的活力。其次，桑塔格小觑了隐喻的普遍性。在她看来，身体的疾病是本体，是原本的现实；而当把疾病和心理状况，文化准则或社会关系联系在一起时，疾病成了隐喻。桑塔格把医学的感知方式和功用神圣合理化了，认为是虚构的文学文本把疾病隐喻化了。但是有关疾病的所有话语难道不都是指向疾病这个所指的万千能指么？描述本是就是隐喻。所有语言描述都不可避免地使用了隐喻，是隐喻丰富了所指的概念，织出了能指的大网。隐喻之外，再无语言。桑氏自己一边批判隐喻，一边借用大量隐喻表达观点、抒发情感的做法难逃监守自盗的指责。再次，隐喻将不同概念暂时性地衔接起来，这种联系不是永久性的，而是为了实现特定意图临时搭建的，直到出现更好的搭配可能或需求。隐喻不仅存在于虚构的文学文本中，它植根在文化的土壤，匿身于语言的核心。隐喻传播价值观，引导人们把两个本无关联的概念习惯性地联系在一起，并认为两者之间的认同和对等是毋庸置疑的，让人陷入一种盲目的思维定势和无意识的价值内化。隐喻是技术，是策略，而"怎么对比？""为何认同？"等问题的答案统统指向了隐喻背后的操控集团。隐喻是不同话语相遇的枢纽站，它如一面窗明几净的玻璃，不仅让不同概念间的流通互换畅通无阻、清晰可见，同时还隐去了自己这个媒介及其背后的操作动机，让人只知其然，不知其所以然。可惜桑氏只停留在描绘隐喻中疾病图像的表面，没有深入探究隐喻背后的原因。这一研究空白由关注医学和权力关系的福柯填补。① 另外，桑氏站在道德高度批判隐喻的做法着实欠妥，因为道德本身

---

① 《疯癫与文明》(*Histoire de la folie à l'âge classique: Folie et déraison*, 1961)、《临床医学的诞生》(*Naissance de la clinique: Une archéologie du regard médical*, 1963)、《规训与惩罚》(*Surveiller et punir: Naissance de la prison*, 1975)等著作均从文化学的角度探讨了医学和疾病的问题。关于福柯的理论会在后面文评部分陆续出现。

无异于辅佐权力和意识形态的忠实傀儡,也是一种隐喻。

3. 人文关照下的医学与疾病——研究现状

疾病跨越了医学的篱笆,隐喻翻过了文学的墙头,二者在语言中相遇,在衔接集体和个体的中间地带相互作用。桑塔格率先在欧美学术圈掀起了从非医学角度探讨疾病的视角,开创了医学与文学跨学科研究的先河,但书中的观点和结论旨在解除两学科间的姻缘。桑塔格认为,是文学给疾病插上了隐喻的翅膀,从而飞出了医学话语范围,将身体的疾病和道德的过失、社会的危害、个体的惩罚联系在一起,让病成为邪恶、罪孽、耻辱、劣等和匮乏的同义词,因此号召人们剥去疾病的隐喻外套,让疾病从多义的阐释回归单一的存在,把疾病从文学的手中一把夺去,交还给医学体系。但是首先,疾病的概念从个体身体到社会文化问题的成长历程如肿瘤般迅猛扩张,此发展过程是单向不可逆的。其次,对病痛的跨学科研究可以打破医学的专制和神秘,让每个人、每种话语都获得言说疾病的资本和可能。这无疑增加了病患的压力,本来只需在医护人员面前展现自己身体的问题,现在好像赤裸裸地躺在无影灯下,每个人都能来围观自己身体的隐私。但扩大疾病的话语范围对疾病的正常化进程不无裨益。因为只有这样,疾病才能逃脱医学的目视,不再是医学单个话语内的困兽。每个话语都加入对疾病的探讨中,这样对正常和疾病的定义才不至于局限或单一,病患也多了支持的呼声和对抗权威医护专家的武器。手术台不再是幽闭的密室，被公放出来，这样医师站在被监视、被评判的目光之下，也有了压力和畏惧。医学的视野越开放，疾病概念涉猎的范围越广，所谓的正常健康的值域也会越广，社会对疾病和病患的接受度也会越高。医学作为自然科学和人文学科在以下两个层面紧密相连：一是用来记录和生发阐释的语言，二是科学对作为个体和集体的人的关注。医学不再偏安一隅，开始和文学、艺术、社会学、心理学、媒体学等诸多学科共享资源、研究接壤。桑塔格阴差阳错地促成了人文和自然科学的联姻，让我们能够换一种视角看待医学之外的疾病，聆听身体的声音，解放规则的束缚，探讨病痛的意义，为偏离正常提供正名的可能。

桑氏不到一百页的随笔杂文集只是"尝试研究"的大纲摘要，其缺陷和不足正为后续研究提出了系统和细化的努力方向和挑战要求。以德语区学术圈为例，近年来涌现出了一批从人文学科的角度探讨医学问题的研究著作。本节将对此稍作介绍。

著名文学学学者、慕尼黑大学荣休教授瓦尔特·穆勒-赛德尔（Walter Müller-Seidel，1918—2010）是研究席勒、克莱斯特和施尼茨勒的专家。他于1997年出版的关于施尼茨勒文学作品中医者形象的专著（*Arztbilder im Wandel. Zum literarischen Werk Arthur Schnitzlers*）引起了学界的广泛关注。这本书的贡献是双重的：一方面，穆勒-赛德尔以施尼茨勒为例，展现了文人和医者分裂身份的合二为一；另一方面，他分析了同一作家笔下作为文学人物的不同医生形象。不论是贝恩哈迪教授（Professor Bernhardi），还是医生格雷斯勒（Doktor Gräsler）、医生阿萨朗尼（Doktor Assalangny）、医生罗伊曼（Doktor Reumann）、医生施密特（Doktor Schmidt），或是帕拉策尔苏斯（Paracelsus）、弗里多林（Fridolin）或阿尔弗雷德·尼尔海姆（Alfred Nüllheim），穆勒–赛德尔的分析体现了施尼茨勒对当代局限于自然科学领域的医学的审慎态度，表达了他对人类医学（Humanmedizin）中人性缺失的担忧。① 除了对施尼茨勒的研究之外，穆勒–赛德尔还做过关于冯塔纳（Theodor Fontane，1819—1898）作品中疾病问题的研究（*„Das Klassische nenne ich das Gesunde…"* *Krankheitsbilder in Fontanes erzählter Welt*②），但限于篇幅，遗憾未能细细展开而谈。托马斯·安茨（Thomas Anz，1948— ）是穆勒–赛德尔的学生，他称自己的导师为"跨界人士"③，他自己在这种范式的多年熏陶下受益匪

---

① 同样关于施尼茨勒作品和医学交互关系的著作还出自斯图加特（Stuttgart）的语文学家霍斯特·托梅（Horst Thomé）。参见：*Arthur Schnitzler. Medizinische Schriften*，1988。

② In：*Schriften der Theodor-Storm-Gesellschaft*. Hg. v. Karl Ernst Laage und Friedrich Heitmann. Schrift 31/1982. Westholsteinische Verlagsanstalt Boyens & Co. Heide in Holstein 1982. S. 9 – 29.

③ 在穆勒–赛德尔九十岁寿辰时，安茨发表贺词，题目即为"跨界人士瓦尔特·穆勒–赛德尔"（Grenzgänger Walter Müller-Seidel. Ein Literaturwissenschaftler großen Formats wird 90 Jahre alt），对其多年来的跨学科研究成果做了简要概述。本文发表于 literaturkritik.de 2008 年的 7 月刊。参见：http://literaturkritik.de/public/rezension.php? rez_id = 12095（Letzter Zugriff：07.12.2020）。

浅。安茨现为马尔堡大学现代德语文学方向的教授。他1987年在慕尼黑大学语言文学系递交的申请教授职位的论文《安或恙？德语现代文学中的医学、道德和美学》(*Gesund oder krank? Medizin，Moral und Ästhetik in der deutschen Gegenwartsliteratur*)是继桑塔格之后关于文学、医学跨界研究的又一力著。安茨聚焦的是七十年代以降的文学和社会话语，所选文本相对新鲜①，涉及疯癫和精神分析等医学问题，探讨了后现代和病态、女性运动和疯癫、艺术家形象和疾病之间的关系。专著题目中安与恙两概念的对立体现了不同价值观之间的碰撞冲突，紧随其后的问号是对这非此即彼的二元论提出的大胆质疑。如果说穆勒-赛德尔的研究关键词是医生，安

---

① 分析文本主要包括迪特尔·屈恩(Dieter Kühn)的小说《黑灯室》(*Die Kammer des schwarzen Lichts*，1984)、恩斯特·奥古斯丁(Ernst Augustin)的小说《室内光：埃费林·B事件》(*Raumlicht: Der Fall Evelyn B.*，1976)、海因里希·基普哈特(Heinrich Kipphardt)的电影脚本《精神分裂诗人亚历山大·M的一生》(*Leben des schizophrenen Dichters Alexander M.*，1976)及戏剧《梅尔茨——艺术家的一生》(*März—ein Künstlerleben*，1980)、彼得·施耐德(Peter Schneider)的短篇小说《棱茨》(*Lenz*，1973)、卡琳·施特鲁特(Karin Struck)的小说《阶级之爱》(*Klassenliebe*，1973)、马丁·瓦尔泽(Martin Walser)的小说《爱情的彼岸》(*Jenseits der Liebe*，1976)、彼得·斯劳特戴克(Peter Sloterdijk)关于心理分析的产生机制的哲学著作《魔法树》(*Der Zauberbaum. Die Entstehung der Psychoanalyse im Jahr 1785. Ein epischer Versuch zur Philosophie der Psychologie*，1985)、赖纳尔德·格茨(Rainald Goetz)的小说《精神病患者》(*Irre*，1983)、贝恩哈德(Thomas Bernhard)自1975年出版的五部自传体小说、安妮·杜登(Anne Duden)的小说《羊群中的犹大》(*Das Judaschaf*，1985)、彼得·魏斯(Peter Weiss)的三部曲《抗争的美学》(*Ästhetik des Widerstands*，1975—1981)、克里斯塔·沃尔夫(Christa Wolf)的小说《卡桑德拉》(*Kassandra*，1983)等。

茨的是安恙,那么苏黎世大学当代德语文学方向的副教授(Titularprofessor)鲁道夫·克泽尔(Rudolf Käser,1953—)的关注点则在于死亡。他于 1998 年发表申请教授职位论文《医生、死亡和文本——以德语语言文学为镜论医学的界限》(*Arzt, Tod und Text. Grenzen der Medizin im Spiegel deutschsprachiger Literatur*)。如题目所示,克泽尔探讨的是文本中呈现的"医生在场的死亡场景"(Sterbeszene medico praesente)。如果说歌德《威廉·迈斯特的漫游时代》(*Wilhelm Meisters Wanderjahre*,1821)中的古典医学还肩负着布道和启蒙的重任,那么在同为医生的犹太裔奥地利作家恩斯特·魏斯(Ernst Weiss,1882—1940)的小说[①]中,现代医学成为权力的治理术,文明社会不可避免地走向了大屠杀的野蛮之路。[②]跨越两个世纪的文学和非文学文本为不同话语的汇聚一堂提供了场所,通过对比,克泽尔强调了现代医学技术的消极影响和止步极限。除了这本专著之外,克泽尔出版

---

① 分别是:《贫穷的挥霍者》(*Der arme Verschwender*,1936)、《人对人》(*Mensch gegen Mensch*,1919)、《格奥尔格·莱塔姆,医生和凶手》(*Georg Letham, Arzt und Mörder*,1931)和《目击者》(*Der Augenzeuge*,1963)。

② 除了对歌德和魏斯的文本研究之外,克泽尔分析了耶雷米亚斯·戈特黑尔夫(*Jeremias Gotthelf*)的两部曲小说《安妮·拜比·约瓦格如何持家及其与医生的关系》(*Wie Anne Bäbi Jowäger haushaltet und wie es ihm mit dem Doktern ging*,1843/44)中医生和牧师的异同,对比了施托姆(Theodor Storm)和海泽(Paul Heyse)的中篇小说(Novelle)中对安乐死的不同态度,用冯塔纳(Theodor Fontan)小说《施台希林》(*Der Stechlin*,1899)中死亡现场的医者缺席来批判现代化进程,追溯了市民道德和尼采哲学对医学话语的影响,并以本恩(Gottfried Benn)和德布林(Alfred Döblin)为例,探讨了文学和精神病学的话语关系。

于 2014 年的论文集《被写为病——文学、性别和医学话语中的健康和疾病》(*Krank geschrieben. Gesundheit und Krankheit im Diskursfeld von Literatur，Geschlecht und Medizin*)系瑞士文化学协会(die Schweizer Gesellschaft für Kulturwissenschaften)举办于 2009 年 11 月 13 日的会议报告合集。论文集中探讨以下四个问题：18 到 20 世纪社会如何参与对性别的文化建构？医院作为权力话语的执行机构如何定义安恙？艾滋病和瘟疫等传染病有何社会隐喻？大众传媒又是如何影响公众对疾病的态度？以上介绍的三位均为文学学研究专家，而在文学和医学的跨学科研究领域还有一批医学出身的学者。迪特里希·冯·恩格尔哈特(Dietrich von Engelhardt，1941—)，医学史学家和医学论理学家，现为吕贝克大学的荣休教授。他主编的五卷本《新时期文学中的医学》(*Medizin in der Literatur der Neuzeit*)中的两卷《描述与阐释》(*Darstellung und Deutung*)、《1800 至 1995 年科学文献目录》(*Bibliographie der wissenschaftlichen Literatur* 1800—1995)分别在 1991 年和 2000 年先后问世，剩下三卷《文学文本》(*Literarische Texte*)、《科学论文》(*Wissenschaftliche Beiträge*)和《主题关系》(*Thematisches Verhältnis*)仍在编纂过程当中。恩格尔哈特的研究涉猎广泛，论题包括：疾病的文化史①、医学

---

① 参见：编著《糖尿病的医学和文化史》(*Diabetes in Medizin- und Kulturgeschichte: Grundzüge，Texte und Bibliographie*，1989)。

伦理学①、文学中病痛问题(如癫痫②和疼痛③)、作家与医
学(如托马斯·曼④和荷尔德林⑤)、哲学和医学⑥等。除
此之外,恩格尔哈特还和若干比较文学学家和神经学
医学家一起组建了一个名为"精神病理学、艺术和文学"
(„Psychopathologie, Kunst und Literatur")的工作小
组,每年举办一次同名主题会议,会议报告以丛书的形式
呈现于众(*Schriften zur Psychopathologie, Kunst und
Literatur*)。除却和文学的交互(《文学与医学》)⑦之外,
瑞士医学家彼得·斯图尔兹(Peter Stulz,1946—)还挖掘
出医学和其他学科相互影响的共生状态。这位现任瑞士

---

① 参见:编著《日常医学伦理》(*Ethik im Alltag der Medizin: Spektrum
der medizinischen Disziplinen*,1989)。

② 参见:编著《文学中的癫痫》(*Das ist eine alte Krankheit: Epilepsie in
der Literatur*,2000)。

③ 参见:专著《疾病、疼痛和生命艺术——身体感受的文化史》(*Krankheit,
Schmerz und Lebenskunst. Eine Kulturgeschichte der Körpererfahrung*,
1999)及编著:《科学、艺术和文学中的疼痛》(*Schmerz in Wissenschaft,
Kunst und Literatur*,2000)。

④ 参见:专著《托马斯·曼和科学》(*Thomas Mann und die Wissenschaften*,
1999)。

⑤ 参见:论文《健康、疾病、治疗——1800 年前后医学和哲学语境下的荷尔
德林》(*Gesundheit, Krankheit, Therapie. Friedrich Hölderlin im Kontext
der Medizin und Philosophie um 1800. In: Annuario Filosofico*. Band
26. 2010/2011, S. 175 – 207)。

⑥ 参见:专著《黑格尔和化学——1800 年前后的哲学和自然科学》(*Hegel
und die Chemie. Studie zur Philosophie und Wissenschaft der Natur um
1800*,1976)和合著《20 世纪哲学和医学的内在联系》(*Die inneren
Verbindungen zwischen Philosophie und Medizin im 20. Jahrhundert*,
1980)。

⑦ 参见:编著 Peter Stulz: *Literatur und Medizin. A.a.O.*

巴塞尔大学的医学院教授与人合编了一系列论文集,如《音乐与医学》(*Musik und Medizin*,2003)、《哲学与医学》(*Philosophie und Medizin*,2006)和《媒体与医学》(*Medien und Medizin*,2008)等。和文学研究者相对比,医学家们看似硕果累累,但"高产"的背后是创作篇幅的短小、关注问题的宏大和研究分析的宏观。不同学科的出发点不同,专业培训和研究方法论也互有差异。医学家注重的是医学史的发展和医学伦理学的完善,而文学家则倾向研究医患人物形象的变迁和疾病的象征隐喻。我们不禁试问,如若来自两个学科的专家可以长期合作,思想将会碰撞出怎样的火花? 在近十年来的相关文献中,有两位学者的名字常常同时出现,他们是贝蒂娜·冯·雅格奥(Bettina von Jagow,1971—)和弗洛里安·施特格尔(Florian Steger,1974—)。雅格奥是德语文学学家,自 2010 年至 2013 年担任埃尔福特大学(Universität Erfurt)欧洲与犹太文学学和文化学方向的教授,施特格尔是医学史学家和医学论理学家,现任哈勒-维腾贝格大学医学史和医学伦理学院的教授兼院长,两人在五年内共同出版了四部研著作,分别是:《再现——现代文学与艺术中的医学与伦理》(*Repräsentationen. Medizin und Ethik in Literatur und Kunst der Moderne*,2004)、《文学与医学辞典》(*Literatur und Medizin. Ein Lexikon*,2005)、《是什么推动文学成为医学? ——一场文化学对话》(*Was treibt die Literatur zur Medizin? Ein kulturwissenschaftlicher*

Dialog, 2009）和自 2008 年出版的《医学和文学年鉴》（*Jahrbuch für Medizin und Literatur*）。"再现"一词突出了病患的自主和文学的自治，体现了文学不只是对现实问题的刻板描摹，更会主动建构、生发想象、促进反思。文学和医学在语言搭建的平台之上展开对话，而语言不但是医学话语的载体，更是医患交流的媒介，它既能促进交流，也会产生误解。文学的真实性使其类似于史学，而虚构性是对正常的发难、对主流的偏离，有助于对他者的认识。文学的展示功能可促进医患的理解，其批判功能会质疑医疗权威和新兴技术，其叙述功能也是一种郁结的排解、一种生命的延续，因此文学创作也不失为一剂缓解病痛的良方。值得一提的是，上文论及的《文学与医学辞典》是关于两学科交互的第一本德语百科书，由八十名涉及文学学、伦理学和医学史的专家集聚撰写二百多个词条。这些词条围绕医学的八大维度展开，不论是病理现象学、病因学、诊断和治疗，还是病患主体性、医护形象，或是医疗机构、不同疾病类型、社会隐喻和象征意义，每个词条均在医学史或曰文化史上具有举足轻重的意义。所有词条所占篇幅相仿、结构相似，各位作者在梳理完关键词的文化变迁之后，进而对该词条在欧洲文学和艺术作品中的呈现进行要点展示。故而本辞典不仅丰富了医学话语，还呈现出文学主题的律动和变迁。需要指出的是，除去以上总结的六组（七名）德语圈内的学者之外，国际范围内还有一名研究领域相关的知名日耳曼学者，他是来

自纽约的桑德·吉尔曼(Sander L. Gilman,1944—)。其专著《疾病与再现》(*Disease and Representation*,1988)以中世纪以降的文学、艺术、虚拟和纪实文本为例,呈现了不同时期疾病和病患的百态千姿。疾病在此化身为一种社会文化的建构,在疾病的面孔中,我们依稀可见知识和权力的基因。

回到本章开篇提到的两个系统。文学与医学并非南辕北辙、相去甚远,正如阿波罗神同时代表医术和艺术一样,在文化的熔炉中,两学科渗入到彼此的内部。文学和医学的共性可以在人类学、认识论和语言艺术这三大层面得以体现:两学科均密切关注人的存在境况和生活感受,对"什么是人"的问题进行思考研究,因此两学科都隶属"人学"(Humanwissenschaften)分支,丰富并传播了关于人的知识。虽说文学和医学的语言特色各有千秋,但语言的传播和建构性对两者同时起了作用,且作为交流媒介,文字和语言也促进了他者间的互通。文学和医学之间的文化学对话将产生何种双边互惠的结果? 这一问题是本书关切的要义。本书主体部分的文本分析将借助文化学的视角,选取"疾病"这一文学和医学共同关注的热点话题作为关键词,以四名颇具代表性的作家为例,探讨 20 世纪德语语言文学中的疾病话语。

第三章　病的诗意

　　本章所重点分析的诗作均出自本恩的处女作——《停尸房及其他诗歌》①(*Morgue und andere Gedichte*)②。这部作品于 1912 年三月在阿尔夫里德·理查德·迈尔(Alfred Richard Meyer)出版社以"第二十一卷诗学小册"(21. *Lyrisches Flugblatt*)的题名出版。之后《停尸房》诗集中的诗歌还被收录在代表表现主义的文选(Anthologie)《人类的曙光》③(*Menschheitsdämmerung*,1919)中。④ 首版虽仅印制了五百册,其内容却震撼了当时文坛,制造了"1912 年的文学轰动事件"(„ die literarische

---

① Morgue 也被译为"陈尸所"。
② 诗集还包括《循环》(*Kreislauf*)、《黑人新娘》(*Negerbraut*)、《安魂曲》(*Requiem*)等诗作。
③ 译法参照姜爱红译本,见[德]库尔特·品图斯(Kurt Pinthus)编:《人类的曙光:德国表现主义经典诗集》,姜爱红译,人民文学出版社 2012 年版。"Dämmerung"一词既可指曙光,又可指黄昏。品图斯在本书前言中认为当译为前者较好。
④ 参见:Rüdiger Bernhard: *Erläuterungen zu Gottfried Benn. Das lyrische Schaffen*. Bange Verlag. Hollfeld 2009,S. 78.

Sensation des Jahres 1912"①）。恩斯特・施塔德勒（Ernst Stadler）认为本恩的诗具有"旁观的客观性"，"似乎全诗不过是一篇赤裸裸的医生手术报告"。② 然而我们不禁要问：平铺直叙的手术报告又怎能引发文坛的轰动？

　　震撼的原因首先来自诗集的题目。停尸房代表了衰败的极端形式，是美好生之乐的对立面。值得一提的是，不仅本恩对停尸房这一医学机构给予密切关注，哈德魏格（Victor Hadwiger，1878—1911）、里尔克（Rainer Maria Rilke，1875—1926）和海姆（Georg Heym，1887—1912）也都曾以"停尸房"为题进行创作。例如哈德魏格就曾在1903 年问世的《停尸房》（*La Morgue*）中描写脚夫在给船卸货时发现了一具尸体。又如里尔克 1906 年在参观完巴黎的停尸房之后写下的十四行诗《停尸房》（*Morgue*）。再如海姆 1911 年的诗集《永恒的白昼》（*Der ewige Tag*）中就有一首名为《停尸房》（*Die Morgue*）的诗歌。③ 尸体的腐烂和恶臭引发恶心，生命之火和希望之光在此熄灭，停尸房是让人不禁毛骨悚然的黑夜，是令人不敢近前的禁地，是彻彻底底的死亡地狱。当美好而咏叹的诗歌遇上恶心而可怖的停尸房，巨大的反差引发连连争议。其实对脏乱差的关注在自然主义时期就不再罕见，但表现

---

① Peter Uwe Hohendahl（Hg.）：*Benn—Wirkung wider Willen. Dokumente zur Wirkungsgeschichte Benn*. Frankfurt a. M. 1971，S. 26.

② 同上，S. 95f.

③ 参见：Rüdiger Bernhard：A.a.O.，S. 81.

主义不像其前驱自然主义那样对异质文化带着同情和距离，用一种美化的方式加以呈现；表现主义的呈现是价值认同后的自我呈现。病痛和死亡肆无忌惮地跃然纸上，大放异彩，甚至和美好、快感、情欲、生命力等反义概念融在一起，这既是对美的丑化，也是对丑的美化。① 诗集产生轰动的另一个原因在于本恩诗人、医生二合一的特殊身份。诗集中的前六首是本恩在一次解剖课后一气呵成的。本恩这样回忆道：

> 当我写《停尸房》的时候，那是晚上，我住在柏林西北角，在摩亚必特区医院上完尸体解剖课。那是由六首诗组成的组诗，它们都在一个小时内腾起、抛出，在此之前毫无征兆；等迷醉劲儿过了之后，我空虚、饥饿、跌跌撞撞、艰难地爬出大废墟。②

操刀的手拿起了书写的笔，解剖的过程奠定了叙述的先后顺序。白天隔岸观火的死亡经验在夜晚浮上心来，停尸房中的震撼输入通过案头的奋笔疾书得到了有效的输出。

先以本恩的诗歌为例，一是因为这里的疾病和死亡

---

① 以托马斯·曼为代表的唯美主义也将病痛、死亡和美结合在一起。如《死于威尼斯》(*Der Tod in Venedig*)中的少年(Tadzio)苍白、瘦削、具有同性恋的特质，但他是美的化身，是艺术的缪斯。

② Gottfried Benn: *Sämtliche Werke.* Bde. I-VII./2. Stuttgart 1989 – 2003. Bd. 4., S. 45.

还大都停留在身体层面(没有过多涉及心理和精神层面),二是在这里美文学(诗歌)的形式遇到了丑陋和恶心的内容(病痛),冲突的对立在此水乳交融。表现主义对病痛和死尸的关注一反常态,反常(perverse)引发了倒转(Perversion):本恩笔下,身体站在了聚光灯下,或美或丑,或引发情欲抑或恶心,它都不再躲闪;死亡不是生命的终结,它孕育了新生,它不再是黑色的恐怖或未知的神秘,它是彩色的温馨,它为生命科学提供了知识;医护人员不是全能之神,他们对病痛和死亡束手无策;疾病制造了今非昔比的事件,它革新了旧有的秩序,吹响了革命的号角,生与死之间界线的模糊让疾病成为一种常态,病人在"病"的标签之下失去了个性,成为无差的"病"的载体。

之所以选择本恩的早期作品,一是因为从时间来看,那时的本恩一边在接受医学培训,在诊所实习,一边着手文学(诗歌)创作;二是医学和医患、病痛是其早期作品的主要主题。对医者形象、医疗机构和问诊体验的刻画背后隐藏着对科学和启蒙的批判。对本恩而言,疾病并不是个遭鄙视的标签,而是一个不可避免的中间过程,它一方面是对旧有形式的反抗,另一方面是通往更富表现力、更艺术、更自由的新形式的必经之路。①《停尸房》诗集就是一个围绕疾病展开的具有反抗效力的艺术事件。

① Rudolf Käser: *Arzt, Tod und Text. Grenze der Medizin im Spiegel deutschsprachiger Literatur*. München: Wilhelm Fink Verlag 1998, S. 247.

本章将主要对本恩诗集《停尸房》中的三首诗作进行细读,试回答以下四个问题:

疾病事件产生了哪些前后的反差和对立?

本恩如何将生死、美丑、好恶等对立概念结合在一起?

医生和诗人的双重身份,即医学和文学,如何通过叙述融为一体?

美化病痛对医者本恩有何现实意义?

一、疾病引发的问题

《男人女人穿过癌症病房》

1. 男人说:

2. 这里一排是腐烂的子宫

3. 而这一排是腐烂的乳房。

4. 床挨着床臭气熏天。护士们按小时轮班。

5. 你来,大胆掀开这床单。

6. 你看,这摊稀烂的脂肪和发霉的体液,

7. 这曾是某个男人的大爱

8. 也曾是迷醉和故乡。

9. 你来,看这胸前的疤痕。

10. 你摸到了柔软结节上的玫瑰念珠?

11. 大胆摸。肉很软也不会疼。

12. 这个她流了三十人的血。

13. 没人有这么多血。

14. 这个她被人

15. 从癌变的腹部切出一个孩子。

16. 让她们睡。日日夜夜。——新来的

17. 被告知：在这儿能睡得安康。——只有周日

18. 为了访客才要被稍许叫醒。

19. 还是会消耗点儿东西。背部

20. 擦伤。你看那些苍蝇。有时

21. 护士会帮她们擦洗。像在刷椅凳。

22. 这里每张床周围的空间都在肿胀。

23. 肉身趋向平地。炽热消退。

24. 体液开始渗出。尘土在呼唤。①

———————

① *Mann und Frau gehn durch die Krebsbaracke*
1. Der Mann：
2. Hier diese Reihe sind zerfallene Schöße
3. und diese Reihe ist zerfallene Brust.
4. Bett stinkt bei Bett. Die Schwestern wechseln stündlich.

5. Komm, hebe ruhig diese Decke auf.
6. Sieh, dieser Klumpen Fett und faule Säfte,
7. das war einst irgendeinem Mann groß
8. und hieß auch Rausch und Heimat.（转下页）

1. 医患的对立

题目中的"男人"（Mann）和"女人"（Frau）两词同时也指"丈夫"和"妻子"。标题所营造的成双入对的浪漫氛围在随后的诗歌正文中土崩瓦解。首先是数量上单与多的反差。第一行"男人说："（Der Mann：）总领全诗，读者和仅在标题中出现一次的女人一起，随男人参观癌症病房，听男人讲述癌症（女）病人的故事。其次，男子滔滔不绝的独白对照出女访客的沉默。全诗只有男人的介绍，

（接上页）9. Komm，sieh auf diese Narbe an der Brust.

10. Fühlst du den Rosenkranz von weichen Knoten?

11. Fühl ruhig hin. Das Fleisch ist weich und schmerzt nicht.

12. Hier diese blutet wie aus dreißig Leibern.

13. Kein Mensch hat soviel Blut.

14. Hier dieser schnitt man

15. erst noch ein Kind aus dem verkrebsten Schoß.

16. Man läßt sie schlafen. Tag und Nacht.—Den Neuen

17. sagt man：hier schläft man sich gesund.—Nur sonntags

18. für den Besuch läßt man sie etwas wacher.

19. Nahrung wird wenig noch verzehrt. Die Rücken

20. sind wund. Du siehst die Fliegen. Manchmal

21. wäscht sie die Schwester. Wie man Bänke wäscht.

22. Hier schwillt der Acker schon um jedes Bett.

23. Fleisch ebnet sich zu Land. Glut gibt sich fort，

24. Saft schickt sich an zu rinnen. Erde ruft.

Gottfried Benn：*Morgue und andere Gedichte*. Mit Zeichnungen von Georg Baselitz. Stuttgart：Klett-Cotta 2012，S. 22f. 对应中文版本为笔者自译。

既听不到女访客的声音，也感受不到她的反应。性别和话语权的一边倒还体现在两性的职业区分上。从男人对癌症病房和病人的熟悉度猜测，他的职业应是医生，而这间癌症病房里住的都是女性，她们患有子宫癌和乳腺癌。① 癌症是 20 世纪最恐怖的恶魔。② 癌瘤从内而外地增长，患者是咎由自取，罪有应得。1908 年埃勒曼（Ellermann）和邦（Bang）发现了致癌病毒，可以让母鸡患得血癌。所以当时人们认为致癌的是病毒，癌症患者因此被集中禁闭起来，以免感染他人，癌症成了害人伤己的罪孽。身体的疾病被社会挂上了耻辱柱，成为"上苍降下的一种灾祸""老天抛下的一项惩罚"，是"羞于启齿的一种东西"，是"一纸死亡判决"，③患者在经历生理死亡之前就先被宣判了社会死亡。癌症病房中冷冷清清，毫无生气。癌症袭击了女人们的性器官，匿身于令人蒙羞的隐蔽之处，由点及面慢慢扩散，逐渐吞噬掉整个身体。随着病情的发展，时间好像静止了。在漫长的等待中，患者盼望的不是无望的康复，而是必然的死亡。

在病房里，疾病是集体事件。一排排，一行行（第 2、3 行的"diese Reihe"），病患按照疾病的样子——发病部位和染病器官——被安置在不同的区域。在带领女人参观

① 参见：第 2、3 行"腐烂的子宫"（zerfallene Schöße）和"腐烂的乳房"（zerfallene Brust）。
② 参见：［美］苏珊·桑塔格：《疾病的隐喻》，见前注，19 页。
③ 同上，91 页。

的过程中,男人没什么情感起伏,始终保持高傲冷峻的态度。第 4 行的"倒换"("wechseln")、第 5 行的"抬、举"("hebe … auf")、第 14 行的"切割"("schnitt")、第 16 和 18 行的"允许"("läßt")、第 21 行的"擦洗"("wäscht"):这些形容医护人员的动词(在诗中经过变位后)最多有两个音节,因此看上去短凑简洁,好像流水线上短平快的机械作业,让人不禁联想到手脚利落的医护人员穿梭在病房间的忙碌身影。以上动词的另一特点是元音少、辅音多。缺少元音的润滑,辅音间的生摩硬擦让单词读起来生涩坚硬,好似医者一言九鼎,其诊断如一纸判决,掷地有声,在读者心目中塑造出医者无法撼动的专业权威。与之相对的是女患者们的沉默噤声。她们虽然"腐烂"(第 2、3 行的"zerfallene")、"发臭"(第 4 行的"stinkt")、"发霉"(第 6 行的"faule"),但她们"不疼"(第 11 行的"schmerzt nicht")、不叫,日夜安睡(第 16 行的"Tag und Nacht"和第 17 行的"hier schläft man sich gesund")。男人边看边讲。目视和发声都是权力。自启蒙以来,"眼睛变成了澄明的保障和来源;它有力量揭示事实,……眼睛一旦睁开,首先就揭示事实"。① 医生的目视"维持了看与知之间的平衡",②医生不仅具备对病情和病患的认识,医生的目视同时也是一种规训和监控。以上,主要在男女

①［法］米歇尔·福柯:《临床医学的诞生》,见前注,5 页。
② 同上,60 页。

性别、数量上一对众、医患话语权之间做了相互对比。

2. 生病前后的反差

　　是疾病事件把身体推到了舞台中央。但在 20 世纪之前,身体一直被关押在黑暗的角落。[①] 神学鞭笞身体,科学观察身体,哲学无视身体。只有在疾病来袭时,身体才被放大了,再也无法被忽视。不仅是生疾患病的身体被突显了出来,疾病事件还带来了一系列的变化。

　　诗中第二段的后两行出现了时态上的转变,由上文的直陈式(第 2 行的"sind"、第 3 行的"ist"、第 4 行的"stinkt"和"wechseln")和祈使句(第 5 行的"Komm""hebe"和第 6 行的"Sieh")的现在时回溯到了过去时。现在"这摊稀烂的脂肪和发霉的体液"(第 6 行的"dieser Klumpen Fett und faule Säfte")可"曾是某个男人的大爱"(第 7 行的"war einst irgendeinem Mann groß"),"也曾是迷醉和故乡"(第 8 行的"und hieß auch Rausch und Heimat")。曾经被男人视为珍宝的丰满乳房现在是软硬不均的成块脂肪,充斥着腐臭发霉的体液、长满结节。[②] 曾经唤起情欲的女人身体现在只能带来恶心和厌恶。曾经"迷醉"其中、不得自拔、视女子(身体)为"故乡"的男子

① 在文艺复兴时期的艺术和文学作品中出现了短暂的身体复归。

② 这里依稀可见古希腊"体液说"(Säfte-Lehre)的理论影子,即只有体液循环起来身体才能衔接内外,保持畅通和健康,若体液淤积则生疾患病。参见:Thomas Homscheid: *Zwischen Lesesaal und Lazarett. Der medizynische Diskurs in Gottfried Benns Frühwerk*. Würzburg: Königshausen & Neumann 2005, S. 77.

现在不知去向。身体的腐烂不仅摧毁了（女方）身体本来具有的肉欲吸引力，还让（男方）曾经山盟海誓、忠贞不渝的爱情宣言变为一纸空谈。以上，构成了今非昔比的双与单、美与丑、喜与恶和爱与憎之间的反差。

从形式上看，开放的诗体自由无韵，但不乏律动的节拍。段首（行首）重复是本诗的一大特点。第一段中有三个词（组）重复两次出现，分别是第2、3行中的"这一排"（diese Reihe）、"腐烂的"（zerfallene）和第4行中的"床"（Bett）。这些词相邻紧密，几乎都在同一位置重复出现，除增加音乐美感之外，还起到突出强调的作用。纵观全诗，第一、四、七段均以"这里"打头（第2、12和14行的"Hier"），第二、三段以"你来"（第5、9行的"Komm"）为首，第五、六段的首词"Man"（第16行）和"Nahrung"（第19行）的发音相似——段首重复造成了视觉上的对仗和回旋。

形式上的匠心独运也为所要表述的主题内容做出贡献。"这里"（第2、12和22行的"Hier"）、"你来"（第5、9行的"Komm"）、"你看"（第6行的"Sieh"）、"你摸"（第10和11行的"Fühl"）等词凸显出男人对女人的引领和向导。祈使句的频繁出现让本诗乍看与传统的爱情诗无异，在这一男一女间的相处中，男人讲述、女人倾听；男人引领、女人参观：这世界于男人而言熟悉无奇，对女人而言却陌生未知，因此是由经验丰富且博学多才的男人带天真、无知、好奇的女人去看、听、感。这种教育的过程也不乏为一种爱的引诱（Liebeslocken）：男性借助花言巧语来骗得

女方关注，想方设法让女性爱上自己。第 5、第 9 行中的
"你来"（Komm）让人不禁联想到荷尔德林（Friedrich
Hölderlin, 1770—1843）的未尽之作《乡村漫步》（*Der
Gang aufs Land. An Landauer*）中的开篇呼唤："来啊，朋
友！到旷野中去！"（"Komm! ins Offene, Freund! "）①
荷尔德林笔下的抒情主体将对方指向了美好的自然风光；
而在本恩诗中，这看似是对经典的礼赞重演，实则是戏仿颠
覆，因为男人向女人介绍的不是生机盎然、春色满园的自然
风光，而是躺满病患的"癌症病房"（"die Krebsbaracke"），②
男人多使用祈使句、命令式，步步紧逼，强行要求女方去
观看恶和丑。他带领女人见识的是腐烂、将死和令人作
呕的器官和身体。这里是生死的临界，既有生命的怒吼，

---

① 本恩在早期对荷尔德林的确喜爱有加。参见：Nico Rost：*Meine
Begegnungen mit Gottfried Benn*. In：Gottfried Benn：*Den Traum alleine
tragen. Neue Texte*, *Briefe*, *Dokumente*. München：dtv. 1969, S. 41. 及
Gottfried Benn/Thea Sternheim：*Briefwechsel und Aufzeichnungen*. Hg. v.
Thomas Ehrsam. Göttingen：Wallstein Verlag 2004, S. 8. 但本恩后期修正
了他对荷尔德林的接受。1941 年本恩称自己对荷尔德林不那么欣赏了：
[dass Benn Hölderlin, LDY] "eigentlich seit je (…) nicht so sehr mag,
vermutlich weil er in ein Format projiziert ist von der heutigen Welt, das
ihm gar nicht zukommt". Gottfried Benn：*Briefe an F. W. Oelze*. Bd. 1.
Frankfurt a. M.：Fischer 1979, S. 280. (Brief vom 29./31. Juli 1941)
② "Baracke"指收留众人的简易营房，可用于作战前线和社会救济，是常见
的野战医院和收容帐篷。在此，"Baracke"一词一方面影射了卫生条件
和住宿环境的不堪；另一方面也体现了医患关系的高下等级，因为
"Baracke"将医院、军队和贫民窟的空间设备融合在了一起，两者都充满
了血肉模糊的血腥图腾，还有刀光剑影的残忍场景。病人好似整齐划一
的军人，要统一听从医生长官的发号施令；病患是急需救治的弱者，没有
医护人员的帮助无法自理生存。

也有垂死的哀嚎。这里是病痛的王国,无论医患,都拿它束手无策。"你来"(第 5、9 行的"Komm")、"你看"(第 6、9 和第 20 行的"Sieh"/"sieh"/"siehst")、你去"大胆掀开这床单"(第 5 行的"hebe ruhig diese Decke auf")——叙述者所分享的不是愉悦、舒心的自然或美好,而是恶心、肮脏的人类和丑恶。内容和形式上的不美,外加主题和基调上的无情:本恩利用了读者对传统爱情诗和优美自然诗的审美习惯,效仿的敬礼同时也是颠覆的起义。无论是第一段中所聚焦的女性性爱器官,还是第二段中所回忆起的旧日恋情,抑或第三段中女性对赤裸女性的观看与抚摸,这些满载性爱隐喻的辞藻和描述指向的是爱与欲的反面。癌变的血块肿瘤是"玫瑰念珠"(第 10 行的"Rosenkranz");增生的疾病精致可人,让人忍不住想用手去触碰;腐烂的肉如一摊烂泥,但它软嫩至极(第 11 行的"weich");垂死之人拖着沉重病身,可她一点儿不疼(第 11 行的"schmerzt nicht")——病痛和死亡经过诗意辞藻的粉饰后变得不再可怖,反倒温婉可人。"玫瑰念珠"在此具有宗教隐喻:玫瑰花环是祷告念珠,随着念珠的转动,祷告人不停重复着祈求安康的祷告词。"Kranz"除有"花环"的意思外,还表示象征死亡的"花圈"。医院现已不是疗养院(Heilanstalt),而是一所停尸房,一间尸体的寄存保管处。

3. 病患的去个性化

除讲述的男人和倾听的女人之外,本诗的参与者还有集体无名的医护和病患。医者无形，但无处不在。第14、16 行和第 17 行中的不定代词"man"（"某人、人们"）代指无名医护，他们掌握着权力和资本，是主动的执刀者（第 14 行的"Hier dieser schnitt man"），是行为的发起者，是动作的主语；他们享有话语权，告诉"新来的"（第 16 行的"Den Neuen"）（女）患者们这病房里的规矩制度；他们操控着病患的生命状态，"让"（第 16、18 行的"läßt"）她们一会儿"睡"（第 16 行的"schlafen"），一会儿"醒"（第 18 行的"etwas wacher"）。周日为了访客（第 18 行的"für den Besuch"），病患们要精神些。病人如马戏团的猴子，其存在意义锐减为取悦他人，只为他人而活。

医者无名，患者无姓。去个体的匿名化是医患唯一共享的特征。第 17 行中的第二个"man"代指患者。她们不仅无声（第 11 行中的"不会疼"/"schmerzt nicht"）、无形〔被分解成一个个组织器官，如第 2 行的"子宫"（Schöße）和第 3 行的"乳房"（Brust）〕，还和非人的"苍蝇"（第 20 行的"die Fliegen"）共生在一起，被物化成无生命的"椅凳"（第 21 行的"Bänke"）。第 21 行中第五次出现的不定代词"man"并非特指前文出现的"护士"（"die Schwester"），只是为了体现护士在照顾女患者时的态度生硬，"像在刷椅凳"（"wie man Bänke wäscht"）般擦拭着同类人的身体，导致"背部擦伤"（第 19 至 20 行的"Die Rücken sind wund"），招来了"苍蝇"（第 20 行的"die Fliegen"）。苍蝇的到来说明病患身体腐烂程度的严重。蝇虫的加入不仅增强了画面感,更增添了除视觉以外的另一种感官——嗅觉,使得腐烂的图景更加栩栩如生。

    19世纪晚期的实验心理学主张将病患物化成研究对象。"病"原本是病人的一部分特征,现在被扩大成了他的全部。病人被简化成了病案。医生把病人当作一个集体,他们都患病,都不健康,都急需治疗复健;病人虽是一个个的人,但在医生眼里,他们失去了个性,被异化成了无差的匿名客体。作为医者的本恩也曾自诩陷入过这种困境。他将自己的状态描述为"去个性化或感知世界的异化"①。是什么导致了病患集体匿名呢? 首先,如果健康的标准太过单一,只有一种正常的情况,那么其他任何或大或小的偏离都会被视为无差的疾患。疾病的多样性和病患的个性在"病"和"病人"的统称下遭到了忽视。其次,每次患病对病人来说都很可能是一次独特的全新经历,但看病对医生而言则多是类似事件的无聊重复。伴随着医生经验的逐渐丰富和审美疲劳的加深,即使是再独特的病人和疾病都会失去好奇的关注目光。再次,医患在数量上的寡不敌众也会加剧这一问题。患者多,医生少,有限的就诊精力无法满足庞大的个案基数。最后,患者可能找不到合适的言词来描述他那突如其来的病痛,只能借助先前生活经历,即其他病患的感受描述来形

---

① Gottfried Benn: *Gesammelte Werke in vier Bänden*. Bd. IV. Hg. v. D. Wellershoff. Stuttgart: Klett-Cotta 1987, S. 9.

容自己的处境。因此,语言的使用——用已有的、他人的话来解释全新的、自己的状况的做法——也在很大程度上减弱了个性,增加了共性。

4. 生死的互通

癌症病房中的女患者们是不发声的存在。疾病战胜了语言。语言的失效同时意味着理性和社会规则的失效:

> 当理性的个体相信自己具备解释自己的能力时,实际上他彰显了集体规则的胜利。疾病的意识不能按集体权力机构所要求的那样去使用语言,而只能陷入身体的个体感觉、非语言和前语言中,即使用最冷静的隐喻组合而成的游戏也不能帮助疾病意识来表达观点。……是社会——借助语言——掌管了对意识的控制,并强迫身体服从于社会的法则。[1]

在癌症病房中,(女)患者们找不到合适的语言来描述这种感官上的刺激。语言背后是社会和集体的准则,当事人想借助语言表达的是自身的感受,而身体感受是个体非普遍的,是例外非正常的。因此,语言表达的失败体现了社会规则对个体身体的控制失败,见证了普遍的正常标准在面对独特个案时的相形见绌。腐烂的肉和流淌的脓也没能

---

[1] Jean Starobinski: *Kleine Geschichte des Körpergefühls*. Konstanz: Universitätsverlag 1987, S. 19f.

让读者听到任何痛苦的哀鸣。这是(女患者们)绝望的沉默,还是(男医生兼)叙述者冰冷的忽视?"不叫不疼"的另外一种可能性在于麻醉剂的使用。"麻醉"(Anästhesie)源自希腊语"anaisthesía"(Unempfindlichkeit),表"无感"。[①]麻醉剂的注入制造了意识的零点和认知的空白,使得当事人陷入类睡眠的状态,暂时感觉不到任何痛感。麻醉剂的发明[②]标志了现代外科学的开端。被麻醉后,当事人处于一种非生非死的临界状态。生,是因为呼吸和心跳的正常进行;死,是因为意识的缺席和感知的作废。一针下去,身体成了尸体,任凭刀剪钳的操作,没有任何抗拒的反应。可卡因于 1884 年被用于手术麻醉,它既是减轻疼痛的药物,也是令人醉生梦死、吸食成瘾的毒品。本恩1917 年的诗集《精神病医生》(*Der Psychiater*)中就有一首名为"可卡因"(Cocain)的诗。[③] 本恩将麻醉后的状态

① Dominik Groß/Jan Steinmetzer: *Anästhesie*. In: *Literatur und Medizin.* *Ein Lexikon.* A.a.O., S. 51 – 55. Hier S. 51.

② 1844 年韦尔斯(Horace Wells)发明笑气,1846 年威廉·马顿(William Morton)发明乙醚,1847 年辛普森(James Young Simpson)发明氯仿。

③ „Den Ich-zerfall, den süßen, tiefersehnten,
Den gibst Du mir: schon ist die Kehle rauh,
Schon ist der fremde Klang an unerwähnten
Gebilden meines Ichs am Unterbau.
Nicht mehr am Schwerte, das der Mutter Scheide
Entsprang, um da und dort ein Werk zu tun
Und stählern schlägt—: gesunken in die Heide,
Wo Hügel kaum enthüllter Formen ruhn! "
Ein laues Glatt, ein kleines Etwas, Eben-
Und nun entsteigt für Hauche eines Wehns(转下页)

形容成"我"感觉不到"我"的"自我的崩塌"（Ich-zerfall），
但它同时还是"甜蜜的"（süß）、是患者"梦寐以求的"
（tiefersehnt）一种解脱。

如果说麻醉状态是处于生死之间的临界，那么在全诗
中间的第四段中，生与死的对立合为一体。医者"从癌变的
（女人）腹部切出一个孩子"（第 14 至 15 行的"schnitt …
ein Kind aus dem verkrebsten Schoß"）。女人的身体不
仅滋生了病变，还养育了生命。将死之人和新生幼婴合
二为一。如果说第三、四段讲的是死亡如生命般美好，那
么第五段展现的是生命如死亡般静谧、安详。躺在病榻
上的患者不受打扰（第 16 行的"Man läßt sie schlafen"），
日夜安睡（第 16 行的"Tag und Nacht"和第 17 行的"hier
schläft man sich gesund"）。

带走生命的"血"（第 13 行的"Blut"）迎来了新的生命
（第 15 行的"ein Kind"/"幼婴"和第 20 行的"die Fliegen"/
"苍蝇"）。流动的血液疏通了生死。"每张床"（第 22 行
的"jedes Bett"）上的人都游走在生死之间，她们周遭的
"空间"（"Acker"）不停"肿胀"（"schwillt"），吞并了生死
的两极分化。生和死的融合是本诗主题上的轮回。内容

（接上页）Das Ur, geballt, Nicht-seine beben
Hirnschauer mürbesten Vorübergehns.
Zersprengtes Ich—o aufgetrunkene Schwäre—
Verwehte Fieber—süß zerborstene Wehr—:
Verströme, o verströme Du—gebäre
Blutbäuchig das Entformte her."

上的轮回还体现在数字"三"的使用上。女患者流了"三十人"(dreißig, XII)的血。这个用来表示数量之多的数字并非随意而取、空穴来风。全诗七段中的四段由三行诗(Terzine)组成,只有第一、二、四段是四行诗。[①] 三行诗是诗歌中的经典体裁。"三"既是人类出生、生活(或安或恙)和死亡的三种状态,也是宗教中描述人神关系的三个阶段(天堂、尘世和地狱)。更重要的是,"三"是"一"和"二"的叠加,代表着正反的合集。本恩的诗歌囊括了对立的两级,既有生之绚烂、死之糜烂,也有天堂的美好和地狱的阴暗;更集中展现了介于对立两级之间的、沟通两者、融汇两者的中间地带——它们是病、是痛、是尘世人间。

如果把本诗题目中的"男人"和"女人"理解为是对人类先祖亚当和夏娃的指涉,那么全诗最后一句的主语"尘土"(第 24 行的"Erde")让我们的耳畔回响起了上帝对亚当的告诫:"你必汗流满面才得糊口,直到你归了土,因为你是从土而出的。你本是尘土,仍要归于尘土。"(《创世记》3:19)正如本恩《停尸房》诗集中的第三首诗(又是"三"!)《循环》(Kreislauf)的最后一行所言:"只有尘土才应回归尘土。"("nur Erde solle zur Erde werden")从无到有,从有到无,这是生命的周期轮回;从生到死,向死而

---

① 如把第一行"Der Mann:"/"男人说:"当作总领全诗的画外音,那么第二至四行也组成了三行诗。

生,这是自然万物的循环往复。

二、解剖医师的权力

　　17 和 18 世纪的临床医生只远观,借助表面的直接现象,无须触摸或听诊,完全靠看外部来猜内部。18 世纪末的医生伸出了手,竖起了耳,借助触摸和听诊近距离接触病人,甚至深入到身体内部。[①] 临床经验停留在身体表面的肤浅目光深入到了身体内部"可触摸的空间"(136)。医学的目视不仅加深了空间的维度,更增添了时间的坐标。1754 年,维也纳的临床诊所出现了一间尸体解剖间(139)。尸体既是身体的空间,也布满死亡的时间。病理解剖学成为新的医学精神。通过尸体解剖,死亡的黑暗之光照亮了生命和疾病的晦暗模糊,一人的死亡对众人的生命提供了宝贵的知识。尸体解剖体现了生死的吊诡:生命掩盖疾病,死亡暴露疾病真理;生命是晦暗、幽深的,死亡是明澈、表面的。将死亡纳入医学思想,从而诞生了关于个人的科学知识。死亡成为积累医学经验的重要前提。18 世纪的医学思想中,死亡是绝对事件,它既是生命的终结,也是疾病的终结。尸体解剖让死亡变得几乎没有厚度。死亡是复合式的,在时间上是分散

[①] 参见:[法]米歇尔·福柯:《临床医学的诞生》,见前注,153 页。本段中三处括号内的页码均指本书。

的。在个体生命死亡之后,许多细小局部的死亡仍在继续进行。尸体解剖让死亡不再是过去式,而是变成了现在进行时。医学目视从死亡里索取对生命和疾病的说明,从死亡的静止中探索记录生命和疾病的时间和运动。医学摆脱了对死亡的恐惧,赋予了死亡价值。死亡为疾病提供"隐蔽而坚实的场所",通过尸体解剖,"疾病具有了生命"(166)。

生、死和疾病三者紧密相连。疾病攀附在生命身上,从生命中汲取营养,疾病是生命的派生物;疾病导致生命体的改变,被视为一种紊乱。疾病既构建了生命(疾病也是一种生命特征,属于生命组成),也在摧毁生命(疾病中渗透着死亡)。疾病摇摆在生死之间,在生命—疾病—死亡的时序关系中,疾病连接生死。在生命、疾病和死亡组成的三角形中,死亡是至高点,从死亡的高度可以观看、分析生命和疾病的发展史,死亡的空间(尸体)揭示生命和疾病的时间(发展变化,终点)。疾病在死亡里找到原因和真理,生命在死亡里找到目的地。

现代医学所关注的不仅是疾病,它还掌控了生死。伴随着停尸房这一医疗机构分支的产生,医学的目视投向了死亡。死尸为生命提供了知识的养料。疾病衔接了生死,生死的轮回也正常化了疾病。下面将以本恩的另外两首诗为例,谈本恩的生死轮回观。

1. 法医——是天使？或恶魔？

《小紫菀花》

1. 一位溺水的啤酒货车司机被扛到桌上。

2. 不知谁将一朵深浅紫的紫菀花

3. 塞在他齿间。

4. 当我从胸口

5. 在皮下

6. 用一把长刀

7. 剜出舌头和上颚，

8. 一定是我撞到了她，因为她滑

9. 进旁边的大脑。

10. 我把她装进他腹腔

11. 裹在木绒里，

12. 在人们缝合时。

13. 在你花瓶中畅饮吧！

14. 安息吧，

15. 小紫菀花！①

———————————

① *Kleine Aster*

1. Ein ersoffener Bierfahrer wurde auf den Tisch gestemmt.

2. Irgendeiner hatte ihm eine dunkelhellila Aster

3. zwischen die Zähne geklemmt.

4. Als ich von der Brust aus（转下页）

紫菀花盛开在岁末将至的秋季，抗寒抗冷，加之其颜色清新雅致，因此也被誉为"坟墓之花"，与人相伴，盛开在人类长眠之处。花与人、生与死的对立和共生是本诗的主题。

诗歌开篇就出现了这两位主角，分别是题目中的"小紫菀花"(Kleine Aster)和第 1 行开篇出现的"一位溺水的啤酒货车司机"(Ein ersoffener Bierfahrer)。花与人的反差在本诗的用词上得到了鲜明体现。题目中出现的形容词"小"满含爱意与怜惜，和彪悍的啤酒货车司机形成对比。"Bierfahrer"(啤酒货车司机)一词引发歧义：啤酒和货车司机的结合既让人联想到啤酒搬运工、货车司机等下层劳动人民形象并引发恻隐之心，同时这一合成词也带来酒后醉驾的联想。在描述溺水死亡的状态时，本恩没有选用常见的"ertrunken"(不及物动词"ertrinken"的过去分词，表"溺水而亡")，而用了"ersoffen"。"ersoffen"的词根"soffen"源自动词"saufen"(酗酒)的过去分词，表"喝醉"。

（接上页）5. unter der Haut

6. mit einem langen Messer

7. Zunge und Gaumen herausschnitt,

8. muss ich sie angestoßen haben, denn sie glitt

9. in das nebenliegende Gehirn.

10. Ich packte sie ihm in die Bauchhöhle

11. zwischen die Holzwolle,

12. als man zunähte.

13. Trinke dich satt in deiner Vase!

14. Ruhe sanft,

15. kleine Aster!

Gottfried Benn: *Morgue und andere Gedichte*. A.a.O., S. 5. 对应中文版本为笔者自译。

因此"ersoffen"亦可理解为是"besoffen"（喝醉）之后的状态延续（不可分前缀"er-"表示已完成的状态），溺水而亡也有可能是迷失在酒精的海洋里不得上岸。司机因酗酒出了事故溺水而亡——这里隐藏着一个有趣的文字游戏："Ein besoffener Bierfahrer ist ersoffen."即酗酒的啤酒货车司机（因酒驾）落水而亡——面对这种拿自己生命开玩笑的咎由自取的行为，读者对死者不幸罹难的同情之心消失殆尽，取而代之的是对其酒驾的厌恶和声讨。

通常人们会把溺水者捞出后放置于平地，但这里的动词既不是中性的"legen"（平放），也不是充满感情色彩的"betten"（小心地安置、像平放在软床上一样），而是"stemmen"，表示用力一抬，随意一撂。这一来体现了死尸的僵硬和沉重，二来描绘了抬尸者的莽撞无情和简单粗暴。

对待花与人的迥异态度在诗歌的韵律上亦可见一斑。全诗无统一韵，仅押两个尾韵，分别是第 1 行的"gestemmt"（硬抬）和第 3 行的"geklemmt"（猛塞），还有第 7 行的"herausschnitt"（剜出）和第 8 行的"glitt"（滑入）。两组动词中的前一个均指对人的动作，后一个指花，对人的简单粗暴对比出对花的怜惜爱护。诗中这朵可人小花的颜色甚是有趣。如果说白色紫菀花代表了对死者的哀悼和敬意，那么代表生机和活力的亮色紫罗兰则表达了对重生的期待和欣喜。但本恩的新造词"dunkelhelllila"（深浅紫）混合了互不相容的深浅明暗：浅色是生命伊始的曙光,深色是生命在尾声的沉淀。一般都是在死者胸前安置一朵小花以表缅怀,但诗中的花被"塞"在死者牙缝间。这一来暗示死者龇牙咧嘴死相难看,二来也表现出放花者的顽劣及其对死者和花的不敬。对人和花的亵渎其实无异于对神的亵渎,因为人和自然均是上帝最好的创造。单从题目上看,读者很可能误以为这是一首美丽的咏物诗,但在本恩笔下的,美与丑、生与死的二元对立是相伴共生的。生机盎然的花盛开在冰冷的死尸中。死尸中的盛开的小花诉说了互不相容的对立体的相遇与合集。

两个主人公一花一人,一小一壮,一生一亡,一美一丑,一阳一阴。① 但相同的是两者的匿名性:题目("小紫菀花"而非"一朵小紫菀花",Kleine Aster 之前零冠词)冠词的缺失和死者的无名无姓都代表了个性和特指的缺席。纵观全诗,无论是作为医者的抒情主体,还是第 2 行的"irgendeiner"(随便某个人,不知是谁),或是第 12 行的不定代词"man"(某人,人们),都是匿名的。同上一首诗《男人女人穿过癌症病房》中"man"的多次出现一样,本恩诗中个体的匿名性所体现的是世纪之交德国新增的社会问题。从 1890 年的五千万到 1910 年的六千五百万,德国人口数在二十年间激增了一千五百万。人口的剧增导

---

① 德语中的"啤酒司机"是阳性的"他"(m. Bierfahrer),"花"是阴性的"她"(f. Aster,f. Blume)。

致人们对逝去者漠不关心。人死如落花般静谧、无情，不会引发起任何轰动。

　　有趣的是，抒情主体"我"的写作过程和其医学实践的过程是相辅相成的。情感在语言的器皿中溶解释放，真相在死亡的空间里浮出水面。本诗中的另一组对立的合题应属抒情主体"我"所扮演的角色。当精密而小巧的手术刀变身为长长的杀戮屠刀，从胸口一刀切下，毫无顾忌，漫无目的，剜去舌头和上颚。"我"残忍地割开溺水者的尸体，却为不小心触碰到一朵娇花而良心不安，最后为花献上一首安魂曲。那么，法医"我"是拯救小花的白衣天使，还是剖戮死尸的可怖恶魔？手术/剖尸是在救死扶伤还是行凶作恶？整个剖尸的过程持续了九行诗（从第 4 到 12 行），被描述得冷峻无情。全过程从外部视角切入，没有给死者留下任何发言权限或抒情空间。抑扬格的强弱节拍如锋刀下韧，一深一浅地进出于肉体内外。刽子手挥舞大刀，舌头、上颚这两个言语的器官被剜去，死者/患者无言；大脑①是思维的场所，不适合美丽的花朵；肚子是能量转化的中转站，在这里人类吸收世界，转为己用。

----

① 提到"大脑"，我们不禁想到本恩的同名小说（Novelle）《大脑》（*Gehirn*）。小说讲述了一位前程似锦的年轻医生的职业失败和内心痛苦。伦内（Werf Rönne）本应顺理成章地成为肺病诊所所长的接班人，却突然出现问题，无法胜任这一殊荣，甚至无法和病患进行日常交流，最后只能从事一些简单的技术操作。另外值得一提的是，"大脑"这一器官兼具有限的物质性和无限的精神性，它不仅是由有限的血肉神经所组成的可见物质，同时也是无限思想的发源地。大脑在被医学解剖的过程中是纯物质的，其精神性遭到了忽略。

但死人无用,不如化身为装花的容器,让那吸干了溺水者体内水分的木棉滋养娇花的盛开。

水夺去了司机的生命,却滋养了小花的枝蔓。水既是吞噬生命的洪水猛兽,也是养育生命的大海母亲。水的流动性一方面建筑了遥遥相望的两岸,另一方面又让两者间的互动成为可能。代表自然的小花在死人体内吮吸人类的养分,这和死人在自然土壤中安息长眠的情景恰好相反。人的逐渐隐退和边缘化伴随着花的出现和中心化。面对这一死一生、一丑一美、一阴一阳的人与花,医生对两者的态度迥然不同:同样是"放置",支配死者的动词是生硬的"stemmen"(抬、撂),支配小花的动词是小心翼翼、如获珍宝的"packen"(包、裹)。死尸的僵硬凸显出小花的软嫩娇嗔(第 14 行的"sanft")。"我"与花的故事是意外地发现,无意地碰触,温柔地挪动,悉心地包裹和诚挚地祝福;而对人而言,下刀无情,人如一块生肉般被冷酷地胡乱切割。同类辞世,医者不悲,倒是一朵无人问津的小花因死人身体无法为其源源不断地提供养料也将不久逝去的未来命运引起了抒情主体的扼腕叹息。殉难的车夫在第一段中没有名字姓氏,在第二段中先是被简化成了代词"他"(第 10 行中的"ihm"),而后直接被略去不提(第 12 行中"als man zunähte"中的宾语"他"/"ihn"被省去)。最后,人被物化成器皿,其存在价值被降低到使用意义。

随着溺水男子的逐渐边缘化直至全身而退,紫菀小花逐渐中心化。全诗的最后两句(最后 3 行)是"我"对小花的直抒胸臆。偶遇的小花从可人的"她"("sie",第 8 和第 10 行)变成亲近的"你"(第 13 行中的宾语"你"/"dich"和物主代词"你的"/"dein")。医生没跟死者话别,而是祝愿小花能生得灿烂,逝得安详。随着句式和时态的转变,残忍而惊悚的陈述句、过去时转为了期许和祝福的祈使句和现在时。平淡无奇、波澜无惊的句号也变为感情充沛、发自肺腑的惊叹号。

从主人公溺水男子或抒情主体,即操刀法医的视角出发,本诗从外部视角描述了一具成年男性的尸体,像是一篇剖尸报告,分别涉及了手术的准备、操作和完结;而若站在题目"主人公"(Titelheld)小紫菀花的角度,本诗更像一篇有爱的微型散文,分别描述了(在齿间)发现花、(无意中)触碰花(从嘴里滑到体内)和(有意地)移动花(缝合入腹腔)的三个阶段。花与人虽看似相悖对立,分别代表着生与死、美与丑、娇小与粗鄙、成长与逝去,但实则共生一体。两者最终难逃相同的命运:生命在水中得以孕育,后在不同的空间中游荡,最终又在水中逝去。从诗歌形式上看,这首短诗共 15 行,分为两段(1 至 3 行,4 至 15 行),但从内容上讲,全诗共四句话,可分为三个意义段(1 至 3 行,4 至 9 行,10 至 15 行)。视觉上的二段相隔构成形式上的两相对立,但数字 3 却隐含并映射出了内容上的正反合题。全诗以"小紫菀花"结尾,和标题首尾呼应,完成了总分总和正反合的轮回之旅。

2. 死尸中的韶华——情欲与恶心

《美丽青春》

1. 姑娘在苇丛中躺了许久，

2. 她的嘴看上去满是咬痕。

3. 胸膛被撬开，食管百孔千疮。

4. 终在胸膈膜的凉亭下

5. 发现一窝幼鼠。

6. 一只小母鼠躺那儿死了。

7. 其余的靠肝肾活着，

8. 饮着冰冷的血

9. 在这儿纵享美丽青春。

10. 而它们的死也来得既好又快：

11. 人们把它们一齐扔进水里。

12. 哈，听这群小东西的尖叫！①

---

① *Schöne Jugend*

1. Der Mund eines Mädchens, das lange im Schilf gelegen hatte

2. sah so angeknabbert aus.

3. Als man die Brust aufbrach, war die Speiseröhre so löchrig.

4. Schließlich in einer Laube unter dem Zwerchfell

5. fand man ein Nest von jungen Ratten.

6. Ein kleines Schwesterchen lag tot.

7. Die andern lebten von Leber und Niere,

8. tranken das kalte Blut und hatten

9. hier eine schöne Jugend verlebt.

10. Und schön und schnell kam auch ihr Tod:

11. Man warf sie allesamt ins Wasser. (转下页)

　　和开篇的《小紫菀花》对比，两首诗的事发地都在停尸房或曰解剖室。[①] 从内容上看，两首诗都主要描述了尸体解剖的过程，且死者均死于溺水，前者是彪悍的啤酒货运司机，后者是位妙龄少女（第 1 行的"Mädchen"）。《停尸房》的开篇两诗均涉及了水尸母题，但《美丽青春》细化到了奥菲丽亚（Ophelia）母题。世纪之交的文学作品再现了莎翁笔下《哈姆雷特》（*Hamlet*）中的奥菲丽亚这一经典的水尸形象。如海姆（Georg Heym，1887—1912）的《水中死女》（*Die Tote im Wasser*，1910）、《奥菲丽亚》（*Ophelia*，1912），特拉克尔（Georg Trakl，1887—1914）的《风，白色声音》（*Wind，weiße Stimme...*，1912），布莱希特（Bertolt Brecht，1898—1956）的《溺水姑娘》（*Vom ertrunkenen Mädchen*，1919）等表现主义作品都用诗歌的美丽语言勾勒出死亡、尸体、腐烂、挣扎和恐惧等暗色图景。美丽的女性既是爱欲的追随者，也是暴力的牺牲品。两首诗的主角都不单是不幸的死者，还有生长在他们体内的生物。从形式上看，两首诗的开头几行均在描写尸体，而诗的主要篇幅都用在刻画死尸体内的活物。不同于《小紫菀花》，本诗的真正主角是一窝活蹦乱跳的小老鼠。文明而高

（接上页）12. Ach, wie die kleinen Schnauzen quietschten!
Gottfried Benn: *Morgue und andere Gedichte*. A.a.O., S. 6. 对应中文版本为笔者自译。

① 其实《男人女人穿过癌症病房》虽发生在癌症病房，但由于女患者身体腐烂严重，虽生犹死，躺在病榻上的与其说是活人，不如说是死尸。

等的人类孕育出了自然而低等的动植物。这不仅是反达尔文的进化论的反科学,同时也是有违基督教所信奉的上帝创世的渎神行为,因为如果人类既然是上帝最杰出的创造,那么把人塑造得丑陋不堪则是对上帝的亵渎。

对比两首诗的主题,本诗中也不乏多组冲突的对立。在第一句中,姑娘本用来咬食他物的"嘴"(第1行的"Mund")看上去像是被谁咬了一口(第2行的"angeknabbert")。嘴被嘴咬,这让人联想到克莱斯特(Heinrich von Kleist,1777—1811)《彭提西莉亚》(Penthesilea,1808)中"亲吻"和"撕咬"间的混淆。少女的白齿红唇被水浸泡多时,肿胀不堪,又在芦苇丛中(第1行的"lange im Schilf")经历酷日暴晒(夏日芦苇丛高耸,姑娘的尸体才久未被发现)和苇秆割划,软嫩欲滴的红唇变得苍白、暗沉、干涸、满是口子。第二句中,少女的酥胸(第3行的"Brust")被锋刀一下划开(动词"auf/brechen"表示"用力打开",体现出法医执刀的快、准、狠),露出了百孔千疮的截截食管(第3行的"die Speiseröhre so löchrig")。原本可以引发色情联想的少女身体(唇和胸)现在令人恶心不堪。情色和暴力、情欲和恶心的对立和结合还体现在以死尸为食上。解剖员一步步打开尸体,整个的身体被分解成一个个单独的器官组织。已死之人交出了身体的管辖权,先是被一群老鼠侵占了内部空间,从内部腐烂,又从外被锋利的手术刀划开,不再完整的身体再次被切割破坏。从"胸"(第3行的"Brust")到"食管"("Speiseröhre"),到"胸膈膜"

（第 4 行的"Zwerchfell"），到"肝肾"（第 7 行的"Leber und Niere"），目视一层层看向内，秘密一层层被揭开：死尸的肚子里孕育了"一窝幼鼠"（第 5 行的"ein Nest von jungen Ratten"），这群小生命正在起劲儿地啃食着恶臭的腐尸。

一方面，少女的美好身体滋生了欲望；另一方面，引发恶心和厌恶感的死尸让人脊背发凉，不寒而栗。盛夏的"凉亭"（第 4 行的"Laube"）是生命的避暑胜地；死尸的"冷血"（第 8 行的"das kalte Blut"）滋养了"美丽青春年华"（第 9 行的"eine schöne Jugend"）的"热血"；一具尸体死挺在那儿（第 6 行的"lag tot"）许久，里面有一群小生命活蹦乱跳，生机盎然地纵享韶华（第 9 行的"verlebt"）：以上若干不仅奏响了冷与热之间的冰与火之歌，更是生与死的对峙和相倚。诗中的"苇丛""凉亭"和"窝"这三处地点所自带的意象都不禁让人联想到自然的风光，美丽的田园，惬意的休憩和温暖的呵护。但在本恩笔下，美与丑、爱与憎、洁与脏是紧密相连的："苇丛"不是少年恋情懵懂的始发地，而是污水浸泡少女、老鼠啃食尸体的事发现场；透心的"凉亭"不是人们避暑乘凉的休憩港，而是搭建在阴冷的腐尸中；"窝"里嗷嗷待哺的不是可爱的依人小鸟，而是腐臭洞槽里抱团繁衍的一群老鼠。阴森的坟墓同时也是温暖的襁褓。

德语中的"老鼠"分为两种：讨人爱的"家鼠"（Maus）和讨人嫌的"野鼠"（Ratte）。"Mäuschen"（小老鼠）同时也是常用来称呼可爱小孩儿的"小宝贝儿"。本诗中的"鼠"用的是"Ratte"（第 5 行）一词，但带有硕大、丑陋、肮脏等意象的野鼠因和人类的共生关系被无害化了。"一只小母鼠躺那儿死了"（第 6 行的"Ein kleines Schwesterchen lag tot"），这让人不禁联想到同样"躺"（第 1 行的"gelegen hatte"①）着的死去的少女。"其余的"（第 7 行的"die andern"）小鼠们似少女腹中的胚胎，印着传承种族的"血"（第 8 行的"Blut"）。诗中人和兽、她与它之间的关系是如此紧密，以至双方已然交换并共享了对方的特质：过街喊打的野鼠变得如少女般可爱有趣，妙龄女孩儿却像臭老鼠一般让人掩口捂鼻、避之不及。以鼠喻人是表现主义时期的常见文学手法。德国剧作家，1912 年的诺贝尔文学奖得主豪普特曼（Gerhart Hauptmann，1862—1946）的五幕悲喜剧《群鼠》（*Die Ratten*，1911）的题目一语双关，不仅反映了当时柏林下层人民所租住的破旧筒子楼的肮脏和破旧（群鼠没日没夜在阁楼上乱窜、偷啃食物、传染疫病），"大老鼠"的脏、恶、丑、臭，以及环境的脏、乱、差同时也是对狡猾、肮脏的民众和每况愈下的社会风气的隐喻批判。豪普特曼笔下的老鼠是贬义的，它们抢夺人类食材，给人带来疫病，它们是脏、乱、差的代言，预示着堕落、黑暗和死亡。与之对比，本恩笔下的小鼠却生机盎然，它们有着旺盛的生命力，纵享着美丽的青春。

---

① lag 和 gelegen hatte 分别是动词"liegen"的一般过去时和过去完成时形式。

与《小紫菀花》中的抒情主体一样，本诗叙述者同样不关心死者的落水原因，也不为其逝去而扼腕叹息。解剖法医对死者麻木、冷峻，倒是对生机勃勃的小花和小鼠充满兴趣，关怀备至。姑娘无名无姓，没有任何背景介绍，还被放置在与野鼠无差的地位。人物先后经历了匿名化①和边缘化，最后被物化成装花的容器和养鼠的窝槽，其存在意义锐减为简单的使用价值。有学者认为，②少女腹中的小鼠是对早孕的影射，少女因意外怀孕而投水自尽。无知少女的纯洁外表下埋藏着内在的污点和交媾的秘密。这条文本外的主观猜想体现了（道德）美丑和（灵魂）洁污的对立与合体。

人鼠合一，两者同呼吸共命运的同时也先后走向了无差的死亡结局。全诗一共出现两次"小"。分别是第6行中"小姊妹"的"小"（形容词"klein"和名词后缀"-chen"均表"小"之意）和最后一行中用来形容小鼠的"小"（第二次出现形容词"klein"）。"小"不仅是对小孩和小鼠充满爱意的昵称，更体现了面对死亡的所有垂危生命的微不足道。第9行末的动词"verleben"一来指度过时光、经历

①　人物的匿名化还体现在不定代词"man"的重复使用上。不定代词"man"在全诗共出现三次（分别在第3、5和第11行），匿名的医者先后用力划开胸腔（第3行的"die Brust aufbrach"），意外发现一窝幼鼠（第5行的"fand ... ein Nest von jungen Ratten"），最后把它们扔进水里（第11行的"warf sie allesamt ins Wasser"）。

②　Sibylle Wirsing：*Die Autorität*. In：*Frankfurter Anthologie*. Hg. v. Reich-Ranicki. Bd. 4. Frankfurt a. M.：Insel 1979，S. 245.

年岁,二来指耗尽精力。不可分前缀"ver-"有"误""错"的反义,词干"leben"(生命)的反义即死亡。另外,"verlebt"本是承接上句,是构成框型结构的动词的过去分词,但仅从形式上讲它也是形容词,表萎靡不振的欠佳状态。"verleben"衔接了生死和兴衰。第9行诗带来的打击是三重的。其一,直到这里读者才发觉标题中的"美丽青春"指的并非少女,而是这窝老鼠,读者的期待视野和审美习惯被击得粉碎,震惊之余还有荒谬和好奇;其二,小鼠的生存状态由此转弯,从生龙活虎到垂死挣扎,生死一线牵;其三,叙述者的情感态度也发生了改变,从对生还者的喜悦到对将死者的幸灾乐祸,把死神的降临形容成"美好而迅速"(第10行的"schön und schnell")的惊喜瞬间。

　　与《小紫菀花》无异,诗中所有活物都将死去。在两首诗的最后一句,上段中仍怒放的小花和乱蹦的小鼠的命运发生逆转。不同的是,小花的死是隐蔽的,随着货车司机肚皮的缝合,她将在死尸体内因缺乏氧气、阳光、养料等而逐渐枯萎;但小鼠的死发生在叙述者和读者的眼前,它们被扔进水里(第11行的"Man warf sie allesamt ins Wasser"),活活淹死。在这里,死亡成了解脱,死者可以日夜安睡,不叫也不疼;而生命是如腹中小花般闷死的束缚,或如水中小鼠般垂死的挣扎。

　　面对生命的行将就木,叙述者的态度是复杂的。最后一行句首的语气词"ach"(第12行),既是一声"唉"的扼腕叹息，也是一声"啊"的兴奋呼喊。垂死的挣扎是求生者最后的激情，同时也引发旁观者的同情。德语中的"激情"（Leidenschaft）和"同情"（Mitleid）二词中均含有"痛苦"（Leid）一词。悲伤和惊喜，叹息和惊呼的两相对立在此合二为一。

最后一行的主语"Schnauzen"（第 12 行）本是尖嘴猴腮的"兽嘴"之意，在此运用了以部分代整体的借代修辞代指老鼠。对比开篇的人嘴"Mund"（第 1 行）：一头一尾，姑娘的嘴被咬，被剥夺了话语权，一动不动躺在那儿缄默；而活蹦乱跳的小鼠叫声响亮，这是静与动，安与闹之间的冲突。全诗最后的"quietschen"（第 12 行）一词表示"尖叫"，多指孩童或小动物的欣喜雀跃，这里却用来形容生命的垂死挣扎。生之乐被用来表达对死亡的恐惧，欣喜和雀跃不再来自声音的发出者和经历事件的当事人，而是声音的接收人和观看事件的旁观者。两"嘴"的对比除声音外，前者是代表美丽和欲望的姑娘的香唇，后者是象征丑陋和恶心的老鼠的尖嘴。但姑娘的嘴唇被水浸泡得肿胀，被芦苇割划得满是伤痕，最后引发的是让人惊悚、恶心的效果；而老鼠的尖嘴却发出明快的尖叫，引起看客和听众的欲望，令其兴奋不已。两"嘴"的前后出现不仅是喜好与厌恶、情欲和恶心、欲求和排斥之间的对比，更是两极的中和。

重回本诗的题目。"美丽青春"暗含了反传统的创新精神。"青春"（Jugend）象征着希望，在 1900 年前后有着

特殊的社会编码,让人联想到创办于 1896 年的文化杂志
《青年》(*Jugend*),把自然元素引入艺术和建筑的美学主
张"青年风格"(Jugendstil),还有 19 世纪末、20 世纪初打
响的德国青年运动(Jugendbewegung),等等。新一代艺
术家旨在突破传统和现实的拘泥。他们将现实元素重
组,击碎能指和所指间的固有链条,让词指向物的反面,
从而震撼读者的接受,刺激读者的感官和反思。强烈的
对立体现在诗歌题目和内容的反差:"美丽青春"对"生"
和"美"的渲染铺垫在随后的诗行中被解构了。美与丑无
缝衔接:鲜嫩的红唇上有撕咬的齿痕,少女的胸膛成了老
鼠的窝洞,脏臭的老鼠在吮食白皙的躯体,妙龄女孩儿魂
归天外,一窝老鼠正纵享韶华,死亡来临的快准好,垂死
的挣扎奏响激情乐章。诗歌旨在体现的"丑陋"母题不仅
表现在内容上对尸体、死亡的刻画,还体现在诗歌形式上
的不押韵和长短不一。但自由的诗体读起来朗朗上口,
这得益于押头韵带来的音乐节拍。① 美丑在此如生死一
般,并非泾渭分明、明确对立,而是水乳交融、相辅相成。

三、美与丑,笔和刀

生死、美丑等对立的组合让受众瞠目结舌;文人、医

---

① 第 1 行中的"Mund"和"Mädchen","lang"和"(ge)legen",第 2 行的"sah"
和"so",第 3 行的"Brust"和"(auf)brach","als"和"auf(brach)",第 6、7 行中
的"lag"和"lebten""Leber",第 9、10 行的"schön"和"schön und schnell",
第 11 行的"warf"和"Wasser",第 12 行的"klein"和"quietschten"。

者的特殊身份使得本恩对病痛有着多元化的理解。下文将用两小章节分别从"审丑的美学转换"和"本恩的双重身份"来论述疾病事件的非同寻常。

1. 关注病态的审丑

在美学层面,本恩的这三首诗有以下三个共同点:形式上的长短不一,无统一韵;内容上涉及尸体、死亡、丑恶、病态等禁忌话题;标题和正文形成了不和谐的反差——"无形""不对"和"畸变"正是罗森克兰兹(Karl Rosenkranz,1805—1879)在《丑的美学》(*Ästhetik des Hässlichen*,1853)中所总结的丑的三种表现。"丑的美学"——此书的题目本身已极具挑衅,因为"美学"从字面上讲应该是关于"美"的学说。早在古希腊、古罗马时期,美就确立了其主导地位,丑则蜷缩在边缘的角落。在秩序井然、规范至上的古典世界,丑因其对美的破坏和偏离不被主流价值观认可,被排挤到美学的边缘。美是好,是绝对;丑是坏,是相对;美积极正面,丑是美的反面。美是一种想法,在感官上造成和谐总体的印象。与之相对,丑是形式上的混乱、不对称、不和谐,内容上的恶心、邪恶、相悖和偶然。在康德和黑格尔等经典美学家看来,美学是美好和崇高的学说。黑格尔的唯心主义(Idealismus)在字面意义上看也是一种"完美主义"(ideal)。黑格尔的美是唯心的,是理想化的,是如康德所言被普遍喜欢并接受的。美是人们想要看到世界的样子,是一种对现实的完美的建构,并不是对存在的真实解读。罗森克兰兹是黑格尔的学生,他针对导师的美学书简写下了丑的美学。"我劝你,别那么爱太阳和群星,来,随我下入这深色王国。"以歌德的诗句开篇,足以可见罗森克兰兹的用意。丑是暗色的地下世界,它鲜为人知,却神秘精彩。罗森克兰兹在书中从艺术、自然和思想等多个层面探讨了丑,把丑引入了美学的视野,开启了现代丑学。

　　美和丑对立而生,多数情况下有着高下之别:在形式上,井然有序是美的,杂乱无序是丑的;在内容上,正确是完美,错误会难堪;在价值意义层面,原初的是合理合法的美好,畸变的是违背法则的丑恶。美和丑构成了西方审美和道德观念的相对范畴。美是规范,是中心,是主流,代表理想、理智、真理、善良、完美、清晰、秩序、和谐与文明;丑是边缘,是异类,代表平庸、无理、邪恶、混乱、失调、无规则、夸张、畸形。美令人身心愉悦,丑令人恶心反胃。美是感官上的满足,是想靠近、想占有的冲动,丑是拒斥和疏离。对于自然中的丑(如残废、畸形和疾病等,多指外表不美),人们深表遗憾,在思想和精神层面,人们依旧指责丑的过失:一方面,丑让精神和身体分家,因为即使是内在心灵纯洁美好,若其外表不美,也不能算作是美的存在;另一方面,人们愿意相信思想和精神的自动趋善性,把美等同于真和善,把丑认定为假和恶。罗森克兰兹认为,最令人厌恶其实不是丑,而是恶。因为丑还有可能是自然的、不幸的和不可选择的,但是恶一定是咎由自取地选择将善毁灭。但问题是,美就一定是好,丑就一定是恶吗？据苏美尔神话记载，风神恩里（Enlil）有两个兄弟：代表夏天的埃姆舍（Emscher）和代表冬天的恩特恩（Enten）。俩兄弟为"谁更美"的问题争辩不休，最后找风神评理。恩里认为恩特恩更美，因为他同时也是水神，更能造福人世。因为有用，所以更美。美和实用之间画上了等号。但丑一定无用吗？在亚里士多德看来，丑是达到悲剧效果的元素之一，而对丑陋、痛苦、死亡等问题的认识可以起到对观众的"净化"作用。在古埃及人眼中，美是众神、法老或其他神圣之物的至高特征。神性散发着美丽的光晕，神的身体健硕而美好。但十字架上的耶稣，衣衫褴褛、伤口斑驳，苦难留下的不美痕迹同样也在言说着神性之美。丑是朴素的平凡，丑不一定会导向恶。相反，美时常是酿造悲剧的苦果，是罪恶的源泉。我们耳畔回荡着浮士德的祈愿："停下吧，你如此之美！"美让人看到其惊鸿一瞥的永恒，也把人驱向绝望，因为对美的苦苦追求让人不可避免地踏上恶的征途，堕入恶的深渊。由此可见，美与丑这一组对立的能指在不同的历史语境下可以指向相同的所指。美丑只是漂浮的概念，其表现形式是可以互换的。另外，自然不一定都美，美也可以来自后天的刻意雕琢。从这个角度来看，不是丑打破了美的秩序，而是美违背了丑，丑诞生了美。美只有一种形式；丑却有无尽的样子。美是唯一的、枯燥、无聊的，丑却千奇百怪。美是专制，是独裁和极权；丑是自由和民主。审丑不是为了诋毁审美；相反，审丑丰富了审美的适用范围。

古典主义的艺术所追求的是内外的和谐，艺术的内容和意义都指向美：内容是现实的美，意义是帮助受众认清真实的本质之美。在古典美学的固定搭配中，美等同于好，丑等同于恶/坏，因此丑被拒之门外。浪漫派将丑纳入艺术领域，丑既是疯癫小丑的人物特征，也由怪诞、奇异的元素组成。丑不仅无害、不坏，丑甚为新颖、有趣。现实主义的美只是对现实的美化和粉饰，而这种自欺欺人的做法源于恐惧和无知。丑比美真实、现实。美浮于表面，丑更接近真实。自然主义展现丑是因为丑是存在的一种现象，要想尽可能全面地把握现实（"艺术＝自然－X"），就无法避开丑陋。安茨将丑看作表现主义的一大母题，把表现主义文学定义为"不和谐、丑陋、荒诞和病态的文学，展现支离破碎的内心和外部世界"。[①] 另一方面，安茨突出了丑和病二者的紧密相连："肠炎、疮疱、虫牙、流脓、绿齿、睑缘炎、甲状腺炎、须疹、痛风结节、流行病、瘟疫、疔疮、脓、脓疮、马鼻疽、痈"[②]……对病态的关注正是表现主义的审丑内容。丑在表现主义时期被认为是更为贴近现实和真实的，美只是表象和假象。审丑首先是在正视真理、现实，将丑纳入美学范畴，对传统美学之光未能照及的黑暗之地予以关注；其次，美被看作守旧的父权，无论是内容还是形式上的丑，都成为表现主义者对抗

---

① Thomas Anz：*Literatur des Expressionismus*，Stuttgart u. Weimar 2002. S. 164.
② 同上，S. 166.

市民阶级美学的勇敢创新，丑陋的病态成了批判的武器，被用来颠覆传统的、自诩美好和安康的父权；再次，病态的审丑打破了读者的期待视野，带来本雅明（Walter Benjamin，1892—1940）意义上的"震惊"（Schock）效果，传统的连续性经验感受随之崩裂。本恩对病态的关注被当时文坛认作是审丑的表现。美好诗歌和丑陋病态的奇怪结合一方面丑化了美，另一方面也美化了丑。艾柯（Umberto Eco，1932—2016）在《丑的历史》（*Geschichte der Hässlichkeit*，2007）中认为先驱艺术的主要潮流就是审丑。20 世纪不仅关注丑，更利用并发掘丑的魅力：不规律的节拍、多调的碰撞和跳音所带来的咆哮震撼是现代音乐的标志[①]，变形的怪诞成为达达主义的图像，肮脏的垃圾变身为波普艺术的创作臻品，混乱的意识流写作代表了超现实主义的自由真我，速度和碰撞产生的暴力破坏制造了未来主义眼中的绚烂烟火……丑成了反对旧有秩序的有力武器，现代文学艺术借此击碎了传统美的规则。20 世纪从审美到审丑的转变不是空穴来风。战争的痛苦经历让丑陋的世界不再陌生或遥远。血腥震撼了视神经，也拓宽了其接受范围。在暴力现场，痛欲交织、美丑共生。向着伊甸园的努力最终把我们带到了人间地狱。心理学的发展和对无意识的关注发现了深藏在自我内部的黑暗秘密：无论是对母亲的独霸欲，还是对父亲的

---

① 如斯特拉文斯基（Igor Strawinsky）的《春之祭》（*Die Frühlingsweihe*）。

杀戮冲动,或是被压抑的死亡本能,自我的深渊是隐蔽的
丑陋世界。一方面,内外世界向我们展示了其不美的一
面,丑暴露在我们眼前,无法回绝;另一方面,审丑也会带
来愉悦的体验。恶俗的审丑具有很高的娱乐效果,可以
缓解大众紧张的工作神经和谋生的精神压力。丑同时也
是恶搞主流文化的重要元素。这是一种发泄怨气的方
式,它既解恨又无害,既认真也调侃。丑化美在此是一种
局限的自由,像是一剂安抚的麻药,在权力的直辖范围内
发挥着缓解矛盾的作用。

　　本恩诗集《停尸房》以其对病态的关注和审丑的范式
转换制造了文坛事件。托马斯·霍姆沙伊德(Thomas
Homscheid)对此评价如下:

　　　鲜有哪个作家能凭借一本小诗集就奠定了文坛
　　名声,在诗集出版九十年后再次阅读仍"风韵犹存"。
　　鲜有哪个文学家能像哥特弗里德·本恩一样有如此
　　多样的接受史。新时代的少数作家能在公开声讨之后
　　经历如此出其不意的骤变,直至其晚期名望的顶峰。[1]

　　对本恩的系统接受最早始于迪特尔·韦勒斯霍福
(Dieter Wellershoff)。是他出版了第一套本恩全集(1958

_____

[1] Thomas Homscheid: A.a.O., S. 16.

年至 1961 年期间的四卷本和 1968 年的八卷本）。其
1958 年出版的名为《哥特弗里德·本恩——此时的现象
类型》(*Gottfried Benn. Phänotyp dieser Stunde*)的专著
是首部针对本恩作品问题进行全面研究的著作。本恩诞
辰一百周年时（即 1986 年）涌现出一大批关于本恩生平
的研究文献，如布鲁诺·希勒布兰德(Bruno Hillebrand)
的《哥特弗里德·本恩》(*Gottfried Benn*)和霍尔图辛
(Hans-Egon Holthusen)的《哥特弗里德·本恩：生平、
作品、矛盾，1886—1922》(*Gottfried Benn. Leben，Werk，
Widerspruch*，1886—1922)。较新的生平研究成果当数
拉达兹(Fritz J. Raddatz)2001 年的《哥特弗里德·本恩：
生活——轻癫》(*Gottfried Benn. Leben—niederer Wahn*)。
值得一提的是，本书不是按时间先后顺序讲述本恩经历，而
是跳跃式地选取了诗人多样而矛盾的生活片段。① 诚然，
本恩的一生不乏矛盾的对立，这主要源自他的双重身份。②

---

① 参见：同上，S. 16.
② 文评界也有若干著作分别从哲学和医学两个层面研究本恩。哲学问题
涉及如虚无主义(Hans-Dieter Balser：*Das Problem des Nihilismus im
Werke Gottfried Benns*. 1970)、达尔文主义（Walter Müller-Seidel：
*Pschiatrie im erzählten Text. Zur Problematik von Diagnosen in
Literatur und Literaturwissenschaft*. 1984)，还有对尼采的接受(Werner
Hohmann：*Vier Grundthemen der Lyrik Gottfried Benns. Gesehen unter
der Wirkung der Philosophie Nietzsches*. 1986)等。从医学角度研究本
恩的著作有 Fritz Usinger：*Gottfried Benn und die Medizin*. 1967.
Renata Purekevich：*Doktor med. Gottfried Benn*. 1976. 等。此外，安茨
(Thomas Anz)和贝格纳(Klaus-Dieter Bergner)关于表现主义时期的医
学和自然科学的研究中也涉及了很多本恩作品。参见同上，S. 16f.

2. 文人和医者的双重身份

本恩是写诗的医生,是动刀的诗人。美好和腐烂、
生命和死亡、精神和肉体、激情和冷静在他的笔下有机
结合。除了早期的诗歌作品涉及外科医学实践之外,
本恩有关医学生理学内容的文学作品还有《医学危机》
(*Medizinische Krise*)、《天才与健康》(*Genie und
Gesundheit*)、《非理性及现代医学》(*Irrationalismus und
Moderne Medizin*)、《歌德和自然科学》(*Goethe und die
Naturwissenschaften*)、《大脑》(*Gehirne*)、《医生、社会及
人类生活》(*Arzt, Gesellschaft und menschliches Leben*)
等。[1] 本恩写过两本传记,一是《一位学者的人生轨迹》
(*Lebensweg eines Intellektualisten*),二是篇幅更长一些
的晚年著作《双面生活》(*Doppelleben*)。施特雷尔卡
(Joseph Strelkar)认为本恩的个性和创作都体现了明显
的两极结构,作家和医生的双重职业导致其生活的分
裂。[2] 普雷科维奇(Renata Purekevich)认为,本恩的生平
"不是单片的整体,而是晶莹的多面体",[3] "双面生活"是
对本恩现实生活和社会角色的绝佳描述。[4] 医学和文学,

---

① 参见: Wilhelm Berges: *Dichter-Ärzte. Gottfried Benn. Durch so viele
Formen geschritten...* In: *Literatur und Medizin*. A.a.O., S. 169 – 190.
Hier S. 184.
② Joseph Strelkar: *Rilke, Benn, Schönwiese und die Entwicklung der
modernen Lyrik*. Wien, Hannover, Basel: Forum Verlag 1960, S. 59.
③ Renata Purekevich: *Doktor med. Gottfried Benn*. Frankfurt a. M.:
Peter Lang 1976, S. 20.
④ 同上, S. 11.

自然和人文,科学和艺术,表面上相互矛盾的二元对立实则为异质间的动态流通制造了可能。本恩的"双面生活"可以在神学和医学、医学和文学的两两对立中得以体现。神学和医学的"双面"同时也是本恩父子间的矛盾。本恩的原生态家庭有着浓郁的宗教气息,其父古斯塔夫·本恩(Gustav Benn)是新教牧师。本恩曾听从父亲的意愿在大学主修神学和哲学,之后才按照自己的原初梦想学了医。父亲生活在田园乡村的牧师府邸,儿子的工作场所则是大城市的医院,或反田园的停尸房和军营;父亲相信上帝的万能和完美,儿子却有迈向不可知论和虚无主义的倾向。[1] 医生和神父对死亡的理解不同,在牧师看来,死亡和疾病是人类存在的更高形式,反抗是无意义且无用的;而医生需对这生命的进攻做斗争。[2] 父子信仰上的分歧在对待母亲疾病的问题上发生了激化。父亲禁止本恩为患有乳腺癌的母亲注射吗啡止疼剂。母亲死于1912年。[3] 父子间的矛盾和代际分歧是表现主义的常见母题。本恩对父亲的不满和怨气在《牧师之子》(Pastorensohn)一诗中得到很好体现。医学和文学的"双重生活"随后开始:白天穿着白大褂,他是军营长官,是医院大夫,晚上他坐在克勒普科咖啡馆(Café Kröpcke)或汉诺威市长大厅

---

① 参见:Thomas Homscheid:A.a.O.,S. 11.
② Peter Sloterdijk:*Kritik der zynischen Vernunft*. Frankfurt a. M.:Suhrkamp. 2003,S. 490.
③ 参见:Renata Purekevich:A.a.O.,S. 60.

里，读着报、写着诗。① 诚如穆勒-赛德尔所言，写作的医
生和医学的诗人是文学现代派无法忽略的特殊群体。②

　　咖啡馆和实验室，阅览室和手术台代表了两个
世界和两种世界观，几乎没有比这两者间差异更大
的对立。但总有既能代表医学世界，也能代表文学
世界的中间人物。恩培多克勒、席勒、毕希纳、德布
林和本恩都是医生兼文学家，施尼茨勒、沙米索、克
纳、部队卫生员布莱希特、药剂师特拉克尔和药材商
冯塔纳……他们只是众多例子中的几个。③

　　提到 20 世纪德语语言文学中最重要的医生作家，
除了本恩之外，我们不禁想到德布林（Alfred Döblin）。
1932 年德布林在本恩研读会上曾说：

　　我必须得介绍本恩，这是我的任务……然而让
我更愿意这么做的原因是，他是作家、医生和学者，

① 参见：Wilhelm Berges：*Dichter-Ärzte. Gottfried Benn. Durch so viele Formen geschritten...* In：Stulz, Peter（Hg.）：*Literatur und Medizin.* A.a.O.，S. 169 – 190. Hier S. 178.
② 参见：Walter Müller-Seidel：*Arztbilder im Wandel. Zum literarischen Werk Arthur Schnitzler.* In：*Sitzungsberichte der Bayerischen Akademie der Wissenschaften.* Philosophisch-Historische Klasse. 1997. Heft 6. Verlag der Akademie der Bayerischen Wissenschaften. München 1997. Zit. n. Thomas Homscheid：A.a.O.，S. 8.
③ 同上，S. 7f.

是我三重意义上的同事，除此之外，在柏林的他（是的！）还是今日社会思想的代表。①

本恩在 1946 年 10 月 3 日写给厄尔策（Oelze）的信中提及上文德布林的发言，他说："德布林先生——我三重意义上的同事：柏林的作家、柏林的医生，还有作家学院的同事。"②德布林也创作过有关文学和医学互动关系的自传体作品。在《德布林说德布林》（*Döblin über Döblin*）中，名为德布林的作家和名为德布林的医生相互谈及对方，陌生的双影人之间相去甚远，但通过叙述又若即若离。

通过叙述，本恩医生和诗人的双重身份融为一体：查房、手术和剖尸的操作同时也是叙述的过程。文学的目视随着现代医学一起投向了病痛、尸体和死亡。在 1951 年马堡关于《诗歌问题》（*Probleme der Lyrik*）的演讲中，本恩说道：

诗歌是这样产生的：其单个的部分是直接从眼睛或大脑里剜出来的。被切除的诗歌，印象的移植和嫁接组成了词句，大脑三角体的渗出物像句子般

① Zit. n. Ulrich Ott (Hg.): *Gottfried Benn 1886 - 1956. Eine Ausstellung des Deutschen Literaturarchivs im Schiller-Museum Marbach am Neckar. Marbacher Kataloge 41. Marbach, Deutsche Schillergesellschaft. 1986, S. 154.

② Zit. n. Rudolf Käser: A.a.O., S. 234.

排列——皮肤参与其中，寒冷的刺激，到处都痒——
自我不再存在，一切都是症候。[①]

本恩诗中的医学话语主要体现在以下三个层面：

第一，在素材和主题上，医患是主人公，医疗机构是
事发地，生病的身体是探讨的焦点。不同于传统的文学
作品中妙手回春的医生形象，本恩诗中的医生不是万能
的救世主。面对病痛和死亡，我们更多看到的是医学的
无效和医生的无奈。身体的疾病和死亡的到来被刻画成
不可避免、普遍存在的人类状态。衰亡是命中注定、不可
变更的事实，所谓治疗不过是在延缓终将而来的判决。[②]

第二，在语言层面，医学术语的融入和客观描述的文
风打破了纯文学和医疗报告的界限。在语义学层面，新
造词、提喻法用支离破碎的器官和组织代替了整个身体/
主体，读者得以借助叙述者的视角站在医者抑或患者的
角度看待问题；在句法学层面，欠工整的诗行和上下断层
的诗句体现了诗歌身体的变形，辅音叠加的动词如手术
刀具的生硬割划。

第三，在反思批判层面，医学和文学在人学的领域不

---

① Gottfried Benn: *Notiz über Gedichte*. In: Ulrich Ott (Hg.): *Marbacher Katalog 41*. Marbach 1986, S. 342. Zit. n. Wilhelm Berges: *Dichter-Ärzte. Gottfried Benn. Durch so viele Formen geschritten...* In: Peter Stulz (Hg.): *Literatur und Medizin*. A.a.O., S. 169-190. Hier S. 187.
② 本恩的诗歌也不尽是在声讨医学的无用。如在诗歌《盲肠》(*Blinddarm*)中，手术就成功预防了肠穿孔。

期而遇。医学是改造人的科学,而改造的愿望、过程和结果不仅会涉及自我认知、身份认同、主体性等哲学问题,还有社会化进程和内化过程等社会学问题,医患交流还会涉及语言的表达和理解等语言、心理学问题,所以围绕人而展开的自然或人文科学是相互连通的。

本恩对医学的反思主要集中在医学的身体观、医学的意义、技术的引入和医护人员的角色这四个维度。长命百岁的不老神话可否在人间实现? 刀钳下的血肉之躯在何种意义上还能被称为身体? 病痛的来袭是否完全代表着消极的毁灭? 医学旨在守护健康、打击病痛、延长生命、推迟死亡。但正如本恩在其诗《餐馆》(*Restaurant*)中写道:"死亡跟安恙毫无关系,它只是利用它们达到自己的目的。"[1]被延缓的死亡终将到来,这种反自然的挣扎反倒徒添更多痛苦。麻醉让我们产生病痛消退的错觉,误以为病痛得到消除,但其实诊疗的过程很可能给予病患更多的痛苦。诊疗变得机械化、去人(性)化,科技的加入取代了人,医疗器械横亘在医患之间,异化了医和患。诊疗过程的机械化伴随着医患关系的淡漠化。人与人之间依靠机械衔接,技术改变了人,机械化的思维方式影响了人,检测的指标和数据定义了人。以上对医学的反思同

① Gottfried Benn: *Sämtliche Werke*. Hg. v. Gerhard Schuster in Verbindung mit Ilse Benn. Band I bis VII. Bd. I. Stuttgart 1986, S. 245.

时也是对理性、文明和进步论的反思。

四、小　结

　　病房中的疾病事件把身体推到了舞台的中央。女人赤裸的身体不再是勾起情欲的"故乡"，"某个男人的大爱"如今散成了恶心的肿块，充斥着"稀烂脂肪和发霉体液"，而曾经两两成双的爱情宣言现在也化为病榻前的顾影自怜。除了今非昔比的双与单、美与丑、喜与恶、爱与憎之间的反差之外，疾病还制造了医患间的对立。无名的患者交出了身体的权力，在医生目视的监控和医学知识的规训下沉默无语，处在生死之间的麻醉状态下，任凭"苍蝇"的叮咬，放任"背部的擦伤"不管。在生—病—死的三角时序中，投向疾病和死亡的医学目视照亮了生命的黑暗讳莫，疾病连接了生死，攀附在生命之上，迸发朝向死亡。在停尸房这一现代医疗机构中，死亡为疾病提供隐匿的场所，尸体解剖又让疾病重获生命。生死间的轮回让冰冷的尸体成为滋养羞花和孕育小鼠的襁褓。死尸中韶华既衔接了生死，还互通了美丑，也打破了人和动植物的高低分界。作为法医的抒情主体既是护花、怜鼠的白衣天使，又是长刀戮尸的可怖恶魔。诗人的笔触随着医者的刀钳在身体上舞动，叙述的时间和剖尸的空间相互重合，作者本恩文人和医者的双重身份在此合二为一，作为城市医者的本恩通过诗歌创作缓解了自己的现实痛楚。病痛制造了不和谐的反差,讲述了禁忌的故事。题目和正文形成强烈反差,美好的诗歌形式塑造了丑陋的病态内容,期待视野的打破让审丑成为审美的分支。在本恩的诗文中,无名的患者得到大写的刻画,冰冷的尸体有了温度,痛苦得以平息,死亡不再是黯淡恐怖的终点。疾病成为有趣的文学事件,对病态的关注拓宽了诗学的疆域,人文的反思温暖了冰冷的科学。

第四章　病的隐喻

本雅明在其《弗兰茨·卡夫卡》(*Franz Kafka. Zur zehnten Wiederkehr seines Todestages*, 1934)的开篇讲述了一个关于波将金(Potemkin)的故事：

> 据传言，波将金患有严重且常复发的抑郁症。发病时，没人可以接近他，进入他房间的通道是严格封锁的。宫里人对他的病绝口不提，因为大家知道，与此相关的任何暗示都会招惹女皇叶卡捷琳娜(Kaiserin Katharina)的非难。这位总督有一次的抑郁时间持续得特别长，并由此带来严重的工作阻碍；档案室里的文件堆积如山，虽然女皇督促再三，但在波将金亲笔签字之前，它们都无法结案。而女皇又催逼着要这些文件。高官们正一筹莫展之时，一个名叫舒瓦尔金(Schuwalkin)的小文书偶然闯入了总督行官的接见室，看见国务大臣们像往常一样愁眉苦脸地聚在一起怨声载道。急性子的舒瓦尔金问道："大人们

这都怎么啦? 有什么是小的可以为您效劳的?"大臣
们向他解释了个中原委,并遗憾告知他不能帮上什
么忙。舒瓦尔金却答道:"先生们,如果没有别的问
题,我请您交给我那些需要签字的文件吧。"大臣们
心想反正试一下也没什么损失,于是同意了。舒瓦
尔金把文件夹在腋下,穿过长廊和走廊,直入波将金
的卧室。既没敲门,也没停步,他拧动了门把手。门
没锁。昏暗中,波将金坐在床上,咬着指甲,穿着破
旧的睡衣。舒瓦尔金走到书桌前,将毛笔蘸上墨,一
句话没说就把笔塞到波将金手里,并将第一沓文件
摞在他的膝盖上。波将金用迷离的眼神望向这位闯
入者,然后像在睡梦中一样就完成了一份签字,接着
第二份;接着把剩下的都签完了。在最后一份也签
好了后,舒瓦尔金径直离开房间,像他来时一样,将
卷宗夹在腋下。他兴奋地挥舞着文件跑入接见室。
大臣们一齐拥向他,从他手中抢走文件,之后无声地
俯身看向文件。没人说一句话;集体震惊了。舒瓦尔
金上前一步,又一次着急地询问大臣们震惊的缘由。
这时他的目光也落在了签名上。一份接一份的文件
上都签着:舒瓦尔金,舒瓦尔金,舒瓦尔金……①

① Benjamin, Walter: *Potemkin*. In: Ders. *Franz Kafka. Zur zehnten Wiederkehr seines Todestages*. In: 'Jüdische Rundschau', 21./28. Dezember 1934. http://www.glanzundelend.de/pdf/kafkabenjamin.pdf (Letzter Zugriff am 07.12.2020).引文为笔者自译。

在本雅明看来，这个故事的疑团正是卡夫卡的疑团。卡夫卡及其文字就像一个黑洞，他是如此神秘莫测，又是如此炙手可热，引得众人纷至沓来，但又同时拒人于千里之外。关于他和他的文字，已经说了这么多，几乎所有理论和视角都可以来这儿练练兵，但所占空间和时间都很有限，没人能看清他奇异的全貌，也道不明他独特的原因。

本章将选择《一个乡村医生》和《变形记》这两篇短篇小说作为分析的文本。卡夫卡自己称《一个乡村医生》是他少有的成功作品之一，而《变形记》可谓是"卡夫卡最著名的短篇小说，同时它也是被引用最多的一部"①。关于这两部经典，传统文评一方面习惯从实证的角度列举文本故事和卡夫卡生平经历间的种种契合：无论是"萨姆沙"（Samsa）和"卡夫卡"（Kafka）这两个名字之间的相似发音，还是对同样是乡村医生的远房舅舅的逸事考古，②或是分析卡夫卡和父亲之间的矛盾冲突、和母亲的情感亲近、③和妹妹奥特拉（Ottla）之间的暧昧关系④，最后得出的结论不外乎是引用卡夫卡的日记：就算文本"不是自

---

① Hermann Wiegmann：*Die deutsche Literatur des 20. Jahrhunderts*. Würzburg：Königshausen & Neumann 2005，S. 111.

② 参见：Peter-André Alt：*Franz Kafka: Der ewige Sohn. Eine Biographie*. München：Verlag C.H. Beck 2005，S. 493 ff；S. 29.

③ 参见：Eugen Löwenstein：*Franz Kafka: Die Verwandlung*. In：*Prager Tagblatt*. 9. April 1916.

④ 参见：Gerhard Rieck：*Kafka konkret — das Trauma ein Leben. Wiederholungsmotive im Werk als Grundlage einer psychologischen Deutung*. Königshausen & Neumann. Würzburg 1999.

白",那也是"某种程度上的一种泄密"①。除此之外,文评的出发点还有宗教角度②、艺术家问题③、社会批判层面、历史哲学纲领、文学表现手法(奇特和怪诞)、(后)现代理论等,不一而足。2008 年和 2010 年先后出版了两本《卡夫卡研究手册》(*Kafka-Handbuch*)④,对各种范式进行了悉心梳理。大家看似得到"波将金"的亲笔签名,然而众说纷纭只会让谜团更乱。

　　本研究的关键词是"疾病"。关于卡夫卡的研究文献可谓汗牛充栋,但以疾病为关键词的却并不多见。⑤ 多的是关于作者肺结核的记录,还有实际的身体问题对文学创作的可能影响。这首先是因为疾病并不是贯穿卡夫卡所有作品的重要母题,其次是因为卡氏笔下的疾病多是变形的隐喻。它走出了个体的身体,成为连接个人和社

---

① Kafka im Gespräch mit Janouch. Zit. n. Wilhelm Große: *Franz Kafka: Die Verwandlung*. Stuttgart: Reclam 2004, S. 51.

② 如犹太教隐喻。参见: Max Brod: *Unsere Literaten und die Gemeinschaft*. In: *Der Jude*. Berlin u. Wien. Okt. 1916.

③ 如艺术家和市民阶级之间的斗争。参见: Vladimir Nabokov: *Die Kunst des Lesens*. Meisterwerke der europäischen Literatur. Jane Austen, Charles Dickens, Gustave Flaubert, Robert Louis Stevenson, Marcel Proust, Franz Kafka, James Joyce. Hg. v. Fredson Bowers. Mit einem Vorw. von John Updike. [Originaltitel: *Lectures on literature* (1982). Übers. von Karl A. Klewer]. Fischer. Frankfurt a. M. 1991.

④ 参见: Bernd Auerochs/Manfred Engel: *Kafka-Handbuch: Leben—Werk—Wirkung*. J.B. Metzler. Stuttgart, Weimar 2010. 和 Bettina von Jagow/Oliver Jahraus: *Kafka—Handbuch: Leben, Werk—Wirkung*. Vandenhoeck & Ruprecht. Göttingen 2008.

⑤ 除《一个乡村医生》以外,如 Hans Hiebel: *Franz Kafka: „Ein Landarzt"*. Fink. München 1984。

会问题的纽带,甚至成为一种时代的特征,描述了一群人的生存状态。如果说本恩笔下的病多停留在身体层面,绝大多数源于他作为医者的临床经验,那么卡夫卡文本中的病是身体的变形,是奇异的伤口。现代医学对其束手无策,医生的功能被悬置在半空。病不再是病患本身的生理问题,它化身为社会的隐喻,变成形容他者的代名词,既是权力惩戒个体的无辜罪名,也是勇者冲破规训牢笼的强劲武器。如果说本恩的诗学空间是现代的医疗机构,而在卡夫卡的短篇小说中,无论是温暖大家庭中的闭塞小屋,还是一望无际的茫茫雪原,现实和梦境重叠,欲望和痛苦交织,无论是人物还是读者,都如同踏入了"城堡"(*Das Schloss*)般的迷宫,失去了导向,虽马不停蹄,但始终彷徨在他乡。

一、偏离的他者

本恩诗中的医者不仅是冷酷的医护和操刀的法医,还是唯一的叙述者和客观的观察员,医患之间的对立明显。相比之下,卡夫卡笔下的乡村医生要逊色许多:他既不是神勇的救命英雄,在他身上也找不到任何悠闲、惬意的乡村生活气息;他没能胜任医生的天职,偏离了社会对其职业形象的要求标准;他的医者功能被剥夺,最终被判和患者一样"有病"。

本节的分析围绕卡夫卡的《一个乡村医生》展开,分列三个部分，主要回答以下三个问题：

乡村医生是如何失去了医者的权威？

是谁享有评判安恙的特权？

个体的"病"被赋予了哪些隐喻的编码，又揭示了何种时代的普遍特性？

1. 医者的尴尬，诊疗的失败

乡村医生开篇就处在"巨大的尴尬"（168①）之中。尴尬（Verlegenheit）是因为被放置（legen）在了错误的（ver-）位置，身处进退两难的窘境。下文将从出诊、职业和存在这三个方面来分析乡村医生的窘境。

一位在十英里之外村庄的"重病病人"的急切等待让乡村医生的出行变得刻不容缓（168）。但这不是一场说走就走的出诊。漫天飞雪（168）道出了环境的恶劣，更为重要的是，医生缺少代步工具。车是已有的交通工具，马是缺失的前进动力。车是"世俗的"（mit irdischem Wagen，174），是等待驾驶的机器，是等待完成的任务。乡村医生自己的马在前一天晚上过劳而亡（168），他一开始就因丧失自己的马而缺失了履行义务的自发动力。两匹"非尘世的马"（mit … unirdischen Pferden，174）从天而降。陌生的马不是自为的意愿，而是不可违背的命运使然。

偶遇的命运之马来自肮脏不堪的低矮猪圈（168），

---

① Franz Kafka：*Ein Landarzt*. In：Ders：*Erzählungen*. Hg. v. Michael Müller. Stuttgart：Philip Reclam jun. 1995，S. 168 – 174. 引文均为笔者自译。只在下文括号中给出原德语文献的页码。

"湿暖的气味"调动起嗅觉和感觉上的恶心,乡村医生甚至不愿用"手"去触碰,而是不屑地用"脚"踢开。地理位置的"低矮"影射了价值的低微。猪与马的搭配组合拉低了我们对坐骑"千里马"的正面期待。"猪"的样貌产生了懒散和不净的意象,懒受到劳动道德的指责,脏是对精神的玷污,是灵魂的不洁。然而正是在这备受鄙夷之地的猪圈中,被拉低了"身份"的马却成了乡村医生这位人类社会精英的大救星。马从天而降,突如其来,令医生的雪天出诊成为可能。他的第一重"窘境"得到了攻克,马救了他,免去了他"骑母猪"的尴尬(171),帮他战胜了恶劣的风雪和长途的距离。原本只有乡村医生一人知道患者所处的位置,但风驰电掣的马儿穿过风雪,自动停在患者门前(169),并自行脱去了缰绳,摆脱了主人的捆绑。窘境初始,人这种高等动物离开了牲畜马匹无法前行。脏、懒、蠢的动物不仅成了人的向导,它还信马由缰地"不受控制"(unbeherrschbare Pferde,170),让位居(地理)高位的人不得不恐惧地跟随。在故事的最后,乡村医生效仿马夫下达了快速离开的命令:"驾!"但两匹马却依旧自顾自地"缓慢"前行(174)。被人类圈养的牲畜自始至终都没有听从主人的指挥。马匹不仅比人类更能适应极具挑战性的环境,能战胜风雪,可长途跋涉,作为坐骑的动物和身为主人的人类在此发生了主奴辩证,是它们决定了人类行为的进程,不但选择了方向,还控制了速度。马不仅在行进过程中影响着人,它们还在医生就诊时指手画脚,越俎代庖。马将头探进人类的居所,监视人的一举一动,用"嘶鸣"(而非理性的语言!)给人发出或称赞、或批评的命令信号。在乡村医生确诊之前,两匹马似乎已经预料到不堪的结局,"催他赶紧打道回府"(170)。当男孩的母亲把医生"引"(hin/locken)到床边时,一匹马似乎发现了陷阱,立刻发出了"可以掀翻屋顶的嘶鸣"以示警告(170)。在医生怀疑自己两次的判断结果时,两匹马同时发出嘶鸣声,好像要帮他减轻诊疗的困难(171)。比起麻木的人类,动物更为敏感,可以先于人类察觉到未来的暗示。除了生存能力的高级,两匹马在道义层面也让乡村医生相形见绌。在被架到病床之上,即被判了刑之后,他看到窗外影影绰绰的晃动的马头(173)。在想到自救的第一时间,他看到两匹救星并没有像他抛弃女佣一样弃他而去,而是还在原地不动(173)。

马是服务于人的牲畜。马夫是仆人,被乡村医生称为"畜生"(Du Vieh, 169)。马和马夫都不听命令;相反,他们操控着主人的行程,改变了主人的命运。在自己熟悉的家中突然发现了"陌生的人"(马奴"Pferdeknecht"是"ein Fremder",169)和马。女佣的一句玩笑话——"都不知道自己家有什么"(168)——道出了家园(heim)的可怖(unheimlich)。自认为熟悉、安全的环境中隐藏着陌生和危险的元素。女佣的出现让乡村医生不再孤独,但同时也造成了他的犹豫徘徊。他和罗莎既是一个共同的团体,也是各自分开的个体。罗莎被马夫咬,脸颊上留下的红色牙印(169)让人联想到伊甸园事件中苹果的咬痕。那是恶魔的入侵,也是耻辱的印记。当罗莎遇险时,乡村医生再次面临窘境(上一个窘境是环境的险恶和缺少代步工具):是留下救她,还是出门救病人?这两种"对他人的拯救"虽均是在履行社会义务:他既要保证家奴的安全,还要捍卫患者的安全。乡村医生就这样被(被动地)推到了"拯救者"的高位,这让身处茫茫雪原的他不知所措。

乡村医生所面临的另一种尴尬是诊疗的失败。缺马是缺少行动的自主意愿,被动物操控体现了人类在存在环境中的束手无策,而女佣身陷危险无能相助暗示了乡村医生作为主人的社会角色宣告失败。置女仆的安危于不顾是出诊的巨大代价(169),然而在诊疗过程中,乡村医生也并未起到决定性作用。随着马车被拉动(der Wagen wird fortgerissen,169),被动的医生被迫离开了被马夫入侵的家园,驶向未知的疾病国度。医生不仅依赖于动物马匹和仆人马夫,他的无奈和被动在患者家中体现得更为淋漓尽致。

就诊地在患者家中,这远离了医生的领地。他从一开始就被焦急的患者家属和陌生的村民所包围,明显是以异质的"外来者"的身份小心翼翼、忐忑不安地进入了疾病的地盘。就诊前,医者的权威就开始消解了。

在整个诊疗过程中,乡村医生不但犹豫不决,更是一再否定自己。首先,他(主动)来到病榻前,对患者进行了粗略的观察。这是一个"瘦削的"男孩,"目光无神""上身赤裸"。简单检查后,发现他"不发烧、不冷也不热"。姐姐专门搬来椅子的举动不仅是为方便医生放他的手提箱,更是在刻意地提醒他要使用医疗器械工具。医生打开箱子,无目的地寻找器具,结果拿出一只最渺小的"镊子",后又很快放了回去。这说明男孩的病不是身体机器出了故障,剪切、缝补的手艺在此派不上用场。在经过了远观、近触、听音、找工具等一系列程序后,乡村医生并没有给出任何结论。第二次来到床前是被动的(是被母亲"勾引"过去的)。他将头贴在男孩胸前仔细看,之后"证实了已知的事实:男孩是健康的"(170)。在医生看来,男孩只是"有点儿贫血"。而这一点儿"微恙"的原因也不在男孩自身,而是"被操心的母亲灌了太多咖啡"。家人不仅是男孩"微恙"的罪魁祸首,更阻碍了男孩的康复进展。他本应多下床走动,却被家人束缚在(病)床上(170f)。在看到带血的毛巾后,前两次阴性的诊断宣告作废,医生不得不承认"男孩或许真的病了"。很快,带有猜测语气的"或许"被划掉了。医生第四次的诊断结果是:"是的,男孩病了。"(171)值得注意的是,医生的工具箱在诊疗过程中并没有起到什么作用,倒是家属的再三引导改变了医生的决定。让医生确诊的是男孩儿身上的一个伤口。这是一个可见的伤口。姐姐手中的血巾说明家属对此是知情的。医生三次就诊后才发现这一开放的事实,可见他检查得走马观花。然而家属非但没有责备医生的玩忽职守,他们"幸福"地奔走相告,传递"孩子的确病了"这一巨大的喜讯。这一巴掌大的玫红色伤口位于男孩儿的右侧腰间。这个奇特的伤口包含了若干对立的元素：它由"浅"至"深"，颜色逐渐加重；它既有烂肉的"柔软"，又像"矿石"般坚硬；它令男孩坠入死亡的深渊，但又如鲜花般绚丽绽放——深浅、暗明、软硬、死生的两极在这个"盘型"伤口中融合相遇。按理说，在发现问题之后，医者应给出治疗建议，但乡村医生随即宣告患者的无药可救："可怜的小伙儿，你没救了。"（172）在这个出诊的过程中，他开始是没发现问题，后来是放弃解决问题。连他自己都承认这次出诊是"多余、没必要的"（171）。

　　长在男孩儿身上的伤口同时也是医生心理的记忆创伤。玫红色的口子让他回想起女佣罗莎脸上的红色咬痕。除颜色之外，这两个伤口还在以下两点十分相似：首先，二者都体现了生死的辩证统一。罗莎的名字（Rosa）是怒放玫瑰，在被马夫狠咬之后，生命的脸颊鲜血淋漓，她的伤口是亲在生命之花上的死亡之吻。男孩与生俱来的伤口代表生命中自带的死亡元素，而伤口中的小虫则是死亡阴影中的一线生机，活泼的小虫是生命滋长的有力证据。其次，二者都是过去留在现在的痕迹，却在两个不同层面宣告了他的无能：他既不是神勇的主人，也不是称职的医生。"无法改善世界"的认识让他带着失望决定此次出诊到此结束。

　　2. 权力对他者的判决

　　乡村医生的挫败感不仅在于他救不了女佣和患者，他还让病患家属失望至极。虽说文本主要讲述的是求医看病的医患故事,但患者家属在此期间所扮演的角色不容小觑。从乡村医生踏进患者家门的那一刻起,他诊疗的专业权威就被患者的家人"悬置"在空中。刚到驻地,家人就迫不及待地把医生从马车上拉了出来(169)。家属在此被刻画得力大无比,这里的"力"更是权力的力。

医生和患者在患者家属面前都殚精竭虑,这体现在二人谨小慎微的耳语交流方面。文中没有出现男孩和家人、医生和患者家属间的任何对话痕迹,但患者和医生却有三次语言交流。男孩见到医生后的第一句话是直白的祈使句:"让我死吧,医生。"(170)第二句是抽泣的疑问句:"你会救我吗?"(172)由此可见,死是男孩的目的,"让"(lassen)是他对医生的哀求,"救"让他难过地哭泣。男孩对医生说的前两次话都以悄悄话的形式进行(第三次是在家属不在场的秘密空间,173)。医生在收到男孩的秘密耳语后,立刻环视了周围,以确保"没有任何人听到"(170)这一直言的禁忌。医生认为"开处方容易,但与这些人交流却很困难",他也搞不清楚"民众到底在期待些什么"(171)。家属和患者对医生的期待是相互矛盾的:家人希望孩子尽快康复,他们要的是延续生命;而男孩儿则希望早日结束生命。家属所焦急等待的诊断结果不是在"求安",而是在"求恙",希望医生确诊儿子病入膏肓,然后妙手回春般令孩子起死回生。面对相悖的期待,乡村医生"从这混乱的言语中什么也听不出来"(169),他觉得自己这次的出诊又"白跑了一趟"(171)。

患者本身是求死的,医生也宣布了治疗的无效。但固执的家属仍不愿放弃。家属在医生准备离开之际又对他进行了挽留。刚才引医生来到床边的母亲现在"或许是失望了"。她"含着泪、咬着唇",开始上演苦情戏。姐姐"摇晃着带血的毛巾"(171),再次提醒医生弟弟病得不轻。需要注意的是,在与医生的互动中,三位家属各有侧重:父亲先礼后兵,拿出他宝贵的"朗姆酒"款待医生,以表信任(170)。在医生准备回府时,父亲"嗅了嗅手中的酒杯"(171),无形中施加压力,示意医生不要辜负自己的期望。母亲发挥了其女性(或曰母性)的魅力,引诱医生来到床边。这里的"诱"(hin/locken,170)自然有着情色层面的暗示,这是因为医患的接触本身就需要身体的近距离袒露。如女性或患者这样的弱者通过展现身体,将对身体的所有权递交给了男性或医者。这种袒露既是权力的呈交,也是责任的转移。若强者不能对其目视到的身体负责,视而不见的置之不理就成了弱者束缚的资本。在医生要走时,母亲流泪、咬唇所体现的无助和呼救提醒了医生他曾经对另一位女性(即女佣罗莎)的亏欠。姐姐同样也无须言语就一而再地指引医生下一步的做法。姐姐总是富含暗示性地告诉医生自己的弟弟确实有病,而且病得不轻。她搬出椅子让医生放工具箱,实则是在提醒他使用医疗工具。她拿出带血的毛巾,这条血淋淋的证据无声地驳回了医生"确诊健康"的观点。三位家属的相同点在于,他们都无须言语地命令医生检查什么、如何诊疗，乡村医生是傀儡，是木偶，只是在根据家属的指示机械地行动。家属的命令在无声地行进，医生却无法反驳或抗拒，这是庞大权力的自我隐匿。

乡村医生的"窘境"不仅是开篇的出行困难，还有职业窘境。这是由于医生的职业范围、患者的个人意愿和社会期待之间的出入所导致的。男孩在身体层面一切正常，"不烧、不冷、不热"(170)；患者本身的祈求"你能救我吗?"诉说的则是"让我死吧!"这种强烈的对死亡的向往；但代表社会的家属则希望医生能起死回生般治愈男孩与生俱来的伤口(173)，改变他的天性。若按照希波克拉底的誓言，医生应以病患的诉求为准绳，帮助患者达到自为的舒适状态，那么乡村医生应帮助男孩以死来减轻活着的痛苦；可他是"乡村"(Land)的医生，是"国家的医生"(Landarzt)①啊! 医生是国家权力的化身，怎能对社会的要求置之不理?! 家属和村民组成的集体左右了他的行动，他要根据社会的标准来定夺安恙，要挑拣出不符合标准期待的"病人"，要帮助他们尽快恢复"健康"，符合标准。

如上文所述，家属在医生就诊之前就已断定男孩儿有病。他们看似在等待医生的"判决"，但医生只是他们的传声筒，若没能说出他们想要的话，就会受到"判决"。

---

① "乡村医生"中的"乡村"(Land)同时也可指"国家"。德语名词"Land"作"国家"讲时是可数名词，作"乡村"讲时不可数。

权力的判决分为两步：一是剥夺原有的医生身份，二是赋予新的患者罪名。

"皮"是社会身份的象征：乡村医生在出行前带上工具箱，裹上一层"皮"（Pelz），其他什么也不需要（168）。工具箱说明医生的工作是纯粹的手艺活儿，处在家宅私密空间的人在裹上了皮之后具有了社会身份。"皮"在此就是医生的白大褂。姐姐见医生久不确诊，便"脱去了他的皮"（170）。这是在提醒医生他的义务。再次确诊男孩儿"健康"之后，医生本要离开。他招手示意家属帮他取来"皮"（171）。这暗示他作为"国家医生"——或曰"当局医生"（Amtsarztes，173）——的使命还没有履行完毕。在他被判刑后狼狈逃亡的过程中，他的"皮"在雪地上拖着，无法触及，他的"一世英名算是毁了"（174），他被剥夺了行医权，因为他无法站在代表权力的家人的角度去判断他人正常与否。

象征权力的家属不仅脱下了象征医生社会属性的"皮"，他们连一件衣服都不放过（entkleiden，172）。乡村医生就这样被"赤裸裸"（174）地扒光了。赤裸裸的状态让人联想到初见男孩儿的状态，这一方面是必须坦露身体的病人的身份符号；另一方面，它是阿甘本（Giorgio Agamben，1942—）意义上的"赤裸生命"（la vita nuda / bare life），无用的医生被社会判了罪，他是"牲人"（Homo Sacer①），

---

① 此术语也被译为"神圣的人"。

无人需对他的残忍屠宰承担罪责。就连不谙世事的小学生和代表理性的老师都参与到这一无端的集体审判中，并大声附和道：扒光他的衣服，让他成为献祭的动物，这样就能"好了"①；"他要治不好，就杀了他"！（172）乡村医生的存在被单纯锐化为社会属性，若不履行好社会义务，则失去了存在的权利，不再是受政治保护的生命（bios）。

医生和病人之间看似相隔"十英里"之遥，但"只需顷刻"，医生就在不知觉的情况下到达了患者床边（169）。在判决的第二步中，医生变成了患者。他被"从头到脚地完全抓住，抬到了床上"，医生和伤口被平行摆在一起（172f）。这里的床可不是普通的床，而是病床。门被随即关上，构成封闭（或曰隔离）的"病"的空间。现在，"国家的医生"不仅被权力罢免，他还成了权力的他者，站在了权力的反面。

在疾病的封闭空间中，病友得以畅所欲言。躺在他身边的男孩儿向他坦言道（这是男孩儿第三次跟医生交流），自己不曾对他抱有什么期待。好像从一开始，医生后院起火的私事就广为人知，对家佣的失职预言了他会让病人及其家属失望。同为病友，男孩儿甚至责备起医生，怪他抢占了原本由自己独享的"死亡病榻"。医生首先表达了自己身为医生却被非专业的家人

---

① 动词"治愈"（heilen）和形容词"神圣"（heilig）的词干是一致的，都表示"福祉"（Heil）。通过献祭的牺牲可以达到由坏变好的转变。

宣判有病的委屈，其次，他告诉了男孩儿他真正的"病
因"。男孩儿不认为自己有病，因为那是天生的伤口，是
美丽的个性。但医生说：男孩儿"错在没有俯瞰全局"。
作为单独的个体，伤口是他存在的个性；但社会是由一
群共享利益的人组成的集体，若社会其他成员不接受单
独个体的个性，那么这就是不正常的"病"。最后，他安
慰男孩儿道，这个伤口并不"罪恶"（übel,173），它只是
个中性的现象，被社会添加了隐喻的色彩，被硬性赋予
了善恶和好坏的价值维度。

3. 生存的绝望，致死的疾病

医生的挫败感是多重的：既帮不上家中的罗莎，不知
该"怎么做才能救她"（170）；也救不了面前的男孩儿，只
能"让他躺着"；最后还辜负了患者家属的集体期望。辛
苦出诊既没有实现职业价值，还"牺牲"了私生活，"这个
牺牲太大了"（171）。他"摇了摇头"（170），这不是对病情
或病患或家属的否定，而是对自我的深深绝望。认同男
孩儿求死的意志，医生自己"也想死"（171）。因为他只能
作为"一个乡村医生"而生存，不配拥有自己的名字。

乡村医生直言，自己只是"社区雇员"，而现在做的早
就超出了"义务的范围"（171）。社会"总向医生要求些不
可能"（172），原本负责评判身体健康与否的医生现在要
宣判社会存在的正常与否，乡村医生对此自觉无奈。这
里的"病"不仅代表权力的他者，个体的"病"还指向了这
个"最不幸的时代"（174）的生存状态。文本题目"一个乡

村医生"中的不定冠词"一个"（ein）将主人公泛指化，因为他只是"许多处在这种困境中的一个"，①说明这种医生普遍的职业窘境不是文中"这个"乡村医生所特有的。"他们失去了旧的信仰"（172）。信仰危机导致了精神的绝望和存在的彷徨。这种存在意义上的不舒适是医生无法缓解的。带着工具箱的外科医生被逼要解决"神圣"的问题，而真正的牧师却坐在家中拆着他的"皮"（弥撒服）（172）。请求夜诊的家属憎恨医生，他们感觉"被骗了!"，因为一个后院起火、连自己的问题都解决不了的人是没有能力去拯救另一个有问题的人的，因此狠狠地惩罚了他；但全文的最后一句是乡村医生悔恨的呐喊："被骗了!被骗了!"是社会按错了铃，找错了人，安排给他不能完成的任务。勇敢的人接受了挑战，罪名就再也无法洗清了，"永远无法弥补"（174）。命运"偶然地"（Einmal，174）敲响了夜铃，派来了马匹；但这一次性的偶然却是对当事人永久的、无法翻案的判决。无论牧师还是医生，世俗化的世界都不再"神圣"。被视为救星的两种专业人士都是披上"神圣皮囊"的人，危机时刻也只能做点儿手工的皮毛处理，治标不治本。这令人绝望地展现了救赎的不可能。人的问题是不能由人来解决的，只能由"神灵来帮忙"（in solchen Fällen helfen die Götter，170）。在埃姆里希

① 参见：王炳钧：《存在的彷徨——论弗兰茨·卡夫卡的〈一个乡村医生〉》，载《文野》，1995(1)，244—256页。244页，脚注一。

(Wilhelm Emrich)看来,无论是神父还是医护,"人能救人"都是"近代的错觉"。① 人类的通病不是一个人可以解决的。这也印证了乡村医生无奈的独白:"我不是世界的改造者。"(171)乡村医生开篇就以"分神的"(168)状态站在选择的十字路口。除出行和职业之外,他所面临的第三种窘境就是生存的窘境。

存在的彷徨是不由自主、永不驻足的远走他乡,这构成的是熟悉的家和舒适状态的反面。无论是皑皑的雪原,还是梦境般的荒漠,无论是一穷二白的陋室家宅,还是远方患者的死亡病榻,整个文本中出现的所有空间都没有温暖或明亮的特质。作品始于"医生的窘境",终于"人类的困惑"。故事的结尾跟文章伊始一样,乡村医生任凭陌生的马儿拉拽到未知的远方。小说开篇的自然环境是"雪原"(Schneegestöber, 168),结尾亦然(Schneewüste, 174)。"雪原"是德勒兹意义上相对于科层制的"条纹空间"的"平滑空间",它无中心,无边缘,绵延无尽,变化无端。游荡在雪原上的乡村医生成了无根的"漂浮的能指",失去了本体的存在。学者王炳钧认为,开篇和结尾的轮回"构成了作品的基本框架——存在的基本结构"。② 同样被摆在了"病床"上的男孩儿求死,乡村医生求生。但无论是求生还是求死,这种对当下存在的否定和对立

① Wilhelm Emrich: *Franz Kafka*. Königstein/Ts. 9. Aufl. 1981, S. 130. 转引自:王炳钧:见前注,252 页。
② 同上,246 页。

状态的渴求令两者殊途同归。无论是男孩儿还是乡村医生，两者都对自己的存在倍感绝望。在卡夫卡"同处于世界一端"的"朋友"①克尔凯郭尔看来，存在的绝望就是"致死的疾病"。

克氏在《致死的疾病》(*Die Krankheit zum Tode*，1849)的开篇(Erster Abschnitt A A)给出了这样的诊断："绝望是一种精神上的病，是自我的病。"那何为"精神"？何为"自我"？克氏接着解释道："人就是精神。……精神就是自我。……自我是一种自己成为自己的关系，或者说自我处于这种自己成为自己的关系中。"(13②)人要从自己成为自己。这里前后的两个"自己"(sich)不是同一个"自己"，是相同的能指指向了不同的所指。从语法角度看，第一个"自己"是第四格，第二个"自己"是第三格。第一个"自己"是发生"言行举止，即做"(verhalten)这一动作的主语的反身动词，即主语本身。他是行动的主体，拥有行动的主动权和自由。但是这里自由行动的主动权是被限定的，因为这个主体要"变成"(zu)另一个存在，即第二个"自己"。这不是现在这个正在行动的"主语"，而

---

① 参见：卡夫卡 1913 年 8 月 21 日的日记。In：Franz Kafka：*Tagebücher* 1910-1923（＝Kafka，Franz：*Gesammelte Werke*. Herausgegeben von Max Brod. Taschenbuchausgabe in sieben Bänden）Frankfurt a. M. 1983，S. 232-234. 转引自：同上，247 页，脚注 21。

② Søren Kierkegaard：*Die Krankheit zum Tode*. Aus dem Dänischen übersetzt und mit Anmerkungen versehen von Gisela Perlet. Nachwort von Uta Eichler. Stuttgart：Philipp Reclam jun 1997，S. 13. 引文为笔者自译。括号中仅给出德译本的页码。

是一个先在的、作为目标的、未来标杆式的"非我"。我要从一个自己成为另一个自己——这种动态的变化一方面指出了自我存在的分裂,即两个自己之间的过渡,另一方面还体现了自我的他决性,即需要通过成为他者才能变成自己。自我是自己成为自己的过程,既然是运动,就需要动力,即使是永动钟,最开始也需麻烦上帝推一小下,因此自我的形成需要借助外界他力。是上帝作为更强大的外在他者把人置于这种"在不断成为他者的过程中变成自己"的存在定义中。"人是一个源自无限和有限、短暂和永恒、自由和必要的综合体。……一个综合体即为一种存在于两者之间的关系。"①上帝造人,让人拥有有限的身体和无限的精神,因此人是分裂的存在。人被赋予了自主行动的自由,但人只能改变上帝允许他改变的,以及他有能力改变的。当他想对不能改变的东西进行改变时——这里的"能"既指"可能,被允许",也指"能力"——他会对那个想要而无能的自己感到绝望。这是被限定的自由带来的假象,一种能力被扩大的假象。因此任何改变的尝试都是一种反抗绝对权力的表现,必以绝望告终。德语中的"绝望"(Verzweiflung)的核心词是"二"(zwei)。绝望者身处一种分裂的状态下,感到不安、无出路。绝

---

① Søren Kierkegaard: *Die Krankheit zum Tode*. Aus dem Dänischen übersetzt und mit Anmerkungen versehen von Gisela Perlet. Nachwort von Uta Eichler. Stuttgart: Philipp Reclam jun 1997, S. 13. 引文为笔者自译。括号中仅给出德译本的页码。

望不是对他者绝望，而是对自己绝望。例如，当我想成
为某人却无法成为时，我既不能说服自己放弃成为某人
的愿望，又不能实现这种愿望，所以我对有这种愿望而
无法实现它的自己感到绝望。人是对自己的无能为力
感到绝望。

上帝造人，给了人局限的肉身和无限的思想。固定
在特定时空中的肉身是人类的囹圄，限制了人类的范围；
无限的思想给人无限想象可能，使得人类得以自由翱翔。
然而分裂产生了矛盾：当思想意图破框时，肉身拉住他；
当肉身画地为牢时，思想又想破框而逃。当两者和谐共
处时，是人类最完满的状态；不和谐就是人性的思想意欲
挣脱牢笼而不得的时刻，就是绝望的时刻。因此绝望是
一种思想病，是自由的思想意欲偏离束缚的罪。在克氏
看来，绝望既是"缺陷"，也是"优势"（15）。因为绝望源自
无限的精神，而精神是上帝赠予人类的礼物，是人类优于
动植物的特权。无奈人类滥用了这一天赋，没能履行上
帝规定的"人之为人"的"责任"（17），因此绝望既是辜负
上帝的罪，也是赎罪的惩罚。但克氏又说，是人就会绝
望，这种致死的疾病具有"普遍性"（Erster Abschnitt B,
23ff），因为人即分裂的存在，人有别于动植物而多出来的
精神是绝望的源头。人类的绝望是永恒的，它衔接了人
类和上帝，让人忆起过去上帝的馈赠（精神和同一），让人
认识到当下的罪（想要成为非上帝规定的自己），同时又
让人渴望来自上帝的未来的救赎。

二、主动的生成

如果说《一个乡村医生》是站在医者的角度诉说了权力对他者的宣判，以及病人的绝望与无奈，那么《变形记》则刻画了"生病"的过程以及社会和"病患"对"疾病"的态度。同样作为隐喻的"病"在此不再只是来自外部的判决，它是主动的生成，是意志的选择，是身体的呐喊。

"一天早上，当格里高尔·萨姆沙从烦躁不安的梦中醒来，发现自己在床上变成了一只巨大的甲虫。"（67①）文本的第一句话就分别从外部（第三人称叙述）和内部视角（主人公"发现自己"/"fand sich"）道出了整个故事的核心词——"变形"（反身动词"verwandelt"和题目中的名词"Verwandlung"）。格里高尔变了。变形前，他是市民社会的好雇员，市民家庭的好儿子、好哥哥。他工作高效、善于辞令、外形体面、遵守规矩、生产价值；变形后，他失去工作能力、语言不被理解、看上去邋遢笨重，他不受控制、劳民伤财，不能养家糊口，还需要人来照顾。现象的变化带来了价值的更迭。仅在第一句话中就出现了三个带有表示否定意义的"un-"前缀的单词。这三个词一并道出了内外视角的叙述对待此次变形的态度：变形"令人不安"（unruhig），像

---

① Franz Kafka: *Die Verwandlungen*. In: Ders: *Erzählungen*. A.a.O., S. 65‑127. 引文均为笔者自译，并在括号中给出原德文书的页码。

"巨兽"(Ungeheuer)一样"令人惶恐"(ungeheuerlich)。变形后,好人成了"害虫"(Ungeziefer)。因此文本开篇就为格里高尔的变化下了诊断书:他变了,变坏了,变成了无用的废物。传统文评认为变形体现了现代人的异化,格里高尔是无奈的可怜虫。本节的主要观点是:变形体现了身体的主动出击,身体先于精神觉醒,变动物体现了身体对实用性思想的反抗,是对把身体当机器的劳动力剥削的拒斥。在阐释观点之前,本节将先对变形的原因、(对当事人及其周围人)产生的影响和被施加的价值进行分析。

1. 从好人到害虫的变形

变形是较之于原初状态的偏离。格里高尔的变形其实发生了不止一次。变形前的他就已不再是一个统一的整体,从人变虫的形变只是将这种已有的分裂进一步凸显了出来。下文将从变形前的内在分裂和形变带来的前后对比这两个方面谈论这场怪诞的变形。

从母亲的描述中可知,变形前的格里高尔是个不折不扣的工作狂。他"满脑子都是工作""晚上从不出去玩",都待在家,"安静地读报或研究出差的乘车信息"(75)。"热情似火地工作"让他在公司的业绩突飞猛进,他"几乎一夜间从小职员升为外派人员"(93)。然而他这么做的原因并非如他跟公司协理信誓旦旦地表白说自己有多么地"热爱工作",甚至"不出差就活不了"(81)。"早起真烦人。""人总得睡饱觉吧。""多么辛苦的工作啊!每天都要出差。……承受车马劳累,担心火车换乘,饮食不规律、没营养，人际关系变幻莫测，既不长久，也不真心。真是魔鬼的差事！"(68)——他的抱怨和牢骚只会在暗夜说给自己听，他依旧会每日设置"震天响的"闹钟督促自己快点儿起来去赶五点的火车(69)。这不但暴露了他厌恶工作的本性和被迫工作的无奈，更体现了他的分裂，即内在意愿在外在要求之下的压抑和妥协。

行动的出发点并不是自为的，他是为了家人在忍受工作："要不是为了我父母，我早就辞职了。我会径直走到老板面前，说出真心话。"(68)五年前，父亲的生意倒闭(92)。打那时起，格里高尔全力以赴，只为"能让家人尽快忘掉那次打破全家希望的商业失败"。他"承担了全家的全部开销"(93)，每月自己只留几欧元，其他的全部上缴。父亲欠了老板钱(94)，儿子要以工偿债。五年的辛苦付出带来不赖的收益。看到父母和妹妹能"在这么一间美好的住房中过着这般生活"，而正是自己的辛勤劳动打造了这一切时，格里高尔"感到莫大的自豪"(87)。格里高尔的自我肯定完全建立在满足家人的基础之上，当他把现金摆到家人面前时，家人惊奇和幸福的画面一直是格里高尔心目中的"美好时光"(93)。努力挣钱是为了能早日还清父亲欠下的债。这大概需要"五到六年的时间"，但格里高尔对自己有信心(69)。先在的周密计划不允许任何变更的差池。因此在职的五年间，格里高尔一直保持高效的工作状态，他"从未请过病假"(69)，直到发生变形的那天。

　　发现自己形变后，格里高尔自己也吓了一跳。但在经历了带有惧怕的震撼（ungeheuerlich，67）之后，他尝试"再睡一会儿并把这些烦心事都忘掉"（67）。他"千百次地尝试，闭上眼，以免看到那些乱动的小脚"（68）。他自我催眠，希望一切都是"纯粹的幻想"（71），期待随着时间的推移，"真实的和理所应当的状态能够回归"（72）。但外部视角的画外音开篇就明确地告诉我们："这不是梦。"（67）变是不争的事实。在发现格里高尔"违背期望"没能早起离家上班时，家庭成员的态度同中存异。心细的母亲首先发现儿子还在家，便"小心翼翼地敲了下靠近床头的门"（70），在听到儿子（含糊不清）的声音后"安心"离开。父亲则"用拳头""轻敲"侧门，"喝声"追究原因。如果说"拳头"代表的是权力，那么"轻敲"则影射出权力拥有者的外强中干和执法时的力不从心。从连续叫儿子的名字两次的举动可以看出父亲的急迫。片刻工夫后，父亲的声音变得更为严肃低沉，儿子名字后面的两个惊叹号（Gregor！Gregor！）体现了父亲的不耐烦。而在房间的"另一个侧门"是妹妹的"轻声叹息"。三个问句"格里高尔？你不舒服吗？需要点儿什么吗？"体现了妹妹柔声细语的体贴和对哥哥的暖心关怀。父亲离开后，妹妹悄声"请求"哥哥打开门。在发现格里高尔变形之前，家人眼中的他还是家庭顶梁柱，女人（母亲和妹妹）的询问都轻声细语、小心翼翼，父亲大人的拳头也温柔落下，这和后文家人发现变形后的态度形成了鲜明对比。

不得忽略的是,格里高尔不大的房间有至少三扇连接外部的房门! 看似私密的空间向外部世界开放多个入口。其他三位家庭成员分别通过不同的途径接近他,令房间里的他应接不暇。他并"不想开门"。常年出差住宾馆的习惯让他即使在家,"夜里也把所有的门都锁上"(70)。家人与陌生人的亲密(或曰疏远)程度无异。在动弹不得的"紧急状态"下,他认为向家人求助是件好笑的事情(73)。从家中的摆设不仅可以看出家人对大儿子的理想期待,还能透露出格里高尔的真实想法:客厅墙上挂着格里高尔当兵时的照片。当时身为少尉的他无疑是家庭的骄傲。照片中的他手持佩剑,无忧地笑着,无论是神态还是制服,都令人肃然起敬(81)。公共空间(客厅)的墙上有幅神勇军官照,私密空间(格里高尔的卧室)的桌子上方挂着一幅女人像。那是格里高尔在"画报"上剪下来的,然后镶在"镀金的"框内。一幅普通的画何以镶嵌在如此奢华材质的画框内? 又为何摆放在如此重要的空间地位? 画中的女人全副武装,穿戴着"皮帽子""皮围巾"和"厚厚的皮袖筒"(67)。一方面,女性的温柔和毛皮的温暖对孤单的格里高尔而言无疑是一种温馨的陪伴;①另一方面,殷实的家底是职业工作被社会价值认可的一种表现。"毛皮"的雍容华贵所象征的不菲价值指向了该

---

① 因为格里高尔几乎没什么社交,每天的流程除了身处工作途中之外,其他的时间都在自己卧室中待着;格里高尔的房间有窗,开窗的冬天会让房间冰冷易冻。

女子不低的社会地位。由此可推测,格里高尔在外苦苦追逐经济财富和社会认可,在家中也没能觅得温暖的陪伴。他是个子身孤寂、囊中羞涩的小人物。

黑暗夜晚的房间是格里高尔唯一能"安静一下、不被打扰"(70)的时空,他终于可以独享时空,不用为公司或家人而辛劳奔波。然而安静的夜滋生了"不安的梦"(67),身体的变形已悄然发生。其实早在身体变形之前,格里高尔就已是被异化的怪诞组合:他一直是披着人皮的劳动工具。而变形制造明显分裂——他成了裹在动物硬壳中的社会人——其实只是将他内在分裂清晰地外化了出来。所有人关注的都是变形(之后)的身体,没有人注意到变形之前的精神和心理状态。

上文分析了格里高尔在发生变形之前就已然存在的潜在分裂,下文将从两大方面梳理这场变形所带来的今非昔比的变化。首先,格里高尔本身的变化,外形、声音和生活习惯的改变都让他痛苦不堪。

变形带来的最直观的改变是形变。格里高尔发现自己的身体变得"巨宽",许多条小腿"不受控制"(71)。外貌的变化并没有改变他一如既往的规训意志。变形后不顺从的身体打响了分裂的战役。反身体性而为之的任何举动都会引发"最大程度上的疼痛""灼烧的痛感给他上了一课"(71),他意识到身体的意愿,是痛教他认清身体的敏感。控制身体的过程充满痛苦,尝试不得让他恼羞成怒。但当"从未感受到的疼痛来袭时"(68),一切对身体的控制尝试化为泡沫。"创伤"让他"惧怕",从而不得不放弃不顾身体意愿的任意妄动(72)。身体制造了一系列的不适反抗,击败了他忽略身体变化的所有尝试。

在发现形变之后,格里高尔紧接着又察觉到自己声音的变化。在听到自己回复母亲的话时,格里高尔自己"吓了一跳"。虽说声音还是他以前的声音,但"掺杂了一些来自下面的、无法抑制的痛苦的嘶鸣",以至尾音模糊不清(70)。如果说他的简单回话在父母和妹妹那儿只是引起了一些不安的担忧,那么他奋力进行自我解释的长篇独白(77f)终于让公司协理和家人意识到了问题的严重性:"您二老听懂他讲的哪怕是一个词了吗?……他不会是在耍我们吧?"家人和公司隔墙发现了变形的秘密:这明明是"动物的声音"(78)啊!动物在此代表了人类被压抑的本性。"嘶鸣"这种自然的发声不同于后天习得的人类语言,因此不被社会人所理解。从人到兽,由理性的语言到自然的嘶鸣,声音的变化直接导致格里高尔和他人的理解障碍。需要指出的是,这种(不)理解是单方面的。"因为没有人能理解他,所以也没人想着他能理解别人,即使是妹妹。"(91)这场变形并没有改变格里高尔自诩"社会人"的自我认知。整个变形期间,他都能听懂人话,并理解家人的苦衷,只是他的形变让他失去了自我辩解的机会和能力,他在不变的他人眼中成为不被接受的他者。两个月以来缺乏人际交流导致格里高尔的理性混乱

（100）。在失去了语言这一理性的表达载体之后，理性本身在格里高尔身上也逐渐失效了。

第三层面的变化是饮食习惯的改变。将近一天没吃东西的格里高尔在傍晚发现了妹妹送来的、他最爱的牛奶。可是他一点儿也不想喝，甚至觉得"恶心反胃"（87）。倒是后来送来的腐烂的蔬菜和发霉的奶酪让他大快朵颐，新鲜的食物再也提不起他的食欲（90）。他不仅吃相狼狈，即进食的方式不再像人，并且在进食过程中，人类的在场都令他不适，妹妹走后他才"从沙发下钻出来，舒展腰身，大口呼气"（91）。无论是因为难为情还是出于自我防备，"躲避"的行动（90）都能体现出变形后的格里高尔在虽分量最小，但仍代表人类的妹妹面前的自惭形秽。

综上，外形的改变让规训的意志失效，声音的改变让沟通的理性失效，口味的改变让社交的礼节失效。变形后的格里高尔只能"在床上无用地待着"（71）。

变形前，格里高尔是每天出差在外的勤奋雇员：为了高效办公，他必须利用好时间，他要身体灵活、迅速移动；他要善于辞令才能说服顾客；他要保持体面的外形，才会给对方留下不错的印象。而现在，他变成一只甲虫：身体僵硬，行动缓慢，不受控制；语言不能表达自身，也不被他人理解；外形邋遢、恐怖、让人生畏。格里高尔不再高挑，他变得低矮。贴地爬行和直立行走的两种模式区分了兽的低劣和人的高贵。由人向兽的转变被赋予了由好转坏的价值批判。上文站在格里高尔的角度,总结了变形对他生活起居所造成的三方面影响。但这场猝不及防的变形对格里高尔的家庭成员和公司领导来说,远非只是从人到虫的状态改变,它更是从好人到害虫的意义更迭。下文将从三个方面探讨甲虫的有害性。

　　首次是外表上的丑陋带来视觉上的拒斥感。虽然是格里高尔"动物的声音"(78)先声制人,但当硕大的甲虫出现在大家面前时,视觉上的冲击远超过听觉上的不适。公司协理"大叫一声'哦',……用手捂住大叫的嘴,慢慢向后退"(80)。母亲扑通一下跪倒在地上,脸埋在胸前(80)。父亲先是"充满敌意地紧握双拳,像是要把格里高尔一脚踢回房间似的"(80)。但眼前的一幕让老爷子也感到"不安",他"以手遮眼,哭得连强健的胸脯也跟着颤"(80)。正如本书第三章关于罗森克兰兹的《丑的美学》中的有关文字所示,丑是一种不规则的混乱,美是秩序的井然。在萨姆沙这一典型的市民社会家庭中,欠整洁的房间是不礼貌的。① 虽家境一般,但仍会雇佣女佣来维持家庭秩序的做法②体现了市民家庭对规范的重视。而正是格里高尔的变形打乱了家中的秩序。这是他可恶的原因之一。不过在变形初期,妹妹还是会每日前来打扫卫生,这体现了家人试图将他重纳正轨的努力。但令人遗憾的是,兄

---

① 父亲说,虽然格里高尔的房间凌乱不堪,但公司协理会原谅他的(75)。
② 先是辞职的强壮女佣(73),后来了一位约莫16岁的女孩儿(98),后来又请了一位老寡妇女佣(112)。

妹俩的距离仍不可改变地越来越远。

　　除了可怖的相貌外,大家厌恶害虫的另一个原因在于,甲虫欠卫生的生活习惯不仅令人恶心,更带来传染疾病的潜在风险。在发现格里高尔变形的第一天晚上,家人还是坐立不安的。客厅的煤油灯一直亮着,家里静得出奇(87)。格里高尔房间的侧门被不时地打开,"开个小缝,又很快关上",家人"有进来看看的需求,但还是有太多顾虑"(87f)。没过多久,即便格里高尔守在门前(或许正是因为格里高尔守在门前吓到了家人),那晚家人也不再前来探望。门构成了隔离的屏障。变形前,格里高尔从里面锁上门,家人都想进来看看;变形后,格里高尔等在门前,却门可罗雀、无人问津。门后来还是被锁上了,但锁门的"钥匙插在外面"(88)。家中的房间成了关押的监狱和观察的病房。

　　妹妹第一次进入格里高尔房间时"踮着脚尖""像是路过重病患者或陌生人一样"(89)。变形后的哥哥成了"病人",习惯被哥哥照顾的妹妹现在变换角色,成为照顾哥哥的护士。[①] "得病"让哥哥在妹妹眼里变成了陌生人。哥哥连碰都没碰过的食物被妹妹"不是用手,而是用纸隔着手"(89),好像哥哥得了严重的传染病,如果不小心隔离,自己也会很快染病似的。换掉牛奶后再次端来的食

---

① 德语中的"护士"Krankenschwester 由名词 Kranke"病人"和 Schwester "姐妹"构成。

物看上去"很是丰富"(89)，实则是"不新鲜的、部分腐烂的……昨晚剩下的、……不好吃的"(89)垃圾。更令人寒心的是，这一切残羹冷炙似乎配不上标准的餐盘刀叉，妹妹把它们"摊在一张旧报纸上"(89)铺在地上。格里高尔的专属"餐盘"是用来给动物喂食的小碗。但凡放在哥哥近旁的一切，无论碰没碰，妹妹都会在事后用扫把一股脑儿地扫近桶里，盖上盖子，踢出门外(90)。从表示匆忙和迅速的副词"hastig"能看出妹妹的顾虑，她不想多待，她着急离开。是的，"因为好像没人敢单独留在家里"和怪兽相处，"每天家里要有至少两个人"(92)来相互壮胆。就连身材像父亲一样魁梧(73)的女仆也"在变形当天，跪在地上请求母亲立即解雇她"(92)。新来的是个约莫十六岁的姑娘，她请求家人把自己锁在厨房里，不到万不得已不要开门(98f)。紧闭的门不仅是对病人的隔离，更是对犯人的监禁。

如果说是丑陋带来的拒斥让个体脱离了集体，无法服务于集体，那么潜在的感染风险的罪名更大。但最令人无法接受的(这也是甲虫最大的危害性)是它的无用和寄生性。无用，即无法被利用。虫无法服务于人，不能制造任何价值或带来利益，却依附于人，坐吃等喝。变形让格里高尔成了市民社会的他者。市民和个体的不同在于，市民是从属于市的存在，要先有市的权力范围，才有子民的安康。一句话：好人变成了害虫——这是变形的结果，也是格里高尔的罪名。

2. 无用和寄生的罪名

格里高尔是公司职员。德语中的名词"雇员"（m./
f. Eingestellte）来自动词"雇用"（ein/stellen），表示受雇
于人的被动状态（过去分词 eingestellt）。经济上的依赖
决定了雇员在公司面对上司较低的地位和态度。老板
（Chef）趾高气扬，"坐在办公桌上，居高临下地跟员工讲
话"（68）。公司等级森严，不仅老板高高在上，助理是"老
板的狗奴才，既没骨气，也没脑子"（69），只会对其他员工
颐指气使。他的工作就是每日去盯梢那班五点的火车，
有谁迟到就立即打小报告。公司七点上班（72），"小小的
迟到引发了最严重的质疑"（74），公司协理本人在七点四
十（73）的时候就已然现身在萨姆沙家门前。"雇员"这一
职业身份的存在意义即无条件地服从雇主差遣。迟到被定
罪为"一种闻所未闻的玩忽职守"（76），当然会让领导"大发
雷霆"（69）。社会学家克拉考尔（Siegfried Kracauer，
1889—1966）在其 1930 年的《雇员》（*Die Angestellten*）一
书中赋予了"雇员"这一 20 世纪初的新兴职业一种双重
身份：他们既是社会经济的无产阶级，也是文化层面的市
民阶级。他们在"思想上无家可归"。[①] 一方面，他们告别
了风吹日晒的户外作业，不同于传统意义上靠体力劳动
赚钱的"蓝领"，他们没有蓝领的深色所代表的劳动人民

---

① Siegfried Kracauer: *Die Angestellten*. Frankfurt a. M.: Suhrkamp 1971,
S. 59.

的黝黑皮肤,"白领"的浅色是纯洁、干净的象征,他们坐在窗明几净、四季如春的办公室里,自诩为比无产阶级的工人更为高级的中产阶级。但另一方面,他们看似被抬高了身份地位,实际上与体力劳动的无产阶级无差,都属于被剥削的下层,但凡是雇员的都没能走出被剥削阶级的牢笼。我们格里高尔的工作性质其实介于白领和蓝领之间,他受雇于公司,但每天都要早出晚归地在外奔命。父亲欠了老板的钱,儿子要以工偿债。还债的过程也是在痛苦地赎罪。

剥削关系不仅存在于职场,更是进入家庭这一小型社会单元。格里高尔不仅是公司的犬马,还是家人的奴隶。家人悠闲的居家生活都建立在格里高尔创造的经济基础之上。就在变形的当天,父亲就向妻女开诚布公地说明了家庭的财政现状和未来可能(92)。格里高尔变形前,家人早已习惯了这样一种出纳模式:"家人感激地接受钱,格里高尔乐意地提供钱。"(93)这五年间,父亲都没再工作,发福了不少,也变得迟钝了;母亲有哮喘,在屋里转一圈都累得不行;妹妹还是个十七岁的孩子,只懂得享受生活(95)。资金上的依赖让家人成了格里高尔的寄生虫。变形前,家人依赖格里高尔的工作收入,赚钱养家成为他理所应当的责任和义务;变形后,格里高尔不仅失职渎职,更成了全家的拖油瓶。全家上下都要出去工作挣钱:父亲换上了笔挺的侍者制服(108);母亲为一家时装店缝制精品衣物;妹妹白天是售货员,晚上还要为今后的职业规划学习速记和法语(108)。一家人都在从事体力型的服务性行业,但"家庭开支仍日益紧缩"(109),新来的厨娘被辞退,母亲和妹妹在工作之余还要承担其他家务劳动。就连母女俩过去只在重大场合才舍得佩戴的家庭祖传首饰也被卖掉换钱了(109)。家人甚至开始考虑搬家,准备换个小一点儿的公寓。后来折中将一间空屋租给了三位房客(113)。一直以来,家中话语权的拥有者都是对家庭财政贡献最大的人:父亲早年做生意有些存款,他同时也是第一个出去工作的家庭成员,因此在家里地位最高;格里高尔在变形前可以违背父母观念、自行决定送妹妹去音乐学院①;变形后,他的话完全不被接受;在三位房客进驻家庭后,他们就餐坐了上座,母亲和妹妹来回跑动服务上菜,就连父亲也特意在下班回家后向家中贵宾弯腰致敬(114),一家人甚至谁都不敢当着房客的面自己独享单人沙发(115)。格里高尔的变形直接影响了家庭的财政入账,他不仅自己失去了作为家中唯一财政来源的身份,还因可怖的外形吓走了租客,从而阻碍了家人收租(117f)。"在这个超负荷工作、过度劳累的家庭,除非完全必要,不然谁还有时间去照顾格里高尔呢?"(109)更可恨的是,他现在变成了依赖家人的寄生虫。

韦伯(Max Weber,1864—1920)在其《新教伦理与资

---

① 艺术和音乐在格里高尔看来是"想都不敢想的美好的梦"(93),而对父母而言,这些都是"并不想听的无稽之谈"(93)。

本主义精神》(*Die protestantische Ethik und der Geist des Kapitalismus*,1904)一书中揭示了 16 世纪宗教改革后的新教伦理和资本主义经济思想间的亲和力关系,尤其借助马丁·路德(Martin Luther,1483—1546)的"天职"(Beruf)概念,韦伯解释了宗教从思想上的道德伦理过渡到经济上的工作伦理的世俗化过程,即原本通过对身体和思想进行禁欲规训的宗教观现在变为在职业岗位上履行好自身义务的"天职",实现工作意义上的劳动价值同样是对上帝尽忠的表现。无欲无求的禁欲滋养了世俗的欲望,将对财富的追求合理化。这样一来,工作的价值和意义全在于创造价值,拥有制造财富的能力的人占领了道德的高地。从经济的角度讲,格里高尔的变形为公司造成了巨大的经济损失。迟到和误工既是对时间的挥霍,更是对资源的浪费、对生产的阻碍;对家人而言,久病床前所需的人力、物力是很大的精力和财力投入。总之,变形这样的个人事件在社会分化的背景条件下造成了集体的损失。经济上的债(Schuld)构成了道德上的罪(Schuld)。格里高尔亏欠家人和公司的债务无法偿还,他从全家的恩人变成了社会的罪人。代表社会的家庭对他从经济上的剥削进入到伦理上的惩罚。

家庭对格里高尔的惩罚主要体现在两个方面:一是来自父亲的体罚,二是(主要)来自妹妹的语言暴力。

父亲每日一边享用"早餐这一顿一天之中最重要的

餐食",一边花数小时时间阅读不同报纸(81)。傍晚时分,父亲会"提高声调"(87)将下午新鲜发行的报纸读给母亲和妹妹听。虽然足不出户①,但父亲依旧享受着带妻女见世面的权威姿态。通过诵读报纸这种当局意识形态的喉舌媒介上的内容,萨姆沙一家遵从并捍卫着市民价值。报纸不仅是有闲阶级的消遣物,是社会舆论的传声筒,还是父亲彰显权力地位的有力武器。为了防止格里高尔爬出房门吓到更多的人,父亲右手持着公司协理的手杖,左手从桌上抓起一大把报纸(85),"像个愤怒的野人一样"(85)尝试将儿子赶回屋内。手杖本是市民社会中绅士地位的象征,是优雅的物件,现在成了殴打的棍棒,是力量的权杖。父亲在此不仅是家规的代表,接过拐杖的他也在替协理维护公司的利益和社会的劳动道德。格里高尔"害怕"父亲,不敢正面看他(85②)。父亲的追赶和喊打让格里高尔"胁腹部完全擦伤""血流不止"(86)。如果说父亲第一次体罚格里高尔是为了防微杜渐,为将他可能造成的危害扼杀于襁褓,那么第二次的惩罚缘由其实是个误会。母亲在帮妹妹搬家具时因意外看到变形后的格里高尔而晕倒在地。妹妹的一句简短汇报"格里高尔逃出来了"(104)让父亲误以为是格里高尔主动"暴力袭击"了母亲(104),因此怒不可遏,一边大吼着"啊!"

---

① 父亲一年到头很少出门(105)。
② 他一刻不停地偷偷从侧面观察父亲(85)。

（104），一边面色狰狞地（105）大踏步追着格里高尔满屋跑。父亲这一次的武器是苹果（106）。苹果让人联想起伊甸园的原罪，砸在罪人身上，留下"出乎意料的、难以置信的痛"（106）。这是"长在肉里的可见纪念"（107）。每次发生在当下或未来的痛都会让当事人回想起自己过去的罪和罚。痛在此既是惩罚的印记，也是赎罪的方式。

　　父亲施暴主要为确保格里高尔待在房间不要出来。变形已成为家丑，格里高尔被反锁在屋里，就连递交辞呈的女仆都念东家的好，信誓旦旦地担保不会将家丑外扬（92）。柔弱的妹妹本和格里高尔最亲。但在每次进屋打扫卫生时，她都"很快把门带上"，再"径直去开窗"（96）。从关上门和打开窗这两个连续的动作可以看出妹妹对格里高尔的厌恶，对他变形给家里带来的负面影响的不满。当格里高尔意识到妹妹无法接受自己注视的目光时，他选择躲在沙发下。他知道妹妹看不惯他的外形，为了不让妹妹快速逃离，为了能和她多待一会儿，格里高尔选择四脚朝天地将整个身子藏在沙发下面，甚至还盖上一块麻布遮蔽自己。而这么煞费苦心的代价是高昂的——这是自我牺牲，也是自我惩罚，折腾这一趟"他需要四小时的时间"（97）。格里高尔感恩家人对自己所付出的极大"耐心和体谅"，对自己给家人造成的不便感到难过，对家人"被迫"陷入这种"麻烦"而感到深深的自责（88）。一想到赚钱养家的必要性和自己目前的无助和无能，"羞愧和悲伤让他涨红了脸"（95）。

达尔文（Charles Darwin，1809—1882）在《人类与动物的表情》（*Der Ausdruck der Gemüthsbewegungen bei dem Menschen und den Thieren*，1872）一书中将脸红认定为羞耻的直接表达。[①] 德语中"耻"（Scham）的印度日耳曼语词源"kêm"具有"遮掩"的意思。[②] 这说明了羞耻和自我遮掩之间的紧密关系。德国哲学人类学家舍勒（Max Scheler，1874—1928）认为：在耻发生之前，当事人要先对自身有一个外在视角的回顾。[③] 耻的出现，说明了人的分裂。西美尔（Georg Simmel，1858—1918）在其发表于 1901 年的《论耻的心理学》（*Zur Psychologie der Scham*）的论文中总结了耻的诱因：羞耻体现的是我所意识到的自我和理想中的自我之间的巨大差距，即我是和我应是之间的不统一。自我被划分为了一个真实、会犯错、因此不完满的自我，还有一个完整、理想的自我。当我觉察到两者间的差异时，耻感产生。[④] 格里高尔的耻感产生不仅源自对身体的失控，更在于他意识到自己成为了他人眼中的无用废物。这其实涉及了两个层面：

---

① 参见：［英］查尔斯·罗伯特·达尔文（Charles Robert Darwin）：《人类与动物的表情》，周立邦译，213 页，北京，北京大学出版社，2009。

② 参见：Günter H. Seidler：*Der Blick des Anderen. Eine Analyse der Scham*. Stuttgart：Klett-Cotta Verlag 2012，S. 6.

③ 参见：Max Scheler：Über Scham und Schamgefühl. In：*Schriften aus dem Nachlass*. Bd. 3. Zur Ethik und Erkenntnislehre. Bonn：Bouvier 2000，S.67 - 154.

④ 参见：Georg Simmel：Zur Psychologie der Scham. In：*Schriften zur Soziologie. Eine Auswahl*. Frankfurt a. M. 1986，S. 140f.

首先,"身体失控"让他愧为人的存在。德国哲学人类学家普莱斯纳(Helmuth Plessner,1892—1985)在其《有机体及人类的发展阶段》(*Die Stufen des Organischen und der Mensch. Einleitung in die philosophische Anthropologie*,1928)一书中将人类的存在方式描述成一种"离心定位"(Exzentrizität)。他用"方位性"(Positionalität)区分了人和动植物的差异。普莱斯纳认为,人和动物都是一种身体性的存在,都被固定在了时间和空间轴上的一点。但动物对自己的存在不自觉,因此是"向心性"的有机体;而人是"离心性"的,可以借助无限的精神,脱离自己有限的身体。虽然人的身体(如动物一样)被置于了闭合性的界限之内,但反思性让其超脱了这个界限。因此人既是这具身体(Körper sein),同时也拥有这具身体(Körper haben)。[①] 这里的"拥有"无异于掌控和规训。格里高尔自觉无法控制自己的身体,这让他的存在沦陷为了低等的动物,耻感随即产生。

其次,承认自己变成了他人世界中的废物让格里高尔有愧于社会人的称号。在德国社会学家内克尔(Sighard Neckel,1956—)看来:"所有的耻都具社会性,因为耻总与准则相关"。[②] 埃利亚斯(Nobert Elias,1897—1990)认

---

① Helmuth Plessner: *Die Stufen des Organischen und der Mensch. Einleitung in die philosophische Anthropologie.* Berlin: De Gruyter 1975, S. 296.

② Sighard Neckel: *Status und Scham. Zur symbolischen Reproduktion sozialer Ungleichheit.* Frankfurt a. M.: Campus Verlag 1991, S. 18.

为,文明的进程伴随着"外迫力"(Fremdzwang)到"自迫力"(Selbstzwang)的转化。耻是社会文明的产物,体现了一种他人优于自己的"社会恐惧"(soziale Angst)。[①] 社会准则一开始是通过暴力强加于人体身上的,违规者犯了罪,要受到严厉的惩罚。后来,外来的罪变成了内在的耻,外在的准则内化为自我内在约束力。所谓"社会恐惧",即对僭越社会秩序后受到集体惩罚的恐惧,因此防微杜渐,自我遏制犯错的可能。萨特(Jean-Paul Satre,1905—1980)以"耻"造句:"我在他人面前对我感到羞耻"[②],一语总结了耻的多维。在《存在与虚无》(*Das Sein und das Nichts. Versuch einer phänomenologischen Ontologie*,1943)中,萨特将羞耻产生的本源认作他者的存在。他人的目光和注视让我从一个处于中心位置的主体变成了一个置身于他人目光之下的、被观察的对象。这种从主体到客体的转化让我从一个"自为的存在"(Für-sich-Sein)退化为一个"为他的存在"(Für-Andere-Sein)。综上,自我的反思关照、他人的目视在场和自觉到的我比我想象中的我要低劣是耻产生的三大前提。耻的出现说明了自我认同他者的价值标准,并相信自己处于标准之下。当格里高尔

---

① 参见:Norbert Elias:*Über den Prozeß der Zivilisation. Soziogenetische und psychogenetische Untersuchungen*. Zweiter Band. *Wandlungen der Gesellschaft. Entwurf zu einer Theorie der Zivilisation*. Frankfur a. M.:Suhrkamp 1988,S. 397.

② [法]让-保罗·萨特(Jean-Paul Sartre):《存在与虚无》,陈宣良等译,北京,生活·读书·新知三联书店 1987 年版,第 362 页。

自觉自己对他人已无价值之时,他相信自己丧失了存在的全部意义。

变形引发了罪和耻,同时不被集体和个体所接受。这不仅体现了社会对个体的严苛规训,更体现了个体内化集体规则后规训自身的意志。如果说罪是集体对个体的宣判,那么耻体现的是个体的分裂,是意志和身体的竞技,是主体内部的战争。可是委屈自己的牺牲并没有得到家人的理解,相反,他越来越招人烦了。妹妹打扫卫生的速度越来越快,态度也越来越草率。每天早上上班前,她匆忙将剩餐剩饭"用脚"踢进格里高尔门内(111)。如上文所示,变虫让兄妹俩的地位发生了高下倒转,哥哥是依赖护士妹妹照顾的病人。刚变形时,家人惧怕怪兽,父亲在前两个星期都没来看他一眼(97);变形一个月后,连妹妹都不再害怕大甲虫,反倒是妹妹进屋制造的"走动和噪声"令格里高尔瑟瑟发抖(96)。妹妹在照顾格里高尔的生活方面立了大功。在此期间,她在家中也越来越有发言权。她说服母亲帮她一起搬出格里高尔房间里的家具(100)。撤走卧室的家具(98)这一举动虽然可以扩大格里高尔的活动范围,但正如母亲所言:"搬走家具难道不就说明我们放弃了他康复的一切希望,对他置之不顾了吗?"(100)房间里仅仅保留下"不可或缺的沙发"(100f),而这一家具不是给人来坐的,而是用来遮挡甲虫的屏风。随着家具的移除,人住的房间变成了兽栖的洞穴。人用的家具被移了出来,家里不要的东西会陆续搬进格里高尔的房间

(113)，好像这里既是仓库，也是垃圾场。格里高尔自然也不愿被完全踢出人类生活，毕竟家具的在场可以帮他"回忆起他曾经为人的过往时光"(100)。由此可见，格里高尔对自己的身份和价值认同其实已和家人无异。妹妹现在家中的地位屈居于父亲。父亲在外工作时，她是大管家，等父亲回来时会向他报告家中诸事(104)。渐渐地，老人会请示她"孩子，那我们该怎么做？"(120)，她的权威甚至超过了父亲。在格里高尔吓得母亲晕倒在地时，她挥着拳头、目光紧逼地责骂哥哥(103)。这可是变形发生后妹妹对哥哥说的第一句话，却是带着不满的指责和控诉的警告。最后是妹妹对格里高尔进行了最终宣判。

变形让格里高尔在家庭中的身份地位逐渐滑落。他吃着家人剩下的残羹冷炙，和家中不用的废物"住"在一起。妹妹在"照顾"了他一个多月后也放弃了他。新来的老寡妇女佣接手了妹妹打扫房间的工作。与家人对格里高尔的厌恶相对比，老女佣"并不反感"(112)或害怕格里高尔。可连这位家中地位最低的女佣对格里高尔的称谓都是"老屎壳郎"(112)，由此可见人对虫的鄙夷。就连平日举止得体的三位租客(114)在看到甲虫后也粗鲁地"向地上啐了一口"(118)，因和甲虫同在一个屋檐下而愤慨不已，甚至向父亲提出了赔偿要求。就这样，格里高尔从人变兽、变虫，最后被忽略不计。在妹妹的判决中，格雷高尔从"哥哥"变为动物的"它"，后来是连动物都称不上的"怪物"(Untier 由否定前缀"un-"和名词"Tier"构成)。

妹妹向父母正式提议：现在到了不得不"摆脱它"的时候了！(119)这么做的原因主要有两个：一是因为它的存在百害无一利，"像我们仨这样不得不如此辛苦工作的人，哪儿受得了家中这没完没了的折磨"(120)，"这畜生追赶我们，赶走房客，很明显是想独占整个公寓，把我们都赶到草坪上去过夜。"(120)"它早晚会整死你们二老的"(120)。其次，妹妹劝父母停止将眼前的"怪物"等同成自己的家人(119)，"我们一直这么相信[它就是格里高尔(原文宾语省略)——笔者注]，本是我们的不幸"(120)。因为一贯照顾家人、牺牲自己的格里高尔怎么会眼睁睁地看着这一家老小受尽苦难呢？既然它不是我们的亲人，对"它"这么久的"照顾和忍受"已是仁至义尽，放弃它没人会指责我们不人道(119)。按照妹妹的逻辑，辛苦的陪护是以未来的康复为前提的，不会有所好转的应尽早放弃。这很明显是未来功用主义思想。

为证明自己自始至终都是爱家人的好儿子、好哥哥，格里高尔又一次决定牺牲自己。"他带着感激和爱意念着家人。他必须消失的念头前所未有的坚定"(122)。就像《判决》(Das Urteil, 1912)中儿子临刑前的高呼："亲爱的父母，我可一直是爱你们的啊！"(64)一样，死亡是解决争端的最后努力，不仅消退了他"全身的痛"(122)，死更是证明了爱，赎清了罪。格里高尔死了。他先是被职场社会宣告了死亡，又被家人放逐。世界对他的最后一句话"它死了"(123)为他盖棺定论：格里高尔不是人，他也

不是以人的名义"死"(sterben)的。这种"死"(krepieren)
没有任何社会价值。女佣草草"了结"(weggeschafft)了
甲虫的后事(126),家人都不必参与劳心。这是春暖花开
的"三月末"(124)。儿子的死带给全家人万物复苏的希望,
父亲"感谢上帝"(123),母亲带着"忧伤的微笑"(124)。一
家人赶走了房客(124),似乎不再需要额外的收入;他们
还辞退了女佣(126),好像这个家从此不再希望有任何外
人的介入。一家三口前所未有地团结在一起。他们甚至
集体"请假"(125),要去"郊外"(126)散心,还决定"换房
子"(127),好尽快"让陈年旧事过去吧"(126)。在格里高
尔咽气之后,叙述者对家人的称谓发生了改变。原先是
一家人是以格里高尔为中心的"爸爸""妈妈"和"妹妹",
现在是"萨姆沙先生、太太"(Das Ehepaar Samsa 或 Herr
und Frau Samsa,123)和"格雷特"(Grete,123)。在排除
了异己的他者之后,家庭重回秩序。

3.来自身体的抗议

由于变形直接体现的是身体层面的一种较之于正常
状态的偏离,所以文本中人物对格里高尔变形的第一反
应都是身体抱恙。对格里高尔而言,变形只是"阻止他起
床"的"一点儿小不适和头晕眼花"(77)。萨姆沙一家的
街道对过就有一家医院,灰黑的颜色很是阴郁(81)。格
里高尔不得不时常看到它,却对此十分厌恶(95)。对医
疗机构的反感不仅说明他对自己的身体缺少关注,更暴露
了他对规训机构的厌倦。母亲认为儿子"不舒服"(75)、"得

了重病"(78),妹妹去"找医生",父亲去找"锁匠"(78)。在格里高尔看来,医生和锁匠这两种职业的区别"不必细分"(79),都是手拿工具,做着先破坏再翻新的活计。在自行开门之后,他自言自语"无需锁匠前来"(80)。在看到硕大甲虫后,家人也放弃了求医问药的努力。公司协理认为"站在公司的角度,这点儿小不适是要克服一下的"(75),因病迟到是"一种闻所未闻的玩忽职守"(76)。老板请来的医疗保险公司医生在"生病""请病假"和"懒惰""反抗"之间画上了等号,在他眼中,世上只有"相当健康,但不热爱工作的人"(69)。病人是懒人和坏人的同义词。由此可见,格里高尔的变形虽造成了身心的不适,但不是医学可以解决的疾病问题。变形在此是桑塔格意义上的"疾病的隐喻"。个体的身体变化造成了对集体的耽误,身体的罢工和失效阻碍了工作的绩效。病是相对于正常状态的偏离,病人不同于顺从的大众,是权力惩处的他者。若不能做一颗流水线上的螺丝钉,个体就脱离了社交关系网。格里高尔的变形在家人和公司看来是一种不负责任的逃避,是"逃离责任、工作和义务"①的托辞。人变动物被看作一种衰败的倒退。"衰败"(Degeneration)一词的前缀"de-"是反义的,加在词干中心词之前表示其对立面。它既是"缺点、损伤"(Defekt)中的"缺"和"损",也

---

① Walter H. Sokel: *Franz Kafka. Tragik und Ironie*. Frankfurt a. M.: Fischer 1976, S. 90.

是"解构"(Dekonstruktion)的"解"。否定前缀"de-"的这种偏离本没有价值色彩，它既可以是贬义的"破、损、落、败、反、坏"，也可以是褒义的，代表脱颖而出的创新和另辟蹊径的大胆。正如德勒兹和加塔利(Felix Guattari，1930—1992)所言：变动物是人针对文明进程的反抗，变成动物是社会人的一条"逃逸线"。① 这里的"逃逸"是一种主动的"生成"，身体在主动变化，这是反辖域化、反体系和反控制的。变成动物后的格里高尔拒绝社会分工，拒绝扮演社会既定角色，拒绝被社会同化，成为了异质的"小众"②。对《变形记》的接受经历了如下的范式转换：从关注思想的异化到关注身体的问题，从可怜他的无路可走到祝福他的终于解脱。

　　公司把雇员当作理应时刻运转的机器，可以区分这些无差机器的是个人的劳动意愿。不愿时刻运转的个体是懒的、坏的。剥削关系进入家庭，一人劳作，全家清闲的模式被认为是理所当然。连格里高尔自己都相信，精神是可以左右身体的，身体没有意志，只是按精神的意愿去运转。而变形给了高傲的规训意志一记响亮的耳光。上文以站在家人、公司和格里高尔的理性角度，细数了"变"的罪名。下面让我们站在身体的角度，来看一下变形带来的影响。

① Gilles Deleuze/Félix Guattari: *Kafka. Für eine kleine Literatur*. Frankfurt a. M.: Suhrkamp 1976, S. 20.
② 德勒兹和加塔利的《小文学》中的"小"也是异质、小众的意思。

　　变形后的格里高尔变懒了,但这种懒散没有带来任何身体上的不适;正相反,他"感觉良好,甚至食欲大增"(69)。如前文所示,只有在他违背身体意愿地活动时,身体才会以疼痛发出反抗的警告。尝试驯服身体的大军主要有两个,一是家庭和公司所代表的社会规范,二是格里高尔在内化社会规范后形成的自我要求。这内外两个战场都打着理性的旗帜,站在权力的高地,向身体挥动着规训的皮鞭。精神内化了外来的教条,身体的偏离和抗拒让精神的顺从变得可怜。变形体现的不是个体在无法满足集体要求后所采取的无能的逃避措施;通过变形,个体主动远离了集体,身体也打响了对抗实用性思想和劳动力剥削的战役。变形的地点在崇拜秩序的市民家庭中,时间是阳光普照的上午,当事人的状态是清醒的——市民道德和理性的太阳都没能阻挡身体的越狱!"变形"的"变"不是无奈的"逃",而是主动的"变",是身体主动的逃离,是先于精神的反应,处于保护主体的目的,为主体自由、自治而做出的贡献,是拒绝意志奴役的反抗。如果说变形前,身体被家人、公司和格雷高尔自己囚禁在为他的责任之下不得动弹,在理性刺眼的探照灯下缩成一团,那么在变形后,身体变大,变硬,变重,挣断束缚的铁链,掀开了肩上的重担。它变得可怕,阶下囚成了笼中兽,让任何想要接近的人望而却步,闻风丧胆。变形前,身体是活在精神暴政下的奴隶;而现在,精神被困在身体的巨大躯壳中无计可施。格里高尔对身体的态度经历了从遮掩到展示,从以弱为耻到以弱要挟的变化过程。耻辱总是伴随着他者的目光、对自己的嫌弃和自我掩盖的行动。格里高尔开始总是试图满足他人的期待,扮演好他人眼中的角色。逐渐地,他向家人展现自己的痛苦,因为这些痛苦都是为家人服务而造成的。① 展现的过程不仅是为了引起注意,更是在诉说自己的委屈、声讨他人的过责。在妹妹进门打扫时,格里高尔故意让自己处在特定的肮脏角落,就是为了间接指责妹妹打扫的不细致(111)。原来他会对自己欠整洁的外貌和身体的遗漏物而感到羞愧,而现在,这种畏惧荡然无存(116)。在看到租户不耐烦地听妹妹的艺术演奏时,格里高尔被激怒了。"他的可怖外形第一次发挥了作用"(117)。站在身体的立场,疾病不是罪与罚,不是耻辱的烙印;是身体逃离到了疾病的庇护领域,疾病成为身体忤逆的借口、争宠的资本、要挟的武器和革命的镰刀。身体是定义人的根本。形变后的格里高尔从亲爱的儿子和哥哥、公司的好员工变成了无用的兽和寄生的虫。身体的变化不仅让人失望、绝望,也给人带来希望。妹妹从原来不谙世事的小姑娘成长为父母眼中"日益活泼的女儿""美丽而丰满的姑娘"。为她找个如意郎君的计划让父母看到了"全新的梦想和美好的前景"。可笑的是,"梦想"和"前景"的承载物依旧是"身体"

① 参见:„Gregor stellt seine Leiden, für die er die Familie verantwortlich macht, gerne zur Schau." Jürgen Schubiger: *Franz Kafka. Die Verwandlung. Eine Interpretation*. Zürich, Freiburg i. Br.: 1969, S. 37.

(127)本身。

变形的起因是身体趋利避害的主动逃离。病是不舒适的身体对环境的反应。变形的结果是身体的无用化(即失去劳动能力,进而失去经济和社会价值)。权力和理性双双举了白旗,宣告对身体规训的失败。这场身体的反抗革命终以死亡收尾。格雷高尔的死亡不是柏拉图意义上低贱肉体的消逝和高贵精神的飞升。这里的死是肉体和精神的同归于尽,是不会反思的主体之死,是身体面对罪感的外在鞭笞和耻感的内在折磨的最后一击。意志无法强迫身体恢复工作,身体也没能促使意识反思改变,思想和身体无法和解,死亡不仅是外在权力的判决、内在超我的惩罚,更是化解矛盾的解决方案。因为生,就要对集体有意义的生,就是压抑个体的生,是有损生命意志的生。死亡是身体反击的最后一张王牌。

三、小　结

乡村医生和小职员格里高尔均被判有病。这里的病不是身体层面的生理状况,而是疾病的隐喻,是权力对偏离准则的他者的指控和惩戒。男孩的家人是权力的代表,罢免了乡村医生定夺安恙的特权。健康既不是医学研究出的统一标准,也不是病人感受到的个体舒适,它变成"漂浮的能指",指向了权力的规训意志。疾病因其"偏离健康"的特点被权力打上了不羁他者的烙印,作为"偏离的他者"的病人既可以如乡村医生一般被施加无罪的罪名，成为没病的患者，也可以如格里高尔一般通过身体的主动变形来逃离社会人的剥削铁笼。

　　卡夫卡笔下的"病"体现的是一种不和谐的冲突状态，这是由身体所代表的生命意志和权力所代表的规训意志之间的差异所引发的矛盾。"病"引发了对内和对外的战争。对外问题是个体和集体间的对峙；对内问题是同一的自我分裂为有病的身心和想要康复的意志。也就是说，疾病不但偏离了正常，更分裂了个体。个体的病既是社会压抑的后果，也是社会隔离的原因。病是较之于正常规范的偏离，是权力的匮乏。病患因他者和弱者的身份处在社会的边缘，受到制度的压抑和排挤。集体由个体组成，但却反个体。集体这部权力机器所重视的不是个体的舒适或健康，而是零部件运转的正常。个体的社会角色是强加在个体身上的，文明的历史既是权力执政的暴力史，也是个体内化社会规则后责难自身的屈辱史。当这种强加的功用和价值与个体自由发展的意愿出现不一致时，冲突出现了。社会的文明进程伴随了个体的妥协和退化①，是社会价值的单一性导致了个体的出走。病是无法融入集体的边缘人的生存体验。病人是权力的他者，是权力的排他性产生并恶化了疾病。疾病的

————————

① 相对于个体的"退步"的"进步"是尼采意义上不断自我强化的生命力。如若力不再向外扩张，而是向内进行自我折磨，就是个体的退步。

存在体现了权力的不兼容和局限性。卡夫卡笔下的人物是矛盾的,他们一边积极地不断尝试改变,一边消极地接受自己无能改变的现实。他们在努力寻找解决矛盾出路、试图融入社会的过程中不断碰壁,绝望、无解。正如乡下人始终在等待法之大门的敞开,但等待的过程充满了绝望和痛苦。怪诞和悖论不仅体现了矛盾的社会结构,还展现了个体的无所适从。不论是较之于集体偏离还是个体内部的分裂都彰显了 20 世纪初一元秩序的失效。健康是本体论的统一,是整齐划一的秩序,是集体无差的和谐,疾病的出现昭示了本体论的土崩瓦解。

第五章　病的戏拟

数月之前,当原子弹还只是一个街头传言时,人们普遍相信,原子的分解只是一个涉及物理学家的问题,在他们解决了原子的分裂问题之后,一项新型的毁灭性武器将对人人触手可及。

(那时的谣言还称,实验室中某个孤独的疯子可能将人类文明炸成碎片,就像轻而易举地点燃烟花一样。)[1]

《物理学家》是当代瑞士作家迪伦马特发表于 1961 年的二幕喜剧。1962 年 2 月底,《物理学家》在苏黎世成功首演,这是继《老妇还乡》(*Der Besuch der alten Dame*,1956)之后,迪伦马特的又一戏剧大作。两年间(1962 至

---

[1] George Orwell: *You and the Atomic Bomb*. In: *Tribune*, 19. Oktober 1945. Sieh. auch: https://web.archive.org/web/20050215230650/http://tmh.floonet.net/articles/abombs.html (Letzter Zugriff: 07.12.2020) 引文为笔者自译。

1963 年),这部"喜剧"近 1 600 次被搬上舞台,成为德语区境内最常上演的戏剧之一。[①]

　　如果说卡夫卡所关注的是 21 世纪现代人普遍存在的问题,《一个乡村医生》和《变形记》均体现了社会人的迷茫,刻画了一种想要融入集体而不得的不知所措;那么迪伦马特的戏剧则探讨了科技发展所引发的伦理问题。科技的产品不再是科学家的囊中私物,而是涉及了整个人类的安危攸关。格里高尔是平庸的小雇员,和乡下医生一样,都处于社会的下层,身陷被动和无奈的处境,或遁到身体的硬壳中寻求保护,或被发配到冰冷的雪原永不得返;而迪伦马特笔下的主人公是顶尖的科学家,是人类的精英和希望,本可以名利双收,却选择躲到疯人院中装疯卖傻。卡夫卡笔下权力和他者的对峙十分明显,"乡村医生"的病是权力对他者的鞭笞和惩戒,是集体排斥少数个体的罪名;而"物理学家"以病为托词来实现个体逃离集体的目的。在卡夫卡文中,不论是家庭还是公司,权力的代表都高高在上,对作为病人的边缘人物指手画脚;而迪伦马特剧中的"病人"拥有高于常人的特权:装疯的物理学家可以不受法律和道德的约束,真疯的精神病女医生即将按下引爆世界的按钮。卡夫卡笔下的"病"是

---

① 参见:Bernd Matukowski: *Erläuterungen zu Friedrich Dürrenmatt*, *Die Physiker*. Königs Erläuterungen und Materialien. Bd. 368. 3. Aufl. Hollfeld: Bange Verlag 2014, S. 36. 及 Gerhard P. Knapp: *Friedrich Dürrenmatt: Die Physiker*. Frankfurt a. M.: Diesterweg 1997, S. 41.

"不正常"的代名词;而在迪伦马特剧中,权力本身成为最荒唐与疯癫的存在。如果说卡夫卡主要体现的是权力对疾病的排挤和唾弃,那么迪伦马特则挖掘出了权力的生产性和疯癫的特权。

以下三节试图回答如下三个问题:

1. 个体装疯体现了何种个体价值和社会问题?

2. 疯癫和权力之间有何互动关系?

3. 迪伦马特的戏剧理论怎样体现了疾病的偏离特色,从而达到了颠覆传统的效果?

一、疯人院——秩序混乱的
无法之国

故事发生在一座名为"樱桃园"(Les Cerisiers)的"私人疗养院别墅"中。这是一个远离闹市、与世隔绝的封闭空间。"周边环境包括近旁的、原先是纯天然的、后被人工改造的湖泊,还有远处的中等偏小的城镇。"青山、林丛、美湖、平原环绕,"优美的风景安抚着紧张的神经"。开篇美言的"疗养院"在第一页的末尾就原形毕露:真正的事发地是"精神病院",整个情节围绕"疯子"展开。(11①)在戏剧大幕拉开之前的导演按就已明确地告诉我们,这

---

① Fridrich Dürrenmatt: *Die Physiker. Eine Komödie in zwei Akten.* Neufassung 1980. Diogenes. Zürich 1998. 引文均为笔者自译。只在括号中给出原德语文本的页码。

是一个发生在理性错乱的空间之内,关于精神病患者的
故事。

　　根据福柯在《疯癫与文明》(*Wahnsinn und Gesellschaft:
Eine Geschichte des Wahns im Zeitalter der Vernunft*,
1961)中的考古,文明对疯癫的安置地并非一直是怡人的
世外桃源。福柯将疯癫与文明的对峙大致分为了三个阶
段。在 14 至 16 世纪的文艺复兴时期,社会刚从基督教
的禁锢中解放出来。长期压抑后身体终得欢喜雀跃,这
和疯子的形象不谋而合。所以,文艺复兴时期对疯子是
善意而友好的。疯癫被看作一种跟梦幻和想象力紧密相
关的现象,释放着快乐和无忧无虑,甚至可以预测未来。
疯子在当时可以和正常人和谐共处,他们并不是危险的
存在。当社会进入到 17、18 世纪的理性主义时期之后,
古典的二元论使得灵魂和身体、秩序和混乱、理性和疯癫
对立起来。17 世纪,个体的辛勤劳动可以彰显上帝的荣
耀,对自己欲望的克制是一种高贵的美德。疯子因其不克
己、不劳作的生活方式被认定是罪恶的存在。笛卡尔认
为,思考着的人是不会疯癫的。理性是绝对优势,疯癫被
排除在外。随着 1656 年巴黎总医院(L'Hôpital Général
de Paris)的设立,权力正式借助机构作用于疯癫,疯子从
正常生活中被隔离出去一个半世纪之久。社会上禁止行
乞,没有工作能力的人是不道德的、反社会的。疯癫者被
关了禁闭,如马戏团的困兽和小丑,被正常人观看、嘲讽。
在经历了 18 世纪的法国大革命之后,人道主义精神备受

推崇。疯子被从医院中解救了出来,对疯子的惩罚变为了人道主义的安慰。19 世纪以来疯癫不再被视为罪恶,而是被视为病症。实证精神病学的创设一改过去对病人的肉体囚禁,运用现代精神病学原理对他们进行治疗。疯癫被看作一种孩童式的心智不成熟,医护人员作为家长权威要对他们进行教育和治疗。精神病院搬离了城市的中心,常坐落在偏远的山区,人们试图用新鲜的空气去净化病人,让他们重回正常。纵观近代以来的这两个时期,不论是被监禁的犯人,抑或是"生病"的患者,疯子都是社会中不正常的异类,遭到社会的排挤。他们被动而无奈,受制于人,尤其是警卫和医生。

在迪伦马特的笔下,剧中的疗养院虽坐落在田园般的城郊,但内部设施却很像监狱。大堂有四个连接临近空间的通道:"三扇门"(13)分别通向三位物理学家的房间,这是被监控者的封闭世界;大堂和外部空间之间的通道是一扇栅栏(14),森严的设备凸显了医院的军事色彩。在开篇的"地点介绍"中可知,疯人院的附近有一所"监狱"。医院和监狱并置在一起,病人和"犯人"被等同对待(11)。从关押到放逐,位处自然的疗养院等同于城市的监狱,把疯子当作病人的看护与对犯人的改造无异。但与福柯的疯癫史不同的是,本剧中的三位人物主动来到疯人院,他们是社会的精英,他们享有多于"正常人"的权力。三位理性和逻辑的代言人现在成了疯子,他们更反规则而行事,触犯了社会的制约条款。他们中的两位甚至先后勒死了照顾他们的护士(13)。事故发生地的医院兼监狱现在又多了一重权力机构的名称,它现在成了警局和法庭。

如题目所示,故事的核心人物是三位物理学家,准确讲,是三位在学界享誉盛名的核物理学家。这三位乔装疯癫来到疯人院,先后杀死了专门负责看护他们的女护工。问题是:为何理性会主动选择对疯癫的模拟?科学家为何选择疯人院?又为何杀人?

1. 道德的失效

理性和逻辑在故事伊始就处于失效的状态。这不仅体现在三位疯了的科学家身上,还有一位糊涂的探长。

探长福斯(Richard Voß)在理性断案之前就已沉醉在迷醉剂中不得自拔。带着"白葡萄酒香味",他取出一支"雪茄"(14),拒绝护士长的"茶饮",要求换一杯"烈酒"(15)。探长一边破坏着疗养院的法则(吸烟、喝酒),一边尝试将外部世界的法则带到这里。这是三个月内在同一地点、以几乎完全一致的方式发生的第二起杀人事件了。第一起事件是自称"牛顿"(Newton)的博伊特勒(Herbert Georg Beutler)用窗帘勒死了看护他的护士多罗特娅(Dorothea)。现在是自称"爱因斯坦"(Einstein)的埃内斯蒂(Ernst Heinrich Ernesti)用落地灯的电线勒死了护士伊蕾妮(Irene)。然而时过三月,"牛顿"非但没有被捕,甚至在第二起案件的现场,以别墅主人的身份为探长提供酒水,帮他出谋划策。但"牛顿"几句话就把他"搞蒙"

(verwirrt，21)了。面对并不疑难的案件(凶手和受害人都在现场)，探长却觉得"一团糟"。他"头脑发胀"，一个劲儿地"拭着汗"(17)，禁不住问自己"我是不是疯了？"(17)。探长被精神病患者和护士长玛尔塔(Oberschwester Marta)的言行"震惊得目瞪口呆"(25)。案件无法继续进行，无奈之下，他求助于女院长，并最终接受了她的牵强解释，相信两位核物理学家是因为研究过放射性物质，大脑受损，所以才变疯、杀人。(28)

　　在疯人院这一特殊的医疗机构中，不仅理性缺失，法律和道德也失效了。"这群精神病们常常力大无比。真不简单。"可以徒手用简单的道具勒死两位分别作为女子拳击协会的会员和全国柔道协会的州冠军的护士(16)。病赋予了患者"大力"：他们暴力夺去了她人的生命，更具有了凌驾于规则之上的权力。他们受到了特殊的保护，享有比访客，甚至是所有正常人更多的自由：在疗养院的大厅内"只准病人抽烟，访客不准"(19)。疯子杀了人，却因其"病人"的身份免了责，他们不是贬义的"凶手"，只是中性的"肇事者"(15)。他们甚至不能被随口称为"家伙"，而必须是受到重视的"一位生病的人"(17)。"谋杀"不再是穷凶极恶的坏事，而成了稀松平常的小事，是受害人的"不幸事件"(16)，"肇事者"不但无罪，更不必回应他人的要求。当探长要求"爱因斯坦"停止拉琴、接受"审讯"时，为他的"应该"(sollen)没有起到任何作用(16)，患者"必须安静"(17)，他的一切行动"必须"(muß)以"自己"(sich)为出发点。

两位杀人犯均因其病人的身份而不受法的制约,探长打道回府,却不曾想在几小时之后又要折返回来处理第三起类似的案件。同样是物理学家,同样是精神病患者,类似的作案工具,死者依旧是护士,结局仍然是凶犯的无罪释放。在疯人院的三起凶杀案发生之前,探长每年会在小城逮捕五六个杀人犯。那时候"正义终究是正义",不论探长愿不愿意,终归要逮捕罪犯的。但在"樱桃园"事件发生后,探长起初因"不能干涉"而"有点儿生气",但是现在,正如他跟女精神病医生说起自己作为探长的全部"职责":他只需"接受记录、查看尸体、让他们拍几张照,请我们法医做个鉴定"(55)。他"一下子开始享受起来",甚至可以高兴地"手舞足蹈"。他解释道:"正义太累人了,在伸张正义的过程中,我们葬送了自己的健康和道德"。探长也"需要休息"(60)。作为法的捍卫者,探长的不作为标志了国家秩序的消解。执法人的无能为力说明了对错、好坏和正邪的界限开始模糊。在非理性的无法之国,正义开始向疯癫投降。疯子享有了杀生和不死的特权,脱离了社会的束缚,既无罪,也无耻。在疯子的王国,"正义正式休假了"(60)。不论是疯人院,还是监狱、警局,抑或法院——故事的发生地,都勾勒出一个理性失效的错乱空间,这里是秩序混乱的无法之国。

2. 理性的逃离

约翰·威廉·默比乌斯(Johann Wilhelm Möbius)

来疯人院"已有 15 年"。院长对他的评价为"无害，病情稳定，没什么变化"(29)。相比其他两位病友，他的出现姗姗来迟。① 但他才是剧目的主角。后文可知，"牛顿"和"爱因斯坦"均称其为"世界上最重要的人"(71)，因为这位拥有世界上最聪明大脑的物理学博士提出了可以实现一切发明创造的"世界公式"(69)，从而成为(至少)两大秘密智库和军事机构的关注对象。

　　下面将先后通过对他和家人、护士莫妮卡(Monika)，以及另外两位物理学家之间的互动进行分析，尝试找到这位科学天才主动装病的动机理由。

　　默比乌斯是个孤儿。当他还是个 15 岁的中学生时，就租了未来岳父的一间阁楼，不良的经济状况令人堪忧。琳娜(Lina)在默比乌斯 20 岁时违背双亲意愿嫁给了他，之后便走上了漫长的抚养之路。妻子称呼比自己小 15 岁(33)的丈夫为"约翰·小威廉"(Johann Wilhelmlein, 32)，夫妻之间的关系更像是母子。妻子的财力付出不仅让丈夫多年的求学生涯(从高中毕业到即将荣升教授资格)成为可能，他的病情更是"耗费了巨资"(34)。两人育有三子。从孩子的年龄来看(14、15 和 16 岁，36f)，三年三子，这位母亲没有一点儿喘息的余地。更何况默比乌斯入院治疗已有 15 年之久，这说明他几乎完全缺席了三个孩子

──────────

① 对他的第一次提及出现在该书第 29 页，这时的行文已经进行了三分之一。

的成长,一切家庭重任都落在妻子身上。三个孩子都还不认识自己的生父。第一次的见面也是永别,因为琳娜现在闪婚嫁给了一位丧偶的教父,成为了罗泽(Rose)太太,而罗泽教父很快就要携家眷去太平洋任职(32)。这对新婚父母对默比乌斯的病情持不同态度。教父罗泽对所有赞美诗了如指掌,日常交流也只会引用经文。但连这位虔诚的神学家都不相信"奇迹的可能",认为"精神病患者"不会有所好转(33)。相比之下,琳娜更为笃信,她不认为前夫疯了,认为他身处的机构"是疗养院,而非疯人院",他只是"神经受损了,仅此而已"(37),对他的康复依旧十几年如一日的信心不减。新建的家庭要共同抚养九个孩子,经济情况不容乐观。这对新婚夫妻的共同点在于:虽然"一辈子都不停操劳",日子过得"每况愈下"(琳娜说:"我现在[指改嫁后——笔者注]的日子比原来还要艰难。"),但"上帝好施援手"(34),一家人都对未来充满希望。对孩子的抚养体现了家长典型的小市民教育观念。三个孩子都对长辈毕恭毕敬,他们回答问题简短、机械,常把"是的,遵命"放在嘴边。他们都学习了乐器(39),对未来踌躇满志,分别立志要成为牧师、哲学家和物理学家(37),成为受人尊重的人才、得到社会的认可。

在听到自己的小儿子长大要做物理学家时,默比乌斯立即表示反对。他甚至将自己的病怪罪给职业:"我真不该成为(物理学家——笔者注)。从来都不该。不然我现在也不会在疯人院里。"(37)和罗泽教父一样,默比乌

斯同样对赞美诗倒背如流,但他认为所罗门国王(König
Salomo)"不再是伟大的金色国王",而是"困苦的真理之
王"(40),他所口述的真理不是美好的天国,而是人类的
毁灭。相比前妻乐观的未来态度和孩子们对科学的信心
和热爱,默比乌斯相信科学的进步会带来人类的末日。
当着家人的面,他默诵了一首所罗门的赞美诗,来歌颂那
些宇航员们。

想当年,我们逃离地球,飞向天际。

去往月球的沙漠。陷入她的尘埃。

有人已然在那儿无声地死去。

但多数人在水星的铅锅内被煮干,

在金星的油桶中溶解,

甚至在火星上被雷鸣般、放射性的黄色太阳所吞噬。

木星发臭,

飞速旋转的甲烷岩浆,

如此有力地浇灌下来,

连我们的酒保都呕吐不已。

土星带着诅咒观察着我们。

之后发生的事情不值一提:

天王星,海王星

关于冥王星和超冥王星的是最后的下流玩笑。

我们早就把太阳和天狼星混为一团,

又把天狼星和老人星相混淆,

　　　　偏航了,飞向更深处
　　　　飘向几颗白色的行星,
　　　　都是我们从未到达的地方,
　　　　连我们飞船上的木乃伊都早已满目疮痍:
　　　　在丑陋的面孔中再也没有
　　　　对呼吸着的地球的想念。(41f)

　　在这段诗中,默比乌斯借助神灵的视角,以回顾的方式预言了人类航天事业的未来。人类离开地球,飞向更为浩瀚的宇宙,人类的势力范围和生存空间均得以拓展,但只有地球是可以呼吸的星球,其他的行星均是人类死亡的坟墓。月球的沙漠、水星的铅锅、金星的油桶、火星的炽热、木星的岩浆、土星的诅咒……科技打造的宇宙飞船带我们去到前人从未涉足的领域,但这里也是生命的尽头,连木乃伊都开始腐烂。不是所有的迈步都是前进,不是所有科技都能造福人类,不是所有美好的动机都会达到预计目标,不是所有前人的未竟之事都有做的价值和意义。这是对人类探索和征服宇宙的太空计划的公然反对。

　　然而,这首诗混淆了转述和独白的差异,模糊了疯癫和理性的界限。这是所罗门的暗示,还是默比乌斯的预言?这是疯子的玩笑,还是智者的告诫?默比乌斯在疯人院的大厅里情绪激昂、难以自持,他在家人面前装疯卖傻、使得真伪难辨,但回到自己私密的空间(他的一号病房），面对和他朝夕相处的护士，他又换了模样。

如果说在和家人的互动中，我们大多看到的是默比乌斯的冷漠和无情，那么在和护士莫妮卡的接触过程中，他展现了更为人性和温情的一面。默比乌斯在家人面前的疯癫演绎很快转变为了在护士前面的袒露心意。他向莫妮卡承认自己"装疯"，并将装疯的原因解释为"和妻子和儿子们告别。永别"（43）。

> 这是一种人道的方式。既然我已经在疯人院了，那么将过去抹掉的最好方式就是以一种疯狂的形式：我的家人可以心安理得地忘记我。我的出现让他们不愿再来看我。我这边的后果无关紧要，我这么做只是为了他们院外的生活。当疯子是要花钱的。十五年来，我的好琳娜支付了巨额费用，现在必须画个句号了。（44）

装疯是为了和过去告别，是为了不再拖累家人。院外"正常"物理学家的身份虽能将人类的足迹带向更远的未知之地，但"进步"（fort/schreiten）同时意味着危险的"越界"和病情的"恶化"。理性装病是在有意倒退，默比乌斯的装疯在此一方面体现了顶尖科学家对进步论的怀疑和否定；另一方面也折射出外界社会对科学技术的疯狂迷信和追逐。

　　夫妻二人在经过了十年的朝夕相处后,[①]妻子仍没能看出丈夫在装疯卖傻。相比较而言,照顾默比乌斯才刚刚两年的护士莫妮卡却早已"看穿"了他。她相信他所说的一切,包括所罗门显灵(46)和"口授发明一切的体系"(50),只有一点:她知道,默比乌斯没病。她"感觉得到"(46)。这是直觉和算计、感觉和推理之间的对抗较量。面对莫妮卡的真情表白,"爱因斯坦"和默比乌斯都劝她"理性些"(48f)。因为爱对于理性的物理学家而言是"最疯狂的事"(50)。他们"忍受不了混乱",他们"成为物理学家的原因就在于热爱秩序,为了将自然中看似非秩序的混乱重新带到更好的秩序中去"(19)。"牛顿"用窗帘绳勒死护士时自辩道:"她爱我,我爱她。这一窘境只能由一条窗帘绳解决。……我的任务是去思考万有引力,而不是去爱一个娘们儿。"(20)三位护士都爱上了自己的病人,也都识破了他们装疯的把戏。爱情的火焰和真相的浮出断送了她们的性命。按照理性的逻辑,护士能识破物理学家的伪装,能爱上被关在疯人院的病人,这简直是奇迹! 而科学不相信奇迹。"在科学的领域,没什么比奇迹更有失体统了。"(45)物理学家要"按计划行事"(44)。在护士莫妮卡提出想要和他结婚、生子,以及出版手稿等一系列未来想法之后,默比乌斯用窗帘憋死了她(53)。组

---

① 默比乌斯 15 岁认识琳娜,20 岁两人结婚,4 年后大儿子出生,现在大儿子 16 岁,默比乌斯入院已有 15 年。这说明默现在 40 岁,于 25 岁入院,入院前和琳娜同在一个屋檐下已有接近 10 年时间。

建家庭、走出疯人院、重回学术圈,护士莫妮卡的以上人
生规划都站在了默比乌斯计划的反面。对默比乌斯而
言,打破事先的计划需要巨大的勇气,而"勇气是一种罪
行"(51),这意味着偏离轨道后的重新规划。至此,默比
乌斯站在理性的立场成功地"消灭"了"爱":结发妻子改
嫁后远走高飞,看守护士被杀后人鬼殊途。他身边的这
两位女性人物都感性地对他充满希望、不离不弃,可他想
要的是却是绝望地被遗忘。爱是融合,而他想要隔离。
在他看来,离开妻子和杀死恋人的做法既是对她们的牺
牲,也是对二人的保护。因爱而放弃——这是因为默比
乌斯肩负着作为物理学家的责任重担。

二、权力的癫狂

四五十年前,H·G·威尔斯先生等人就曾向我
们发出警告说,人类存在着用自己研发出来的武器
消灭自身的危险,然后留下蚂蚁等其他群居物种来
掌管世界。

任何亲眼目睹过德国城市废墟的人都会相信这
种想法并非天方夜谭。①

20世纪50年代末至60年代初的世界政坛分为两大

---

① George Orwell: *You and the Atomic Bomb*. A.a.O. 引文为笔者自译。

阵营,美国和苏联这两大超级大国为争夺世界霸权冲突严重,在政治、经济和军事方面互相遏制,各自储存大量核武器,以备不时之需。英国作家乔治·奥威尔(George Orwell,1903—1950)在 1945 年 10 月 19 日的《论坛报》(*Tribune*)上发表了名为"你和原子弹"(You and the Atomic Bomb)的专栏檄文。文中,奥威尔将核战争阴影下各大超级权力之间的持续性对垒状态描述为"冷战"。①"冷"这一形容词不仅体现出国与国以及不同意识形态之间的敌对冲突,更描绘出人与人之间的紧张情绪。1961年,东德(即民主德国)政府为阻止市民逃往西德(即联邦德国),在东西柏林的边境竖起了一座名为"反法西斯防卫墙"的"柏林墙"。这座一直持续到 1989 年年底的地标一方面成为德国分裂的标志性建筑物;另一方面也是冷战"铁幕"的知名象征。1942 年,美国在"原子弹之父"罗伯特·奥本海姆(Robert Oppenheimer,1904—1967)的带领下正式启动了"曼哈顿计划",开始秘密制造原子弹,并于 1945 年 7 月 16 日在美国新墨西哥州的阿拉摩高德沙漠(alamagordo)首次成功试爆。1945 年 8 月 6 日,美国在日本广岛投下铀弹,造成约 26 万人死亡和超过 16万人伤残。三天后,又在长崎投下钚弹,造成约 40 万人的伤亡。两起大型人为灾难的发生,促使世界开始关注原子弹这一大规模的杀伤性武器兼高精尖的科学发明。

———————

① George Orwell: *You and the Atomic Bomb*. A.a.O. 引文为笔者自译。

原子核的聚变和裂变反应在瞬间产生巨大的杀伤性能量,使得原子这一物理学概念不再是纸上谈兵。原子弹的产生令物理学和政治、军事相衔接。科学制造了杀人武器,科学家成了刽子手,人类最聪明的大脑正在葬送人类的未来。一时间,针对原子弹和物理学家的讨论此起彼伏。

1. 原子弹的威力与危害

需要说明的是,参与对当代物理学家责任问题的讨论在当时并非只有迪伦马特一人。有两部文本跟迪伦马特的这部戏剧相关,也都涉及了原子弹的爆炸和物理学家的命运。它们分别是 1956 年罗伯特·荣克(Robert Jungk,1913—1994)发表的报告文学《比上千个太阳更亮——原子学家的命运》(*Heller als tausend Sonnen. Das Schicksal der Atomforscher*)和海纳·基普哈特(Heiner Kipphardt,1922—1982)于 1964 年初次登台的纪录片剧《奥本海姆事件》(*In der Sache J. R. Oppenheimer*)。1956 年,即荣克发表其报告文学的同年,迪伦马特在苏黎世周报《世界之周》(*Die Weltwoche*)上发表了该书书评,[①]体现了他对该书的密切关注。迪伦马特在文中指出,集体规训的目视现已无处不在,个体无处可藏,思考成了危险的行动,一个人的想法可以被无限复制,只要是

---

① Friedrich Dürrenmatt: *Heller als tausend Sonnen. Zu einem Buch von Robert Jungk.* In: Ders.: *Werkausgabe in dreißig Bänden.* Bd. 28. Zürich: Diogenes 1998, S. 20 - 24.

想出来的就可以被技术实现。荣克和基普哈特的这两部互文文本所关注的分别是来自德国和美国的两位物理学家的真实经历,但在科学和政治、科学家的自由和责任,以及对原子弹的反思等方面,两者殊途同归。

荣克讲述了原子弹的发展历史:从第一次核分裂实验,到建造第一颗原子弹,再到美国氢弹的发展,直至美国总统杜鲁门(Harry S. Truman,1884—1972)按下空投按钮。荣克研读了很多属于物理家的机密文件和私人信函,并对他们进行了长年调查和采访。其中最为著名的当属德国理论物理学家,量子力学的创始人之一维尔纳·海森堡(Werner Karl Heisenberg,1901—1976)。他于 1927 年提出了著名的"测不准原理"。海森堡发现,在测量运动着的粒子的位置和速度时一定会产生误差,两者不能同时被测出其值,因此物理学上的预测很难通过统计学实验得到验证。"测不准原理"不但指出了人类科学测量能力的局限,说明事实是不可测的,实验是有局限的,它更动摇了科学的哲学观:经典物理学(如牛顿力学)中的决定论在量子力学失效了。爱因斯坦(Albert Einstein,1879—1955)至死都固执地相信物理学的非偶然性。他在 1926 年底写给马克斯·玻恩(Max Born,1882—1970)的信中称:"量子力学是非常值得关注的领域。但有个内在声音告诉我说,这并不是真正的雅各布。量子力学的理论信息颇丰,但它并没有给我们带来更多上帝的秘密。反正我是深信不疑,上帝没在掷骰子。"①"掷骰子"代表着偶然的发生。在爱因斯坦看来,世界的规律是必然的,科学的实验会找出隐蔽的规律,证实必然的结果。然而爱因斯坦经过多年的尝试,即使是用隐变量理论提出了质疑,但仍无法避免物理学中可观测量的不确定性和随机性。海森堡因为"测不准原理"(或曰"不确定原理")的提出和对量子力学的贡献而一举获得了 1932 年的诺贝尔物理学奖。然而,这位平步青云的青年科学家在专业领域所取得的成就并不及他的政治身份让他家喻户晓。1933 年纳粹上台后,如爱因斯坦和薛定谔(Erwin Schrödinger,1887—1961)等著名犹太裔的物理学家均选择流亡避难。海森堡则选择留在祖国,并在纳粹的领导下,参与了核武器的研制工作。虽然纳粹德国最终并没有制造出核武器,但海森堡的身份除了原本的科学精英之外,现又多了一层政治傀儡的身份。物理学家能够建造原子弹的前提是:他们要获得政客和军事独裁者的允许。科学研究的背后有政府大笔的资金投入,作为交换条件,科研成果的使用权也必须要交到权力的掌控者手中。离开了权力,科学失去了发展的可能。

无独有偶,一方面,纳粹德国在海森堡的带领下进行原子弹的研制;另一方面,美国在罗斯福(Franklin

---

① Albert Einstein/Hedwig und Max Born: *Briefwechsel* 1916 – 1955. Reinbek bei Hamburg: Rowohlt 1972, S. 97f.

D. Roosevelt,1882—1945)总统的命令下秘密打造了以
奥本海姆为带头人的科研团队,计划在德国之前赶制出
原子弹。当美国洛斯阿拉莫斯实验室(Los Alamos)成功
研制的第一批原子弹引爆成功,阿拉莫高德沙漠上空形
成了耀眼夺目的巨型蘑菇云。亲眼看到这一幕时,奥本
海姆,这位明知原子弹无穷威力的专业科学家,还是被眼
前的一幕深深震撼到。事后,他转引了《摩诃婆罗多》
(*Mahābhārata*)中《薄伽梵歌》(*Bhagavad Gītā*)的诗句
来形容当时的场景:

> 唯有千日同升,
> 齐照耀于太空,
> 方可与之类同。①

原子弹的爆炸将比"上千个太阳更亮"。理性对太阳
所代表的光明和权力疯狂追随,但原子弹的爆炸所带来
的并非是温暖而光明的未来,而是人类的毁灭和无尽的

---

① 《薄伽梵歌》,张保胜译,中国社会科学出版社,北京:1991 年。
　第 11 章的 12 诗行:
　"若论大我光辉,
　唯有千日同升,
　齐照耀于太空,
　方可与之类同。"(129f)
　第 32 诗行:
　"我是成熟的毁世之时,
　我的责任就是毁灭众人。"(134)

暗夜。长崎和广岛事件之后，社会舆论一方面叹息科学
被奴役；另一方面又指责如海森堡和奥本海姆一样的物
理学家，认为他们不应只埋头做基础物理研究，而要对其
研究成果所引发的社会和政治后果负责。如果说科学家
的任务是去更多地探索自然的无穷奥秘，其责任是去改
善人类的生存条件，那么参与核武器计划的物理学家是
良心有愧的。在得知投弹对日本造成的巨大死伤数目
时，作为"曼哈顿计划"带头人的奥本海姆深表自责。他
在采访中同样引用了《薄伽梵歌》的诗句说道：

> 现在我成了死神，
> 世界的毁灭者。①

正如奥威尔所言，原子弹一方面

> ……可能会把我们带回到蛮荒时代。但是另一
> 方面，原子弹也可能意味着国家主权以及高度集中
> 化的警卫国家的终结，……它更可能会让众多大规
> 模的战争戛然而止，但停战的代价却是制造一种无
> 限延长的'没有和平的平静状态'。②

---

① J. Robert Oppenheimer im NBC-Interview 1965 at atomicarchive.com.
http://www.atomicarchive.com/Movies/Movie8.shtml (Letzter Zugriff
am 07.12.2020).
② George Orwell: *You and the Atomic Bomb*. A.a.O.

原子弹的爆炸会带来一种终极的平静状态。这是国家的终结，争斗的停止，文明的末章，一切成就化作灰烬，傲人的高科技让人类重回野蛮时代。奥本海姆的沉痛反思为他招致了"苏联间谍"的嫌疑。美国总统艾森豪威尔（Dwight David Eisenhower，1890—1969）以耽误政府发展氢弹计划为缘由，以"叛国罪"起诉奥本海姆，并禁止其日后参与任何国家秘密行动。在 1954 年四月举办的安全听证会在持续了一月之久之后，其当庭记录被公之于众。这就形成了基普哈特记录剧的原型。这两个文本，尤其是两者所指涉的背景事件，都凸显了当代自然科学家，尤其是核物理学家，所面临的窘境。这既关涉理论和实践层面的差别，他们还身处科学和政治之间的博弈。除此之外，在对自然的认识过程中，处处按计划行事的严谨作风最后却引发了出乎意料的后果，强烈的掌控欲带来的是一无所有的虚无和无法挽回的灾难。科学的理性之光能否照亮人类的未来？或是会打开世界毁灭的地狱之门？

在迪伦马特的笔下，三位物理学家的罪并非只有表面上的杀人行凶。正如"牛顿"所言："逮捕我的原因，是因我勒死了护士，还是因为我让原子弹成为可能？"(22)在"牛顿"看来，若把原子弹的爆炸怪罪到物理学家头上是"不公平"(23)的：

> 我["牛顿"——笔者注]根据观察自然构建起理论，用数学的语言书写下来，得到若干公式。然后技

工（Techniker）来了。他们只关心公式。他们对待电力学的方式就像皮条客对待妓女一样，只是在利用而已。他们制造出机器，而机器只有在脱离了其发明理论的基础上才变得有用。所以今天的任何一头蠢驴都能让灯泡发光，也能让原子弹爆炸。（22f）

科学家关注理论的完善，政客和军阀关注权力的扩张。按照"牛顿"的逻辑，物理学家是伟大思想的创造者，技工是机械的生产者，而其他人是产品的使用者。创造者只管无止境的创作，去开拓新的领域，无需为之后的事情烦心。科技并不愚蠢，蠢的是错误使用它的人。相比于"牛顿"，默比乌斯并不是科技进步论的信徒。他和奥本海姆的观点类似，认为若科学家的职责在于造福于人类，倘若科学成果反而对人类有害，那么科学家理应背负罪名。基于对科学家责任的理解不同，"牛顿"指责默比乌斯不分享科研成果的自私，而在后者看来，若在无法保证科学成果不会被误用或滥用的前提下就毫无保留地分享，才是对科学的背叛。

在科学领域，我们已经走到了认识的边界。我们知道若干可以准确掌握的规律，若干不可理解的现象之间的基本练习，仅此而已，剩下的绝大部分依旧是秘密，是人类智力无法触及的领域。我们（物理学家——笔者注）已经走到了路的尽头。但是人类的路还有很长要走。我们已经打了头仗，但后继无人，我们落入了无人区。我们的科学变得可怕，我们的研究变得危险，我们的认识变得致命。对于我们物理学家而言，除了向现实投降之外，别无他择。我们无法和现实抗衡。我们让现实走向毁灭。我们必须收回我们的知识，而且我已经收回了。没有其他解决方法，这对你们也是一样。(74)

倘若产品脱离了生产者，加之使用者不（想）了解产品，也不（愿）清楚界限，那么试用、使用、利用和滥用务必会混淆在一起。1957 年，18 位来自西德的原子物理学家发表了《哥廷根 18 杰声明》(*Erklärung der Göttinger Achtzehn*)，公开反对原子能的军事使用。剧中默比乌斯的选择是：止步和收回，而非文中"牛顿"意义上的进步和共享。这种决定让人不由联想到布莱希特的戏剧主角伽利略。

布莱希特在 1938 至 1939 年流亡丹麦期间写成了《伽利略传》(*Das Leben des Galileis*)。伽利略 (Galileo Galilei，1564—1642) 于 1600 年前后发现哥白尼 (Kopernikus) 的日心说是正确的。这一反"地心说"的发现威胁并动摇了教会的权力统治，因此伽利略受到了监禁和刑罚的恐吓，被要求撤销其理论蛊惑。无奈之下，伽利略公开否定了自己的研究发现，却又私下在暗中继续钻研。在布莱希特看来，伽利略为了保全自己经历了双重的失败。首先，他向教会权威投降，这宣告了个体的无能；其次，他隐藏了真相,背叛了科学,人类无法享受科学带来的革新进步,还被蒙在愚昧迷信之中,科学无法发挥其造福人类的作用,这是他作为科学家的失职。伽利略的错是不分享的错,是不利用的错。文中的广场(Marktplatz)是共享、开放和公开的象征,是科学技术大显身手的舞台。在伽利略的时代,科学本应是广场上最耀眼的明星,是集市上最抢手的商品,科学家的责任应当是通过分享科研成果来帮助大众战胜愚昧落后的宗教迷信,从而达到社会的进步。然而在进入 21 世纪之后,科学家可否通过分享科技成果来保持人类社会的进步?门内迈尔(Franz Norbert Mennemeier)指出:"自然科学的发展连同对进步论的信仰曾经是 19 世纪的骄傲,而这里[迪伦马特笔下——笔者注]一切都被打回原形。"[1]1938 年,德国化学家哈恩(Otto Hahn, 1879—1968)成功分裂了铀原子。在用慢中子轰击铀核时,他首次观察到原子核核裂变现象。哈恩因此获得 1944 年的诺贝尔化学奖。首创的科学在被世界发现的同时世界也看到了利用核能的巨大潜力。在广岛和长崎事件发生后,布莱希特改变了原著的结尾。他在流亡美国期间所著的加利福尼亚版本中加入了伽利略的自我批判。他对自己的学生扎尔迪(Sarti)说:"我认为,科学的唯一目的在于帮助人类分担痛苦",而现在,

---

① Franz-Norbert Mennemeier: *Optimistische und pessimistische Zeitkritik*. In: Ludwig Heinz Arnold: *Friedrich Dürrenmatt: Die Physiker*. Stuttgart: Klett 1980, S. 41.

"科学的进步加速了人类的灭亡"。① 这和迪伦马特剧中默比乌斯的观点不谋而合。杜尔扎克(Manfred Durzak)认为,迪伦马特的《物理学家》收回了布莱希特笔下伽利略的观点主张,科学的发展带来的不再是乐观的进步论,而是"彻底的绝望"。② 如果说布莱希特笔下的伽利略展现了不分享和不利用的科学浪费,那么迪伦马特的默比乌斯则体会到了分享和滥用的科学罪过。

同样为了科学的未来,伽利略选择先保全自己,再暗中研究;而默比乌斯则选择牺牲自己。他远离社会,装疯卖傻,逃到封闭而隔离的疯人院,以为这才是科学和人类自保的避难所。然而在他的周密计划下能否可以阻止科技毁灭世界? 文中的其他两位物理学家又是否赞同默比乌斯对科学家使命的理解以及他对待研究成果的态度?

2. 科学家的责任和自由

在谈论科学家的责任之前,让我们先来对比一下这三位物理学家的异同。

首先,三位都先后承认自己是在"装疯"。③ 其次,为能继续待在疯人院中,他们不得不杀人。正如"牛顿"所言:"我不得不杀人,因为我想要避免所有嫌疑。护士多

---

① Bertolt Brecht: *Leben des Galilei*. 11. Aufl. Berlin: Suhrkamp 1970, S. 125f.

② Manfred Durzak: „*Die Physiker*" — „*Zurücknahme*" *von Brechts* „*Galilei*"? In: Ludwig Heinz Arnold: *Friedrich Dürrenmatt: Die Physiker*. Stuttgart: Klett 1980, S. 36.

③ 莫比乌斯(43)、牛顿(62)、爱因斯坦(64)。

罗特娅不再认为我疯了,主任医师只认为我的病情不那么严重,但一场谋杀终于证明了我的疯狂。"(63)三人杀人的原因都是为了能够继续保持"疯子"的身份。再次,他们的做法都源自"命令"。"牛顿"和"爱因斯坦"先后坦白道:"命令就是命令。"("牛顿"63,"爱因斯坦"65),不得反抗。默比乌斯也称是所罗门"命令"他杀死了护士莫妮卡。(58)然而这三位想要一直待在精神病医院的动机有所不同,他们命令的发出者也并非是同一个。

　　既然是装病,那么先让我们搞清楚三人的真实身份。"牛顿"原名基尔顿(Alec Jasper Kilton),是"相对论"的创始人(62)。"爱因斯坦"原名艾斯勒(Joseph Eisler),是"艾斯勒效应"的发现者(64)。二人均在默比乌斯之后以"装疯"的方式进入疯人院。(63)他俩所效力的秘密机构"借由一个偶然的机会发现,[默比乌斯——笔者注]是当代最伟大的物理学家"(64)。若这一猜测得到证实,两人的任务就是要劫持默比乌斯出院,确保他的研究成果可以服务于集团机构。为了接近默比乌斯,得到他的研究"手稿"(71),二人费尽周折:"牛顿"苦学德语,而"爱因斯坦","一个完全没有音乐细胞的人",不得不学习演奏小提琴。两位在专业领域颇有建树的物理学家现均"转行"做了特工,常年在疯人院中隐姓埋名。前两位物理学家所服务的情报机构是真实存在的,而默比乌斯的"所罗门"则完全是他的臆想和杜撰。也就是说,三人装疯,以及通过杀人来确保能继续待在疯人院中的做法虽然一致,但"牛顿"和"爱因斯坦"

是为了能接近默比乌斯并说服他出院服务于权力机构。

相同的选择来自相似的认识。涉及"科学的自由"(70)问题,两人都先后表明:物理学家并不自由,他们要解决的科学问题终究要服务于"国防"(72、73)。这也是二人主动偏离自己科学家身份的原因。但他俩的区别在于:"牛顿"所看重的是个人的利益,而个体的平步青云需要借助集体的力量,所以对他而言,服务于哪一家总参谋部(70)都一样,重要的是要权衡机构给个体的好处。他用个人的至高荣誉来做诱惑默比乌斯的砝码:"一年之内,我们会让您穿上燕尾服,送您去斯特格尔摩,您会得到诺贝尔奖。"(68)"爱因斯坦"却认为科学一定要服务于机构,而且自己的"总参部"最为"神圣"(70)。他参与权力政治的运作,却"为了党国放弃了自己的权力"(73)。第二次世界大战后的世界在政治、经济和军事方面分为两派:一方面是由美国带领的,包括西德、英国、法国在内的西方资本主义阵营,他们在政治和军事上结成北约联盟,遵循国会的民主制,推崇人权,运行自由的市场经济,提倡个体自由;另一方面是以苏联为首的,由东方社会主义国家组成的华约组织,当时的东德也隶属其内。党国在政治上起统治地位,经济上遵循计划经济。东西两大体系分庭抗礼、相互竞争,尤其在拉丁美洲和亚洲扩张各自力量,力争影响世界。在以上"冷战"的背景下,有研究认为①,

---

① 参见:Bernd Matukowski: *Erläuterungen zu Friedrich Dürrenmatt, Die Physiker*. Königs Erläuterungen und Materialien. Band 368. 3. Aufl. Hollfeld: Bange Verlag 2014, S. 120f.

"牛顿"和"爱因斯坦"分别代表了西方和东方的两大体系。更为确切地说,"牛顿"和"爱因斯坦"之间的差异体现的是个人主义和集体主义的对峙。对于个体价值的理解,二人也有所不同。如果说"牛顿"利欲熏心,被集体承诺给个体的物质和荣誉所迷惑,那么"爱因斯坦"则将自身的存在价值体现在对集体的无私贡献。如默比乌斯所言:"["牛顿"——笔者注]意欲保证个人自由,因此拒绝集体责任。["爱因斯坦"——笔者注]认为物理学要实现某一特定国家的权力政治"(72),但自己却失去了自主权。

默比乌斯和他俩不同:首先,他始终把自己定位为一名物理学家,而不是军事特工或政治玩家。其次,他相信科学的自由,或曰他努力捍卫着物理学不受军事和政治左右。再次,他的关注点既不是个体的功成名就,也不是集体的发展可能,他所关注的"目标是物理学的未来"。因此,他"要做一个物理学家的决定"(72)。在默比乌斯看来,"牛顿"被名誉左右,"爱因斯坦"受集体束缚,他们二人都不再是纯粹的物理学家,他们疯狂地追逐着权力,却牢牢地被权力束缚住,他们辅佐权力机构的做法是对科学的背叛。默比乌斯将自己定义为物理学家。他立志要为科学效忠,认为只能通过"变形为疯子""作为疯子来忠于我们科学的秘密"(77)。

正因"牛顿"和"爱因斯坦"的身份现已偏离了物理学家,所以三人针对科学家的责任理解也存在分歧。简单来讲,"牛顿"和"爱因斯坦"均支持科技的发展和理论的应用,而默比乌斯则希望理论和学科的独立。这是分享和隐藏,进步论和末世论的冲突。对"牛顿"而言,像默比乌斯这种天才是"全人类的财富""有义务向非天才打开科学之门"(68)。然而对于开门后的结果,"牛顿"不曾关心。在他看来,科学家的任务是"做出一流的工作,除此别无其他。至于我们为人类开辟的道路,人们懂不懂得去走,那是他们的事儿,跟我们无关。"(70)相比"牛顿"对拥有财富的渴望,默比乌斯更看重行为决定的后坐力。"研究我的场域论和万有引力论可能产生的作用和影响,那是我的责任。研究的结果是灾难性的。如果我的研究落入了人类手中,全新的、不可想象的能量将释放出去,一种可以嘲笑任何想象力的技术行将诞生。"(69)"牛顿"和"爱因斯坦"均建议默比乌斯不要坐地为牢,要敢于"冒风险"。而默比乌斯却说:

> 有些风险是决不能去冒的,比如人类的毁灭就是一例。世界用已有武器搞出来的名堂,我们是心知肚明的。世界借助我的理论可能搞出来什么名堂,这点我们是可以想象的。我的行动是基于这一认识而来的。我曾经很穷。我曾拥有一个妻子和三个孩子。大学的名誉和工业的财富向我招手。这两条路对我来说都太危险了。我若发表了我的论文,就会导致经济的颠覆和经济结构的崩塌。是责任指向了另一条路。我放弃了我的学术事业和工业成就,把

我的家庭交给命运。而我自己选择当个小丑。(73f)

基于对科学家责任的理解不同,"牛顿"和"爱因斯坦"极力说服默比乌斯早日离开疯人院,而默比乌斯则选择永远在这里待下去(62)。在他看来,"牛顿"和"爱因斯坦"为他提供的外面世界的"现实可能"都是另一种层面上的"监狱",科学研究的成果务必会"被政客们操控利用"(73)。"我唯一的机会就是尚不被外界发现。只有在疯人院里,我们才是自由的。只有在疯人院中我们还能思考。若获得了人身自由,我们的思想就是炸药。"(75)他所理解的"自由"是作为物理学家的思考的自由,是自己的研究成果不被政治和军事利用,是避免理论科学造成任何实践上的不良后果。

综上,杀人是为了继续装疯。三位物理学家装疯的举动都有"一个特定的原因"。表面看,都是为了隐瞒自己的真实身份,但"牛顿"和"爱因斯坦"是"为了他们的秘密任务不受干扰"——这是暂时的隐瞒,而默比乌斯是为了永久的消失。因为护士莫妮卡相信他,认为他是个"被埋没的天才,她不理解,当今世界一个天才的义务就是被埋没。"默比乌斯行凶杀死了一个人,为的是"避免一场更为可怖的谋杀"(75)。"牺牲"(76)一个人,证明自己的疯癫,从而被世界埋没,自己的研究成果不会被权力当局利用到国防事业上去,即用来打造大规模杀伤性武器,并以此避免全人类的牺牲。

> 我们要么牺牲自我,要么被杀害。
>
> 要么待在疯人院,要么世界将变成疯人院。
>
> 我们要么消失在人类的记忆中,要么毁灭全人类。(75f)

默比乌斯的结论是:若要履行物理学家的责任,即保证物理学的未来,并对研究成果的实际使用负责,则必须放弃物理学家的自由。

> 疯癫,但睿智。
>
> 禁锢,但自由。
>
> 物理学家,但是无辜。(77)

通过装疯来隐藏真实身份,从而淡出权力的追逐;通过放弃人身自由来获得思想上的自由和良心上的问心无愧;只有待在疯人院中物理学家才能保护好自己的研究成果,才能对人类无害,才能对灾难免责。

在"关于《物理学家》的 21 点说明"中有如下三条涉及物理学家的社会责任问题:

> 16. 物理学的内容跟物理学家有关,其影响涉及全人类。
>
> 17. 涉及所有人的问题,只能由大家一起来解决。
>
> 18. 若个体尝试一个人去解决集体的问题,他必

将失败。（92f）

建造原子弹是关乎集体，乃至整个世界的大事，若单个物理学家要逆流而上，单凭一己之力做出反抗，那么他无疑是行动的个体，但同时也是悲剧的英雄。如上文所示，默比乌斯所扮演的丈夫和父亲的家庭角色已然失效，待在疯人院装疯让他作为物理学家的事业就此中断，杀死护士莫妮卡是违背了市民的道德，就连他乔装打扮的病人角色也被无情揭穿——至此，他的所有角色都宣告失败了。然而让他真正成为悲剧英雄的，是一位喜剧人物：是疯人院的女院长将默比乌斯拯救世界和人类命运的宏伟计划付之一炬。

3. 真正的疯子，权力的产物

马蒂尔德·冯·参特医学博士（Fräulein Dr. h.c. Dr. med. Mathilde von Zahnd）出身名门：祖父是陆军元帅（26），父亲是内阁大臣，叔伯是首相（24），个个都是不折不扣的伟人。先辈们的照片挂在大厅墙上，这既是权力的在场证明，也诉说着权力的繁衍和交接。马蒂尔德不仅家境显著，自己的事业也风生水起。她经营着一家"世界闻名"（27）的疗养院。远近闻名的原因一方面来自她被公认的医学专业水平；另一方面在于医院所配备的员工和设备条件。这里的工作人员都是"巨人般的高级护工"，有"前欧洲重量级拳击冠军""南美重量级冠军""北美中量级冠军"（56），"没谁能逃脱得了他们"（57），"别墅被看守包围。任何逃跑的尝试都没有意义。"(81)因此人们相信,来到这里的精神病患者绝对安全,不会对社会造成任何危害。不论是一级的护工,还是"一等的"病号饭,在"大工业家和百万富翁的资助下",这一切女院长都负担得起。(57)可是从事医疗行业毕竟不是在做慈善,入院的"费用高昂"(27),来接受"疗养"的也并非等闲之辈。良好的家庭出身和医学博士的头衔说明了女院长的社会地位,她是权力的产物,也代表着权力本身。然而在生理和生活方面,"这位驼背老处女"(12)不仅存在身体缺陷,而且没有任何职业之外的社交活动。这位社会精英每日穿着白大褂(12),时刻标榜着自己的社会角色——精神病医生兼疯人院院长——这是她的全部身份。

相比前两次事件,在第三起杀人案发生后,精神病女医生和探长的态度发生了置换。这主要体现在两个方面:首先是措辞,这次轮到探长来主动纠正医生了,他将女医生口中的"凶手"改为"肇事者",把"谋杀"更名为"不幸事件"(55)。与护士长玛尔塔相比,院长马蒂尔德对病人的关心显得十分敷衍了事,在大厅内吸烟喝酒在她看来也都不是问题,这让她"人类友人"(12)和"浪漫的博爱人士"(24)的称号名不副实。其次是动作,这次换做女医生开始不住地"拭汗"(55)。之所以紧张,一是因为她在事发的当天下午刚向探长保证了不会再麻烦他跑第三次(29),而几小时之后就出现了食言的乌龙;二是因为她再次痛失手下干将,护士莫妮卡是她医院"最出色的护工",

她像"爱女儿一样爱她";但最主要的不是这件事对探长或对护士的影响,"她[护士——笔者注]的死不是最糟的。我的医学名声完蛋了。"(56)她所在乎的完全是自己。这位权力的"独苗"(29)从小就不懂分享,在精神病院内,她自然享有着绝对的权威。"我的病人把自己当作谁,这个由我来决定。"(25)"我是医生,我可以对他们[我的病人——笔者注]为所欲为。"(82)她对自己绝对自信,"不接受错误"的发生,甚至大胆声称道:"如果这儿[疗养院——笔者注]有人出了毛病,那也是医学的问题,不是我。"(27)医学无法治愈三位疯子的问题,但女医生可以。她"对他们的了解比他们自己还要多"(25)。

参特博士和三位物理学家之间的互动也不只局限于医患关系。首先,如果说三位物理学家是在装疯卖傻,那么他们的医生兼院长才是真正的疯子。参特一家都在社会上叱咤风云,一群"伟人"先后居住的府邸现成为疯人院。权力的一家非死即疯①,女医生博士的精神状态跟她的其他家庭成员相比"还算是正常的"(29),但她已然是整部剧中最疯狂的人物。她立志要"比父亲的权力更大",她要"掌控""征服""剥削"(85)整个世界。她单独向三位物理学家吐露了自己的秘密:"金色的所罗门国王"在向她显灵(81)的过程中"向她下达了替换掉默比乌斯

———————

① 她的"姑/姨"和"表兄弟"都住在这里接受治疗。(30)其他亲戚都"死绝了"(28)。

的命令"(82)。面对真疯的医生,三位装疯的病人都震惊地不知所措。"爱因斯坦"说:"她疯了。""牛顿"说:"必须把她关起来。她属于疯人院。"(82)默比乌斯说:"您病了。所罗门不是真的。他从未向我显过灵。……我只是为了隐瞒我的发明而编造了他而已。……请您接受理性吧。您要承认您疯了。"(83)医生在此成为了最严重的患者。她对所罗门的虔信和追随让她站在了理性的对面。然而与理性并肩的科学家并没有借助理性的力量完成计划。在故事的最后,三位天才物理学家才逐渐"察觉到事实的真相":女医生"派三位护士接近"他们,让他们对社会"无害"(84)的同时也变得"没用","没人会相信他们。因为对于公众而言,[他们——笔者注]因为谋杀,只不过是危险的疯子。"(83)女医生不仅识破了三人的伪装,更窃取了默比乌斯全力保护的研究手稿。可笑的是,疯子看穿科学家的武器不是别的,正是理性本身。"被捕了","爱因斯坦"说。(68)这里的"被捕"除了身体被困囹圄之外,还有另外一层意思:"牛顿"和"爱因斯坦"均受制于军事和政治体制,所作所为均要听从上级的命令;而默比乌斯则禁锢在理性的逻辑链中,失去了自由转向的可能。三人以为找到了最安全的避风港,其实是"逃到了自己的监狱"(84)。默比乌斯常把"理性要求这么做"(74)挂在嘴边,凡事"必须按科学行事。不能被其他观念左右,要以逻辑为准绳。必须尝试找到理性的解决方法。不可犯思维的错误,因为错误的结论必将导向灾难"(72)。正因他严谨逻辑，做事机械，才被女医生"像机器一样操控"(84)。

综上，在这看似简单的医患关系中，患者是乔装的科学家，医生是真正的疯子。但正是因为科学家对理性的执迷追逐，让另辟蹊径的疯子成了操控人类命运的掌舵者。

三、戏仿的颠覆

牛顿："完了。"

爱因斯坦："世界落入了一个疯癫的女精神病医生手中。"

默比乌斯："一旦想出来的，就再也收不回去。"(85)

"spielen"是"扮演"的意思，既是乔装打扮的"装"，也是戏剧舞台的"演"，更是不计结果的"玩"。"Alles ist ausgespielt."(85)剧演完了；物理学家不再装疯了；他们被女医生愚弄，该利用的也被利用了。①

尊敬的观众，请先别抱怨：
我们也知道，这不是真正的结尾。
浮现在我们面前的是一金色传奇。
它的结局如此苦涩。

---

① 可分动词 aus/spielen 有"表演""佯装"和"利用"之意。

我们自己同样失望。

幕布拉上，问题开放。①

在这首来自布莱希特的戏剧《四川好人》（*Der gute Mensch von Sezuan*，1938）的收场诗中，演员直面对话观众，跳出了自己所扮演的角色，不但对故事的结尾进行了评价，更为整个剧做了一个开放性的收尾。这是典型的布莱希特的"叙事剧"。在亚里士多德的传统戏剧中，演员用逼真的表演带领观众进入舞台情节。观众和演员同悲同喜，将舞台上的一切认同于现实，通过观摩角色的悲苦经历达到净化自身的效果。演员和角色同一，观众和舞台同一，结局封闭，情节和命运早已先在设定。而在上段引言中可以发现，戏剧和叙事作品的形式特点相互融合。首先，叙事剧中不论是演员还是观众都和剧中人物和情节保持着距离；其次，结局是开放性的，文本没有解决问题，而是提出了刺激观众思考的问题。这种演员跳脱角色、直面观众的做法达到了一种双重的"间离效果"：演员通过和所演角色之间的有意偏离让观众明确，眼前看到的一切不是现实，而只是一出戏，从而起到减少移情

---

① Bertolt Brecht: *Der gute Mensch von Sezuan*. In: Ders.: *Werke*. Große kommentierte Berliner und Fraunkfurter Ausgabe in 30 Bänden. Hg. v. Werner Hecht, Jan Knopf, Werner Mittenzwei, Klaus-Detlef Müller. Aufbau-Verlag. Berlin und Weimar. Frankfurt a. M.: Suhrkamp 1988 – 2000. GBA Bd. 6. Bearbeitet von Klaus-Detlef Müller. 1989，S. 178. 引文为笔者自译。

认同、加大反思批判的效果。"叙事剧"因此达到了一种多重意义上的"偏离"：一是演员和角色间的陌生化，二是观众和舞台间反移情，三是情节上多波折，即人物的命运不再由神先在注定，而是处在一种不断变化的过程中，因此故事的发展并非直线单向，而是曲折转弯。

迪伦马特的《物理学家》同样是一篇"叙事剧"。详细的舞台说明用叙事的文体向观众介绍了时间、地点、人物和事发背景。虽同样使用了陌生化的修辞手法，但不同于布莱希特形式上的间离，即用叙事的方式展现戏剧，迪伦马特主要是在内容上进行了间离。

本节主要从人物伪装角色、对传统体裁的戏仿和情节上的偶然转折这三个方面探讨迪伦马特围绕"偏离"这一关键词而展开的戏剧理论。

1. 装病的拟态

在这出剧中，所有的人物都偏离了自己的既定角色：探长糊涂不判案，沉醉在迷醉剂中，期待着正义的放假；犯人无罪被释放，是受保护的弱者，杀人只是被害人的不幸事件；科学家装疯卖傻，其研究成果被人盗用，成为毁灭世界的武器；精神病医生疯癫发狂，不懂爱和人性，是剥削和敲诈的暴君……先入为主的头衔和角色分配名不副实，人物前后表现的相悖使得整部剧好似一场伪装游戏。这其中最为有趣的伪装当属三位物理学家的装病。

模仿的行为是模仿者对已存在先例的靠近尝试。先例（Vorbild）同时也是榜样（Vorbild），这种行为上的趋近意味着价值上的认同。模仿的过程不仅连接了过去和现在，还同化了自身和他者。亚里士多德认为，会模仿是人类的天性。模仿使人类比其他生物高级，因为知识是通过模仿被习得的，人类的进化和种族的延续是依靠模仿得以实现的。[①] 模仿是一种学习新鲜、外来知识并将其融会贯通并学以致用的过程，因此具有教育意义。然而剧中三位物理学家的装病不是认同疯子价值后的趋近行为。装（成他者）是一种（对自身的）掩盖，装病是为了利用病人的特权。在全球化的浪潮中，人人趋同，社会人背负了为他的责任重担，只有疯子可以自为地肆无忌惮。

这种理性的装疯一方面体现了"牛顿"和"爱因斯坦"这两位服务于政客和军阀的科学家的功利和算计，另一方面则表达了默比乌斯意欲对科学和人类负责的无奈。他主动淡出公众视野，匿身于城郊的疯人院，这种装疯的做法可类比低等动植物的拟态行为，即动植物会通过变换自身的颜色和形态以便更好地融入环境之中。这是低等向高等，或曰由弱向强的模拟，是一种出于自我保护的需求，为能更好地适应环境、不被淘汰而去模仿环境，以达到继续生存的无奈之举。不论是拟色还是拟态，相对渺小的个体动植物会有意隐藏自身的突出特点，去接近大环境的特征。趋同成为他者，是为了寻求他者的保护。

---

① 参见：Aristoteles: *Poetik*. A.a.O., S. 11.

个体的装疯在此体现了大环境的疯狂。

只有装病，才能生存。病在此为生提供了可能。除此之外，默比乌斯通过装疯进入精神病院才得以继续科学研究，疯癫在此对理性起到了保护和掩饰的作用。真疯的精神病女医生窃取了默比乌斯的研究手稿，正在打造全新的权力王国，疯癫在此不仅解构掉了原有的理性秩序，更建构出新的世界模型，这体现了疯癫的生产性。

2. 拒绝理性的反侦探元素

福斯在其位而不司其职，偏离了社会所期待的探长角色。剧本的第一幕由杀人事件展开，探长和警察的出现更加重了文本刑侦剧的特色。然而相比传统的侦探小说，本剧有如下特点：首先，探长福斯办事急躁，没有主张，既不理性，又缺乏责任感，因此偏离了经典的探长形象。其次，如果说传统侦探小说所遵循的核心是，探长通过逻辑推理和缜密分析，在蛛丝马迹中费尽周折终于找出凶手、惩恶扬善，可是本剧中三位杀死护士的凶手先后重复着相同的谋杀，被害对象、案发地点和使用工具都出奇的一致，他们更没有处在暗处东躲西藏，行凶发生在"光天化日之下"[1]，但侦探却依旧无法将他们捉拿归案。推理逻辑不仅派不上用场，正义也宣告"放假"。再次，刑

---

[1] *Es geschah am helllichten Tag* 是一部 1958 年由瓦伊达（Ladislao Vajda）指导的电影，剧本由瓦伊达、雅克比（Hans Jacoby）和迪伦马特共同完成。迪伦马特在同年写成了一部名为《诺言》（*Das Versprechen*）的侦探小说，在电影上映之后才公开发表。

侦剧中证物的出现让侦探和观众几乎同时发现事实真相,但在本文,尤其是在第三起案件中,读者甚至先于侦探,一开始就知晓谁是凶犯。侦探的多余同时也是对理性的罢黜。最后,本剧的罪犯并非一人,不论是三位杀人的科学家,还是准备毁灭世界的女医生,或是不作为的探长,每人都有一杆自己的正义天平,判罪的标准不再统一,罪责很难由一人承担。综上,《物理学家》是一部反侦探小说。

需要指出的是,在福斯之前,迪伦马特笔下还有两位经典的侦探形象,他们分别是《法官及其刽子手》(*Der Richter und sein Henker*,1950)中的贝尔拉赫(Bärlach)和《诺言》(*Das Versprechen*,1958)中的马泰依(Matthäi)。这两位探长的共同点在于:目光敏锐、逻辑严密、善于推理。两人不像福斯一样神志不清、态度不明、缺乏辨别是非的能力,贝尔拉赫和马泰依都是理性的信徒,可以发现案件中的蛛丝马迹。但也正因痴迷理性,他们不择手段、机械行事,最后监守自盗,站在了正义的反面:贝尔拉赫为了赢得四十年前和罪犯加斯特曼(Gastmann)之间的一场赌注,在没有足够证据出现之前就判定他是凶手,并自诩为正义的"法官",派出"刽子手"恰恩茨(Tschanz),即真凶,去对加斯特曼实施杀戮的判决;马泰依为了实现自己答应被害女孩莫泽(Moser)母亲的"诺言",通过牺牲另一个女孩安娜玛丽(Annemarie)来钓出疑犯。两位探长都在用新罪来赎旧罪,"法官"成了杀人犯的幕后指使,维护正义的

"诺言"最后变成了罪犯的"谎言"(ver- ＋ sprechen)①。正如《诺言》的副标题所示,这两部作品同样唱响了"侦探小说的挽歌"(*Requiem auf den Kriminalroman*)。承诺存在的必要前提是:未来是可预测的,未知的谜团可以通过因果链破解。探长的食言不仅让期待安稳和正义的民众大失所望,更说明了未来的不可测,还有逻辑推理的止步局限。

迪伦马特运用了传统侦探小说的元素,但不管是人物特征还是故事情节都是似是而非的戏仿。反侦探小说的体裁其实在更深一层面上是在反理性、反逻辑和因果论。维护秩序的探长成了犯罪的骗子,执迷理性的人成了可笑的疯子。

3. 遵循三一律的现代戏剧

按照迪伦马特的说法,《物理学家》是部二幕喜剧。故事发展的时间从下午四点半(14)持续到天色渐暗的傍晚(51),地点一直在疯人院的内部,事件始终围绕杀了人的三位物理学家展开。时间、地点的一致和明晰的主线让本剧看似是对亚里士多德经典戏剧的效仿,遵循了"三一律"的原则,即(一)故事持续的时间要符合演出的时间;(二)没有地点的转移,保持事发地的统一;以及(三)情节紧凑,排除主要人物之外的细枝末节。虽形式上和榜样类似,但本剧讲述的内容和在观众层面达到的效果却和

---

① 马泰依最后被安娜玛丽的母亲称为"骗子"(Schwein)。

古典戏剧完全不同。

在亚里士多德看来,戏剧具有非政治性的教育意义,尤其是剧中的"净化经历"对每个观众都能起到一定的治疗效果。但能这样的前提是观众和剧中人物的认同感,可以将隔岸观火看到的角色和命运之间的反抗以及他们最后的失败感同身受成自己的经历。为了便于观众的认同,古典戏剧至少要做到以下三点:首先,不平庸的主人公(Held),即英雄人物(Held),一定要陷入一场举棋不定的两难境地,为他的责任和自为的倾向之间产生绝对冲突。其次,故事的结局是提前设定的,一切情节都朝着既定结局发展,因为命运不是任何人可以左右的,而是神的旨意。反抗命运的努力和最后的牺牲不但让主人公成为英雄,也对观众起到"净化"作用。最后,舞台设置要尽可能地接近现实,尽量让观众感觉不到现实和虚幻之间的差异。可是在本剧中,首先,英雄人物自愿变身成着奇装、说胡话的疯子,小丑的形象让他们不再高大,低贱的角色很难让观众产生严肃的认同。其次,故事的发生并非直线铺设,而是充满转折。两幕剧看似平行,其实对立,中间发生了大型转折。随着暮色的降临,医护人员从白衣天使换装成黑衣卫士,女护士变身成男警卫,怡人的疗养院随即变成铁笼般的监狱。各人物逐渐偏离了他们在第一幕中呈现出来的角色设定,真实的身份慢慢暴露,精心策划的谎言被逐一拆穿。疯子、探长和女医生的形象和言语让人捧腹,中和了杀人案件和妻离子散带来的

悲情眼泪。虽说疯言疯语无需当真，但故事的结尾仍让
人脊背发凉。神是被人杜撰出来的假象，人才是操控世
界的主角。默比乌斯卧薪尝胆的牺牲计划最后被女疯子
意外打破，结局实在可悲，但故事又实在好笑！悲剧的英
雄由一群可笑的疯子来演绎，古典的标准被后现代的戏
仿逆袭。戏仿中的"仿"是像而不是，"戏"令玩笑无害。
悲喜成分的融合在内容上间离了单一的传统戏剧。

　　迪伦马特是位不可靠的叙述者。他笔下的"侦探小
说"是唱给理性的安魂曲，《物理学家》的副标题"一部喜
剧"是悲喜交加的杂糅。在其发表于 1955 年的《戏剧问
题》(*Theaterprobleme*)一文中，迪伦马特称："当今表现悲
剧的唯一形式是悲喜剧"。因为悲剧为了要达到净化个
体的目的，必须设定"罪责、困境、克制、全局、责任"[1]等一
系列前提。若处在一个破碎的世界，混乱无序、无总体性
可言，没有统一的规则，那么评判罪责的标准也变得模糊
不清。在迪伦马特看来，他所处的世界失去了亚里士多
德时代中那些赋予意义和规定秩序的神，而是一座混乱
无章的巨型迷宫；文明的进程也不像布莱希特的教科书
中所描绘的那样乐观而进步，而是充满了偶然的不可控
因素。古典悲剧的世界是上帝造好的世界，标准明确，一
切按部就班；喜剧的世界充满着偶然的突发状况，瞬息万

① Friedrich Dürrenmatt: *Theaterprobleme. Theater-Schriften und Reden.* Zürich: Verlag der Arche 1966, S. 122f.

变,因此混乱不堪。悲剧的故事多取材于古典神话,人在神的世界被动、无奈;而喜剧的故事发生在人间,人与人之间的互动没有谁定胜谁的必然结局,偶发性增加了趣味性。悲剧要尽量缩短观众和舞台之间的距离,只有同悲伤,才能达到净化的效果;而喜剧则要尽量打开这种差距,观众不会认同于人物的悲喜,当人物的命运走向对观众而言无伤大雅时,才会起到娱乐的作用。古典悲剧中,人类的罪孽和苦难都源自自己对上帝安排的偏离,尝试违抗一元论的规则去改变,结果自讨苦吃,无济于事,古典英雄的反抗行动既构成了他的罪,也是戏剧的悲;而在现代喜剧中,首先规则不再绝对化,其次罪的承担这不再是单一的个体,二战后的罪责是整个集体的,父辈的罪责降到我们头上,这是我们的"不幸",而非"罪责"。行动是罪,无动于衷也是罪。古典悲剧中敢于反抗行动的悲剧英雄成为迪伦马特喜剧中自以为是的小丑。默比乌斯作为敢于行动的个体,既看不清局面,也无法为自己的行动负责,不论是牺牲自我,还是追求个人利益都失去了意义。说他是悲剧英雄,是因他仍有勇气尝试改变;但正因其行动影响力的无关痛痒,让他成为了喜剧的丑角。亚里士多德的英雄倒下了,是因为他被众神嫉妒、惩罚;但迪伦马特的主角被意料之外的疯子愚弄,只能自认倒霉。

4. 怪诞与偶然

在《物理学家》的剧本之后,迪伦马特附上了一则《关

于〈物理学家〉的 21 点说明》:

1. 我的出发点不是论点,而是故事。

2. 从故事出发,就要把故事讲完。

3. 一则故事只有在完成了最坏可能的转逆之后才算讲完了。

4. 最坏可能的转逆不可预测。它是借由偶然而发生的。

5. 戏剧家的艺术在于将偶然尽可能有效地带入到情节中去。

6. 人物是戏剧情节的承载者。

7. 戏剧情节中的偶然体现在,谁在何时在何地偶然地遇见了谁。

8. 人物越是计划严密地行事,他们遇到偶然的可能性就越大。

9. 按计划行事的人物想要达到一个特定的目标。当他们到达的是他们计划的反面(即他们所担心害怕和尝试避免的,比如俄狄浦斯),这时他们遭遇到的偶然最糟不过。

10. 一则这样的故事虽说怪诞,但并非荒谬(不合理)。

11. 故事是自相矛盾的悖论。

12. 如逻辑学家一样,戏剧家同样很难避免悖论。

13. 如逻辑学家一样,物理学家同样很难避免悖论。

14. 关于物理学家的戏剧不得不自相矛盾。

15. 目的不是物理学的内容，而是其影响。

16. 物理学的内容跟物理学家有关，其影响涉及全人类。

17. 涉及所有人的问题，只能由大家一起来解决。

18. 若个体尝试一个人去解决集体的问题，他必将失败。

19. 悖论中彰显现实。

20. 不相信悖论的人脱离了现实。

21. 戏剧可以带给观众超脱现实的假象，但不能强迫观众去承受，甚至去战胜现实。(91ff)

以上 21 点主要围绕论点和故事、必然和偶然、科学的内容和影响、个体和集体、悖论和现实这五个方面展开。论点处于逻辑链中，一环扣一环，一个论点建立在其他已有的论证之上，各个论点之间都需要科学的严密论证，是有先有后的线性递进关系，因此得出的最终结果是自然而然、甚至不证自明的事实；而故事与此不同，它追求的不是放之四海而皆准的真理，而是令人耳目一新的有趣。在迪伦马特看来，故事的结尾一定要发生"最坏可能的转逆"，也就是说，结尾一定要发生在故事开篇"无法预测的""偶然事件"。如果说论点讲究的是科学逻辑的必然，那么故事的核心则是事件发生的偶然。偶然之所以能让故事成为故事,是因为它增添了故事的戏剧性,它让情节变得九曲回肠、跌宕起伏、扣人心弦。情节的发展需要戏剧的人物来推动。物理学家必须按理性出牌,行动的"计划性"非但没有让结果控制在意料之中,一系列偶然事件的发生反而让结局站在了他计划的反面:默比乌斯没能按计划在疯人院中自我隐匿,没能保护好自己的研究成果,也没能对科技理论的实践后果负责;相反,他遇到了最为疯狂的女精神病医生,手稿泄露,大规模杀伤性武器已经投入生产。物理学家单凭一己之力,可以玩转"物理学的内容",但无法控制"其影响"。因为即使科研的理论内容(即产品)是可以由研究人员(即生产者)一个人单独决定,但科技的应用"涉及全人类"。拯救全体的壮举若由个体来承担,那么这位勇敢的人将成为悲剧英雄,这种尝试虽令人尊敬,但却以卵击石,终将失败。结局站在了计划的反面,目的地和出发点背道而驰,这种"最坏可能的转逆"令人毛骨悚然,但绝非"荒谬"。偶然的故事虽然听上去稍显"怪诞",但这是迷信进步论、追求功利最大化的必然报应。现实变得荒谬,故事中的偶然是真实的必然。

迪伦马特用看似熟悉的元素讲述了陌生的故事。看似熟悉的侦探小说和传统的经典戏剧摇身变成了侦探小说的安魂曲和令人哭笑不得的悲喜剧。体裁上的戏仿来自内容上的矛盾,而真正打破读者期待视野、震撼麻木神经的,是怪诞的故事情节中那些防不胜防的颠覆性转捩。

（一）可怖可笑的怪诞

我们的世界像生产原子弹一样产生出怪诞，就像耶罗尼米斯·博斯（Hieronymus Bosch）笔下的末世图像一样怪诞。①

一心想穿燕尾服的"牛顿"首次出现在观众面前时穿着 17 世纪的异装，戴着油腻的假发；没有音乐细胞的"爱因斯坦"每日花数小时演奏着恼人的提琴；默比乌斯前一秒还在家人面前激情吟诵所罗门国王的诗句，下一秒就向护士莫妮卡坦白自己在装疯；在表明爱意之后，伸向爱人的手拽下了窗边的帷帘，刚刚共同计划好的二人世界顷刻变成地上躺着的一具女尸；发誓要为世界和平而牺牲自我的理性大脑选择用杀人的方式继续装疯；决定自愿留在疯人院的民族英雄发现自己从头到尾都被疯子愚弄。为表现精神病女医生疯癫的性格，迪伦马特将她塑造成驼背的女巫和不懂爱、也不被爱的老处女。外形的扭曲是对病态性格的外化。探长和警官接到报案前来巡视，凶手就在现场，却无法被捉拿归案。探长迫切要对犯人进行审讯，但见面后却和凶手称兄道弟地喝酒，看似强烈的责任心在他抱怨维护正义的辛苦和无用时荡然无

---

① Friedrich Dürrenmatt: *Theaterprobleme*. In: Ders.: *Theater. Essays. Gedichte und Reden*. Zürich: Diogenes 1998, S. 31 – 72. Hier S. 62.

存。病人既然被宣告无罪释放，比起杀死护士一人的刑
事犯罪还要更为严重的罪孽随之而来。研究手稿在默比
乌斯的悉心呵护下成功躲过了两位身为顶级科学家的专
业间谍的盗取，却被相信所罗门国王存在的女院长秘密
影印。默比乌斯尝试隐藏的身份被暴露，胡说的疯话被
信以为真。他所演绎的虚幻成了现实，极力避免的人间
悲剧换来的是女疯子的爽朗大笑。事件的发展总是不按
常理出牌，一个情节和下一个情节之间并非顺承的继续，
而是相悖的逆转。综上，不论是人物（外貌和性格）特征
的扭曲，还是事件发展的混乱，或是相悖元素的混淆和意
想不到的突然，迪伦马特用夸张、荒谬和极端的笔触勾勒
了一幅幅怪诞的图景。"怪诞"（das Groteske）一词源自
意大利语中的"grottesco"或"grotta"，表示"洞穴"，最初
用来表示洞穴中半人半兽的岩壁画。因为它充满想象地
将不同的元素混合在一起，扭曲了原先为人熟悉的模样，
所以达到一种有趣但荒谬、可笑但又可怖的双重效果。

奥伯勒（Werner Oberle）和格林（Reinhold Grimm）
分别认为，怪诞是迪氏故事中的"重要推动"[1]，构成了
其作品的"基本结构"[2]。迪伦马特也曾自诩为"怪诞专

[1] Werne Oberle: *Grundsätzliches zum Werk Friedrich Dürrenmatts*. In: Reinhold Grimm/Willi Jäggi u. a. (Hg.): *Der unbequeme Dürrenmatt*. Basel, Stuttgart: Basilius Presse 1962, S. 9 - 29. Hier S. 15.

[2] Reinhold Grimm: *Parodie und Groteske im Werke Dürrenmatts*. In: Reinhold Grimm/Willi Jäggi u. a. (Hg.): *Der unbequeme Dürrenmatt*. Basel, Stuttgart: Basilius Presse 1962, S. 71 - 96. Hier S. 91.

家"①。在凯勒(Oskar Keller)的解读中,迪伦马特喜剧中的怪诞意味着"对我们看上去好似秩序井然的世界模式的陌生化。在这种异化中,人和其现实处于一种不和谐之中。形态和表达作为和谐的意义表达现在变得无形且迷惑。"②怪诞不仅是对现实的舞台陌生化,更是用舞台来呈现现实本身。正如迪伦马特在和拉达茨(Fritz Raddatz)的对话中所说:"不是我让世界做鬼脸,是世界自己在扮鬼脸。放眼望向当今世界,我看到一具丑陋的变形面孔。难道我该将它化妆成人们可以接受的样子吗?"③与迪伦马特同时代的加缪(Albert Camus,1913—1960)在其哲学随笔《西西弗的神话》(Le Mythe de Sisyphe,1942)中称,"这个世界是荒谬的。它的对立面——盲目的理性宣称一切都是清楚明白的,而这毫无用处……这个世界本身并不合乎情理……"④迪伦马特用荒谬的戏剧和怪诞的效果来呈现这个不合理的现代社会。他说:"怪诞其实本质上讲正是我们的时代本身。我们的时代混乱不堪。怪诞是矛盾争执的表达,是我们现存世界的标志。"⑤"怪诞是

① Friedrich Dürrenmatt: Im Bann der „Stoffe". Gespräche 1981 - 1987. Hg. v. Arnold, Heinz Ludwig. Zürich: Diogenes 1996, S. 229.

② Oskar Keller: Friedrich Dürrenmatt, Die Physiker (Oldenbourg Interpretationen Bd. 9). 6. Aufl. München: Oldenbourg Verlag 1988, S. 72f.

③ Fritz Raddatz: Ich bin der finsterste Komödienschreiber den es gibt. In: Die Zeit. 16.08.1985.

④ [法] 阿贝尔·加缪(Albert Camus):《西西弗的神话》,杜小真译,西安,陕西师范大学出版社 2003 年版,第 22 页。

⑤ Friedrich Dürrenmatt: Die Entdeckung des Erzählens. Gespräche 1961 - 1987. Hg. v. Heinz Ludwig Arnold. Zürich: Diogenes 1996, S. 343f.

保持准确的众多可能之一。"①"它虽令人不适,但不可或
缺"。② 怪诞违背的是理性的规则,描述了例外的状态,让
受众对习以为常的经验陷入怀疑和不安。在迪伦马特看
来,分裂、矛盾、悖论、混乱正是展现现实的唯一方式。世
界以自相矛盾、混乱纷杂的面貌出现在迪氏舞台上,这是
现代世界的真实映照。

(二)突如其来的偶然

为了达到"怪诞"的效果,迪伦马特不仅运用了上文
所提及的"戏仿"的间离,还将"突发事件"(Einfall)和"偶
然事件"(Zufall)引入了故事的叙事过程。突如其来的事
件和常理之外的偶然一同打造出意想不到的效果,两者
均令故事的发展发生"最坏可能的转逆"。

在古希腊的戏剧中,当事件陷入胶着状态时,住在奥
林匹斯山上的众神会从天而降(Deus ex machina③),突如
其来地改变事件的发展态势,他们在和平年代制造危机,
或在危急时刻解救人物,但相同的是:改变人类命运的偶
然事件是众神把玩的游戏。但迪伦马特笔下的偶然事件
不再是由神带来的奇迹,而是人类坐在因果律的转盘中,

---

① Friedrich Dürrenmatt: *Anmerkung zur Komödie.* In: Ders.: *Theater. Essays. Gedichte und Reden.* Zürich: Diogenes 1998, S. 20 – 25. Hier S. 25.
② 同上。
③ dt. Gott aus einer [Theater-]Maschine,直译为"乘坐在舞台升降机上的神"。

设备意料之外地出了故障。缜密的逻辑在偶然中土崩瓦解,疯子的理论在偶然中得到证实。偶然包容了执拗的理性,它可以是混乱中的任意一点,而理性的逻辑推断只能触及单一的可能,所以有法可循的理性无法驾驭天马行空的混乱偶然。理性的光亮只能照亮天空的一角。固守一隅是不懂反思的执拗,也是坐井观天的无知和可笑。

亚里士多德在《诗学》(Poetik)的第十三章中提到:"悲剧人物既不是在道德上、公正上绝对完美的人物,也不是由于邪恶与败坏而陷入灾难的人物,而是由于差错而受到折磨。"①普罗菲特利希(Ulrich Profitlich)认为,迪氏人物均被抛入了偶然的深渊,他们的命运被偶然垄断。② 人类从自诩的自然主人和统一的主体降格为命运的奴隶和偶然的客体。理性的力量和因果论的链条都无法阻止偶然事件的任意发生。偶然是对控制欲的嘲讽,是对预见论的鄙夷。它体现了人类的理性的局限,也道出了计划之外的无限可能,让单一的制度结构变得幼稚可笑。偶然的发生时间难以预测,事件的走向扑朔迷离,但必然的是,它是"最坏可能的转逆",一定会打破惯有的期待视

① Aristoteles: *Poetik*. A.a.O., S. 97.
② 参见:Ulrich Profitlich: *Der Zufall als Problem der Dramaturgie*. In: Werner Keller (Hg.): *Beiträge zur Poetik des Dramas*. Wissenschaftliche Buchgesellschaft. Darmstadt 1976, S. 158–181. Ulrich Profitlich: *Der Zufall in den Komödien und Detektivromanen Friedrich Dürrenmatts*. In: *Zeitschrift für deutsche Philologie*. Hg. v. Hugo Moser und Benno von Wiese. 90. Bd. Berlin: Erich Schmidt Verlag 1971, S. 258–280.

野，一定会找到看似万无一失的理性的漏洞，一定会公然站在完美计划的反面。

要成功产生出其不意的对立效果也需要前提。受众要先有一定的（即局限的）期待视野，这样但凡文本中出现任何与期待值不相符，甚至相悖的因素，都会在受众那里产生不可理喻、难以相信和荒诞不经的效果。之所以受众会感到荒诞，说明其思维模式已被自然科学研究方法论所主导的因果逻辑理性吞噬。之所以会出现"最坏可能的转逆"这种完全相反的颠覆性转变，是因为思维已然不假思索地行驶在单行线的高速公路上，并相信这条单向路会一直一马平川下去。故意的偏离，有意的对立，对经典体裁的戏仿，对相左元素的汇集，一马平川的线性叙述被打断，完美的比例被扭曲，统一的身份破裂成碎片，安全的规训秩序分崩离析……以上所有共同产生的震惊效果以固有经验为前提，但同时又对此完全否定，打破了先在的观念。它们都是迪伦马特熟练运用的陌生化手法，穿插在故事的叙述和舞台的设置中，间离了受众对作品的认同，刺激了习惯接受的麻木神经，制造了令人不适的不安，发起了对已有秩序的挑衅。

综上，"怪诞"不仅是对现代世界混乱不堪的特征映射，指出了一元论秩序的分崩瓦解，同时它可怖又可笑的效果也构成了悲喜剧的核心元素。突如其来且意想不到的偶然事件是制造怪诞的利器，它一方面达到了打破读者期待视野的震惊效果；另一方面也是对单向道思维模式的冷嘲热讽。

四、小　结

　　三位物理学家选择装疯进入精神病院，最后被意想不到的结局整疯，再也逃不出监狱的栅栏。早在他们自愿入院，即身体受俘之前，三人都已是工具理性的囚徒。"牛顿"代表争名逐利的个人主义，"爱因斯坦"代表服务于政党的集体主义，但两者均将科学认作是为他的工具，原本的精英科学家现成为了政治的傀儡，为军事打造着杀人武器。两人装疯是任务所迫，是利用了"病人"无辜、无罪的特权。默比乌斯愿为科学献身，为保证科研成果不被滥用，他用"病"做借口，逃离公众视野，理性找到疯癫作为继续存活的保护色。病在此不仅为生提供了可能，个体的病还指向了集体的疯。在理性失效、正义放假的疗养院中，病人时刻处于精神病女医生所代表的权力的监控目视。权力一方面追逐着疯癫，将其隔离起来规训、惩罚；另一方面，权力的独苗是真正的疯子，疯癫是权力的产物。在与自然之光——太阳——比试谁更耀眼的一决雌雄中，人类的理性之光打造出了原子弹，迎来了启蒙辩证法的灾难。原子弹既是权力集中的高能象征，也体现了强权的疯狂和危害。这是在单向道上快速行驶的理性列车的撞墙翻车，是乐观进步论的悲剧收尾。杀人犯的明目张胆和探长的不作为让本剧唱响了侦探小说的安魂曲，对经典的戏仿解构掉严肃和娱乐之间的鸿沟，对逻辑因果论的罢免让迪伦马特的舞台世界成为一座无章可循的巨型迷宫。精神病女医生的荒谬形象是对荒诞世界的拟人化表达，可笑又可怖的形象让悲喜交加。突如其来的偶然事件制造了计划之外的故障事故，这是对意欲操控一切的人类开的一个玩笑，也是给执迷不反思的头脑扇了一记耳光。

第六章　病的意义

托马斯·贝恩哈德是奥地利当代作家。1957 年他以诗集《在人间和在地狱》(*Auf der Erde und in der Hölle*)步入文坛,但鲜为人知,直到 1963 年首部长篇小说《寒冻》(*Frost*)的出版为他奠定了文坛位置。成就接踵而来:1965 年的"不莱梅文学奖"、1968 年的"奥地利国家奖"和 1970 年德国"毕希纳奖"等。另一方面,因其对病态世界连篇累牍的描写,文评界对贝恩哈德的其人其作有毁誉参半的两种接受范式。20 世纪 60 年代的德语文评界控诉贝氏散播绝望的世界末日观,《寒冻》被视为其悲观主义的代表作,"黑暗作家""阿尔卑斯山的贝克特和人类公敌""灾难思想家""消极的田园诗人""忧郁症患者""绝望的演奏家和愤怒的艺术家"等一系列头衔纷至沓来。① 根

---

① Rainmund Fellinger: „*Antworten sind immer falsch*" *Thomas Bernhard gibt Thomas Bernhard*. In: Thomas Bernhard: *Eine Herausforderung*; *Monologe auf Mallorca. Ein Widerspruch: Die Ursache bin ich selbst. Gespräche mit Krista Fleischmann*. Impressum vom DVD, Frankfurt a. M.: Suhrkamp Filmedition/absolut MEDIEN 2008, S. 4 – 37. Hier S. 7.

据"一本书论点",继《寒冻》后贝恩哈德的文风一成不变,
总是用否定的语言和极端的阴暗来刻画病态的世界和绝
望的结局;另一方面,贝恩哈德那离群索居、尖酸刻薄的
公众印象也为此消极评价起到推波助澜的作用。然而自
80 年代起掀起的第二轮接受挖掘出贝恩哈德的"笑艺术"
(Lachprogramm)①和"喜悲剧"(Komödientragödie,201)②,
开始关注其幽默和极端的艺术表现手法。③ 赖希-拉尼茨
基对关于贝恩哈德的截然两极的接受描述如下:

> 有人认为他的作品无法接受、令人生厌,有人觉
> 得它内容丰润,使人流连忘返。有人批评他不知疲倦
> 的连篇废话和非同寻常的单调无聊,有人称颂他技艺
> 精湛的雄辩辞令和容易产生误导的危险语言。有人
> 批判他的残忍和兽性,有人赞赏他的绝对和极端。④

---

① Thomas Bernhard: *Monologe auf Mallorca*. In: ORF-Nachlese 4/81,
S. 2 – 8. Hier S. 3.
Sieh. auch: Thomas Bernhard: *Eine Herausforderung*; *Monologe auf
Mallorca. Ein Widerspruch: Die Ursache bin ich selbst. Gespräche mit
Krista Fleischmann*. Ebd.
"笑艺术"的译法参见韩瑞祥:《〈寒冻〉——贝恩哈德"笑艺术"的开端》,
载《当代外国文学》,2006(1)年第一期,131—137 页。
② Thomas Bernhard: *Frost*. Hg. v. Martin Huber und Wendelin Schmidt-
Dengler, Suhrkamp Verlag, Frankfurt a. M. 2003. 原作引文均由笔者自
译。以下引文只在括号中标明原作页码。
③ 关于贝恩哈德毁誉参半的两种接受情况,参见:Alfred Pfaigan: *Thomas
Bernhard. Ein österreichisches Weltexperiment*. Wien: Paul Zsolnay
Verlag 1999, S. 10.
④ Marcel Reich-Ranicki: *Thomas Bernhard—In entgegengesetzter Richtung*.
In: Ders. *Entgegnung—Zur deutschen Literatur der sibziger Jahre*.
München: dtv 1982, S. 266 – 277. Hier S. 266.

不一的评价主要源于自《寒冻》之后贝恩哈德作品中对病态和阴暗世界的浓墨重彩和连篇累牍的描写。除美学和哲学层面的解读（如虚无主义和唯我论）之外，贝恩哈德钟爱病痛的文字也曾引发医学角度的思考，科尔哈格（Monika Kohlhage）就曾在其医学博士论文中尝试为贝恩哈德自传体及非自传体作品中的人物疾病定性并提供治愈方案。①

与前面三章所涉及的文本所不同的是，《寒冻》不仅将病患的感受放大，还突出了疼痛的意义。尤其在迪伦马特的笔下，所有人物都还对病保持着贬低的态度：一方面，物理学家装病是利用了病人无行为责任能力的特点，默比乌斯前妻将病人当成无自理能力的孩子，探长把疯子的话当作毫无逻辑的疯言疯语，连教父罗斯也代表上帝对病人进行了放弃的宣告；另一方面，女医生的身体缺陷被看作是丑恶的外化，她的疯狂被理解为霸权主义的拟人表达——个体的病指向了集体的问题，迪伦马特剧中的病态是批判文明的枪杆。而在贝恩哈德这里，病和痛均被挖掘出来积极的内涵，病使人敏感，痛促进反思，病人虽是阴暗的他者，但拥有丰富的临界经验，对病痛的关注矫正了先在的偏见，增加了对自身和世界的认识。本章聚焦《寒冻》中病痛问题，探讨正常及疾病的对峙、艺

① Monika Kohlhage: *Das Phänomen der Krankheit im Werk von Thomas Bernhard*. Studien zur Medizin-, Kunst- und Literaturgeschichte. Herzogenrath: Verlag Murken-Altrogge 1987.

术和医学的异同、痛苦与认知间的张力关系。

一、画家的不治之症

> 一切都是病痛的设想。(86)

　　普法弗罗娃(Dana Pfeiferová)称《寒冻》为"不治之症的医学报告"。[①] 小说内容由一位年轻的医学大学生以第一人称叙述。作为实习医生,他受外科医生施特拉赫(Strauch)的委托到遥远偏僻的山村温格(Weng)去秘密地"精确观察"(12)病人——医生的弟弟画家施特拉赫,并准确地记录下其一言一行。实习医生把对画家的观察和自己的经历整理成 27 天的日记和六封写给外科医生的信件。小说的主体结构[②]由日记和书信构成,但内容多在记录画家的连篇独白和每日行踪,因此带着浓郁的临床医学报告的色彩。文本一直围绕画家施特拉赫和他离奇的病,却始终未给出明确病因和诊疗方案。

　　1. 医生的诊断

> 从医学角度看,没什么。(75)

---

① Dana Pferiferová: *Angesichts des Todes. Die Todesbilder in der neueren österreichischen Prosa: Bachmann, Bernhard, Winkler, Jelinek, Handke, Ransmayr*. Wien: Rraesens Verlag 2007, S. 92.
② 小说结构分别是由 26 天的日记贯穿八篇带标题的短文,六封写给外科医生的信和第 27 天的日记构成。

画家离奇的病既是故事的导火索(是实习医生来到温格观察画家的原因),也是情节的主线(实习医生日记和书信的主要内容)。人类疾病从病源上讲可以分为身体疾病和精神疾病两大类。认识身体疾病可主要通过以下两种途径:一,病患自己和周围人对于病症的陈述;二,医生的检查和诊断。疼痛是舒适感的阴暗面,是疾病最常见的不适症状。病患感知到疼痛,用语言和肢体描述疼痛、表达不适,这是医生对症下药的前提。画家是个疼痛综合体。他反复强调:"我身上没什么能避开疼痛"(48),"从早上的疼痛,到晚上的疼痛,再到夜里的疼痛"(83)。他对实习医生说:"您无法想象我疼痛的可怕。疼痛和折磨在我体内融为一体,胳膊和腿予以反抗,却越来越成为无辜的牺牲品。"(44f)画家的痛波及全身,强度大,持续时间长。所有疼痛中最让画家无法忍受的是他的头痛。"您[实习医生——笔者注]要想象您脑子里的液体像沸水,突然凝结成铅,沉重地捶打着您的脑壳。现在我感觉这个脑袋没空儿了。只有疼痛。只有黑暗。"(48)画家把脑袋称作"杀伤性武器",它随时"即将爆裂","好像脑袋里被注入了有毒气体,如果有人能刺入我的脑袋,这对我将会是最大的释然"(303)。全身的痛还体现在画家的脚上。"脚痛阻止他正常地、随他意愿地行走"(51)。更为奇怪的是,画家声称"他的脑袋和左脚间存在一种特殊的联系",他认为这两个相去甚远的身体部位的疼痛是一种痛(51f),它从头部出发,"现在已遍布全身"(52),形成肿瘤,"吸空我身体里的一切"(89)。"这种疼痛从我的脑子出发,难以想象,无法言表"(336)。

被画家描绘得如此玄妙的病痛在医学生眼里不过是"相当常见的滑囊炎",他认为画家前一天在山隘中运动强度过大造成了脚痛,医学上看"不危险"(52)。虽然实习医生确诊画家的肿瘤是良性的,脚痛事出有因但并无大碍,但他无法解释画家的头痛。他查找医书,但"在科尔慈(Koltz)的脑科医书中没有记录画家的脑病——如果画家患的不是脑病又能是什么?——这是一本相当新的书,出自一位一流的科学家之手。刚从美国'新鲜'发行"(172)。一流医生的最新脑科医书都没有涉及画家离奇的头痛,医学经验对画家的个案束手无策,实习医生在医学领域寻找解决方案的努力徒劳无功。

大脑不仅是人体器官,是有限身体的组成部分,也是无限精神的发源地。它连接了内外,是身体和精神的交汇点。既然画家的头痛在身体领域找不到病因,下一步的研究重心进而转向精神层面。

2. 社会的隔离

艺术家先生是个例外(10)

实习医生来温格之前就从外科医生和村民那里得知,画家特立独行,并非常人。他背井离乡,离群索居,独来独往。外科医生虽承认兄弟二人已二十余年未有来

往，却仍差遣实习医生来温格观察画家。哥哥因此显得
更重手足情深，对弟弟格外关心。加之画家一直独身，拒
绝被人直称其姓（施特拉赫先生），进而总留给人漠视家
庭、冷血无情的印象。此外，画家总随身携带拐杖。外科
医生说，他弟弟的拐杖是用来"挡人"(12)的，这说明画家
对周围人的不信任、安全感缺乏、戒备森严、防范心强。
来温格的第一天，客栈老板娘就好意提醒实习医生说：
"艺术家先生是个例外。"(10)屠宰场老板也认为画家"不
正常"(50)。

画家的"例外"和"不正常"主要在于他的超级敏感。
他说：

> 我的眼睛、嘴巴和耳朵都如此敏感；因为它们如
> 此之大，所以产生如此巨大的疼痛……不管我接触
> 什么，都能刺痛我，让我疼。……我看见的任一事物
> 都让我疼痛。我看见的任一色彩。唤起的任何记
> 忆，所有，所有。(302)

他的任一器官都可感知疼痛。在画家敏感的视觉世
界里，一切暗无天日。他目光敏锐，总能发现别人看不到的
阴暗面。最好的例证无疑是他发现了老板娘地下室的特殊
收藏——"蛆鼠乱窜的男士内裤"(24)。黑暗阴森的地下
室里，画家看到老板娘怎样"以一种下流的方式"(24)勾
引男性村民拜倒在其石榴裙下。其次，他嗅觉灵敏。实

习医生甚至在他身上"观察到狗的特性"(242)。他尤其对恶臭异常敏感,闻到的"任何气味都和犯罪、虐待、战争和任一卑鄙无耻行为相连"(56):不论是老板娘和他人通奸,乡村学校教室里的"焦油、厕所、烧酒、苹果的腐烂"(32),"人性的堕落"(57),战争中尸体和死马(105),还有"弥漫全村的屠宰场的血腥气息"(179)……再次,画家易感寒冷。温格的冬日大雪封山,但也只有他抱怨天寒地冻、冷酷无情。还有,画家听力超常,"能分辨房间里最不引人注意的声响"(28)。他觉得这个世界喧嚣吵闹,连平日的关门声也无法接受。他说:"最让我生气的是无休止的关门声。这可怕的关门声。像数次击打在脑袋上!没什么比房门连续不断地被猛然关上更为可怕。人们不假思索地关上门。这是素质差的人的特性。这习以为常的关门声甚至能杀死人。"(93)平常的关门动作在画家看来制造了巨大的声响。除了画家并无他人抱怨关门声响,这不仅说明了画家的敏感,也体现了他的极端。湍急的河流、客房夜间的簌簌作响、窗外的交谈,一切对他而言都震耳欲聋。他总能听到疯狂的狗叫,狗吠声"自上而下,四面楚歌",带着"绝望和地狱的束缚"(160),"唱响了世界末日的绝唱"(161)。狗吠连连,却也是只闻其声,始终不见狗的踪影。这不免使人生疑,不知他是真的听到,还是幻想作祟。值得注意的是,引起画家的视觉、嗅觉、触觉和听觉等感官反应的仅仅局限在村民没有发现或不认为反常的"恶"的方面,他对"恶"敏感有加。他敏感夸张、极端,混淆现实和虚幻。他要求实习医生"看",而非倾听"自然的沉默"(40);他能"嗅到所有设想和法规的瓦解"(57)。这些经常出现的通感现象(Synästhesie)也能说明画家的感知混乱。通感的产生让画家的身体成为德勒兹意义上的"无器官的身体"。身体成为了非整体的碎片。身体器官的功能混淆,打破了身体原有的机制和结构,成为混乱的身体。这是无政府主义式的身体,大脑、性器官、心脏都不再是身体的中心,身体没有等级、区域、排列。身体破碎了,菲勒斯中心主义随即被击碎了。在写给外科医生的第一封信中,实习医生称画家是"坠落想象深渊的人"(316)。第三封信中实习医生发现画家"活在他自己也认为可怕的错误中"(320)。实习医生认为画家的病因在于他不符实际的想象,因为现实生活并没有他感受到的那么阴暗、腐臭、寒冷和吵杂,那些极端恶的感受不过是他的想象。画家自己也曾说"我确信,想象是一种病"(38),"是的,我混乱。我的脑袋总搞错。现在成了种病态的状态"(94),"一切都是病痛的设想"(86)。

画家对恶现象的敏感和批判被外科医生和温格村民认为是"不正常"和非理性的疯癫病态。从词源上看,疯癫表示缺乏理性,理智不足。疯是"缺乏",是"不足"。[1]

---

[1] Dietmar Kamper: *Wahnsinn*. In: Christoph Wulf (Hg.): *Vom Menschen. Handbuch Historische Anthropologie*, Weinheim und Basel: Beltz Verlag 1997, S. 906-912. Hier S. 906.

福柯在《疯癫与文明》中讲到，自中世纪以来，历经文艺复兴、启蒙时代和现代，人类对疯癫的理解和对待方式总是以当时的理性为准绳。疯癫一直作为理性的对立面出现。信仰理性就要驱逐疯癫。画家把他的生存环境描绘成一无是处的恶，他批判一切：城市、工业、建筑、政治、宗教、科技、战争；也厌恶所有人：男人、女人、孩子、工人、医生、律师、教师、建筑师……他的独白冗长难解，他愤世嫉俗，不屑不满；他用词夸张，这从文本中多处出现的表强调的斜体、大写和省略号可见一斑；他常用形容词最高级和"所有""全部""无一""总是"等代词副词表达恶之极致。其他村民眼中正常合理的理性在画家看来永远是黑暗、腐臭、寒冷和喧嚣。对理性的极端批判使得画家和村民背道而驰、相去甚远。画家因此被诊断为"有病"，病因就在于他与大众相比"不正常"。

　　然而，正常和不正常，健康和病态总是相互依存的对立概念。温格和村民在画家的厌世独白中病态可恶，画家在众人心目中乖戾古怪、悲观恨世、无法理解、难以相处。从屠宰场老板的叙述中得知，画家并非一直如此乖戾孤僻："他原来不这么封闭，不这么躲避众人。正相反：……比起许多当地村民，他当时忍受了更多。"（50）由此看来，画家的"病"——他对恶的敏感和批判，他和村民的决裂——并不是一直存在的。那么，是什么促使画家从"正常"走向"不正常"？要回答这个问题就必须探讨画家和温格和村民之间的关系发展。

二、病的普遍和相对性

这里的一切都是病态的。(162)

在温格的驻留总和画家从文明大城市中的主动逃离密切相关。"在他的生命中,大城市和乡村总相互更迭"(33)。儿时的画家多和住在乡下的外祖父母度过,"外祖父带他进入风景和对话的世界",因为住在城里的"父母很少管他,把更多的关爱给予了比他大一岁的哥哥,父母从他那里无法期望的一切都能从哥哥那儿得到,如一个规划好的未来,总之任何一种未来。他哥哥总能得到更多的爱和零花钱。他让父母失望,哥哥却从不会"(33)。外祖父母的逝世带走了世界对他最后的爱和关注,构成"他最大的损失",此后他回到大城市,"陷入了万劫不复的黑暗"(33)。幼年的记忆使得画家在乡村和避难所之间画上了等号,每当他在大城市感到不适时,都会主动逃离到乡村寻找寄托。战争期间,画家和姐姐第一次逃到温格,20 年后画家离开"行将就木、狂妄自大的首都"(120),来到经济衰落、穷乡僻壤的山村温格疗养。问题是,他能否在这里找到安静和满足并安度晚年?

1. 病态世界的缩影

众多不治之症构成一道异域风景。(244)

城乡之间最主要的区别在于,城在经济、社会和娱乐生活等方面的快节奏和丰富多彩与村的安静、少变、封闭、欠发展和亲自然形成了鲜明对比。温格虽坐落在偏远贫苦的山区,但其地理和气候都不能构成疗养院的条件。这里的风景被描述成丑陋、有害健康甚至是危害生命的。所有的一切都"讨人嫌""不舒适","这种风景因着它如此的丑陋比起那些虽美丽但没特点的风景更具个性"(11)。温格的丑陋主要体现在以下两个方面:一二十年前战争的遗留。虽然文本中缺乏对战争背景的介绍和过程的刻画,但可以推断这是对第二次世界大战的影射。① 二十年前的温格在战争中已是战火纷飞,死伤遍野。画家回忆道:"丛林布满武器,坦克、装甲车、大炮,摩托车和汽车横贯在树木间随处可见","人们能在大炮的车轮下发现被压死的正当年的青年,山隘间躺着一队特种兵,舌头被割下,阴茎塞在嘴里"(147)。不仅大量士兵成了战争的牺牲品,广大当地民众也难逃劫难。多人葬身于漫天的硝烟和深埋的地雷,"孩子们被在洼地发现的高度易爆的导弹发射器炸得粉身碎骨"(147)。大城市的动荡让画家和姐姐背井离乡来到温格避

---

① 根据《寒冻》的创作时间(1963年前),贝恩哈德的生平(1931—1989)和文本中温格的状况和奥地利战后状况的对比等。图斯瓦尔德纳(Gregor Thuswaldner)认为《寒冻》对战争模糊的描写体现了奥地利战后文学的特点,因为当时战争题材和关于奥地利在第三帝国的角色等讨论都是禁忌话题。参见: Gregor Thuswaldner: „Morbus Austriacus"-Zur Österreichkritik bei Thomas Bernhard. Eine Dissertation in der Deutsch-Abteilung an der Universität North Carolina in Chapel Hill. 2002, S. 77.

难。画家说:"战争中这儿从未缺少过犯罪。"(104)他们"长时间都要睡在客栈屋顶下的阁楼里",因为"所有房间都被士兵霸占"。画家看到客栈老板"被抓起来,被枪顶在墙上,要被射死",就把"睡房顶"归咎于战争,天真地以为单纯是战乱的年月导致了他和姐姐的痛苦。而在屠宰厂老板的回忆中,"当时村民对他姐弟俩并不好"(104)。二十年后的温格实际战火虽已逝,恶之体验仍残留。"上一场战争摧毁了村民"(162)。家被毁,人已逝,战争不仅给村民带来了前所未有的、残忍和血腥的恶经验,也夺去了他们对恶和痛曾经敏感的神经。战争教会了他们残忍和无情。参战的士兵既是刽子手,也是牺牲品;观战的百姓既是受害者,也是合伙人。村民的恶在于他们的麻木无情,体现在他们日后对战争的沉默。对恶的沉默和对痛的噤声导致了两方面的后果:其一,村民对日后犯罪的纵容和麻木。战后,只有画家能嗅到温格"任何的气味都带着犯罪、虐待、战争和任一无耻行径的味道"(56)。其他村民虽然都是"许多大型罪行的见证人"(56),但对屠宰场的流血成河、老板娘对女儿的怒骂体罚、她和众多男村民的狼狈为奸、贫民窟的悲惨世界等诸多恶行却缄口不言。村民对老弱病残无同情、不怜悯,画家反复提到自己的病痛,却从未得到村民的关心和倾听。屠宰场老板当年也见证了战争的惨烈。他被雇佣为掘墓人,任务是处理当地数量庞大的死亡士兵和马匹。掘墓人的工作经验为他日后的屠宰生意奠定了良好的基础,鲜血和死亡再也无法撼动他的神经。另一方面，沉默造成晚辈和后代与真实历史的绝缘。画家说，实习医生对战争一无所知："您可以庆幸地说，当时您太小，没经验。战争结束了，您才懂事儿。您对战争一无所知。您一无所知。"①（56）实习医生没有画家的痛经验，也无法从其他村民那里得到与画家描述相应的验证，这阻碍了二人的理解和沟通。

以上主要涉及温格丑恶无比的一个层面，即"战争及其残留"；另一方面在于现代化的文明进程。画家说，森林的开采破坏了自然的平衡，"这里的风景，我越看，越觉得丑。它丑陋、威胁且充满恶的记忆碎片，是一片对人来说损坏了的环境"（202）。现代化的铁蹄纷至沓来，工业化打破了"安静的垄断"（163），机器时代进驻农业地盘，带来了象征科技进步的发电厂，从此一切"天翻地覆"（82），"一半的土地被发电厂毁容。原来鲜花丛簇的草地、美好的田地和最佳的森林，现在只能看到钢筋混凝土。整个村子很快将被发电厂的众多建筑覆盖，在可预见的未来，目之所及将只有发电设施或大型电线杆"（92）。工业在自然环境中建起一座人工城。站在高岗上，画家带实习医生一览温格"最大的丑恶"（238）：铁路职工公寓大楼，电厂，纸浆厂，医院和建筑师事务所，酿酒厂和交通运输站……启蒙②的目标

---

① 实习医生在第六天过 23 岁生日（《寒冻》第 44 页），《寒冻》出版于 1963 年，这也说明文中的战争实指第二次世界大战。
② 这里的启蒙并非单指 17 至 18 世纪欧洲的反对宗教迷信权威的启蒙运动，而是泛指人类依靠科技的现代化文明进程。

是驱魅,是征服自然。培根的"知识就是力量"是文明前
进的口号,振臂一呼,应者云集;同时也构成工具理性的
雏形。启蒙把理性工具化了,人类从自然那里获得的知
识成为人类利用自然的工具,自然母亲成了人类榨取利
益的原料厂。"自然被颠覆了",画家说,"发电厂建的越
多,好风光遗留的越少"(97f)。以发电厂和纤维厂为代表
的"自然科学理性"①向自然提出了"全方位的高要求"②,
科技改变了自然的权威和人畏自然的天性。人类作为始
作俑者策划并参与了这场破坏原有自然、社会结构的起
义。画家不是进步论的响应者,不是工业文明的拥护者,
他说:"我反对启蒙","人们对自然知道得越多,人越不理
解自然,越少认识到自然的价值。"(184)画家眼中的工业
化"一切都带有敌意。无情。除此之外这里的一切都蕴
藏着纤维厂的恶臭"(202)。人们视工业化和文明进程为
"最成功的时刻",对未来信心满满,但对画家而言,"最成
功的时刻是死亡。希望只和死亡连在一起,只和未来连
在一起"(202)。

画家对工业化的无情批判让人联想到 20 世纪 60 年
代以霍克海默和阿多诺为首的法兰克福学派的批判理性
和传统理性的分庭抗礼:传统理性多以实证主义和实用

---

① Andreas Gößling: *Thomas Bernhards frühe Prosakunst. Entfaltung und Zerfall seines ästhetischen Verfahrens in den Romanen „Frost"—"Verstörung"—„Korrektur".* Berlin, New York: de Gruvter 1987, S. 33.
② 同上。

主义作为基础和方法,以科学活动作为基本依据,虽貌似客观中立,但被自然科学化了,它朝着纯数学符号化方向发展,变得机械死板。它和既存的社会秩序构成一种同谋关系,成为其拥护者,无力对其进行客观的评判。而批判理论的基本思想是启蒙辩证法,即人类对启蒙文明的迷信使得人类进入一种新的野蛮状态。批判理论克服普通大众的盲目性和软弱性,是对现存秩序的批判,欲将之改造为一个更为合理的社会。贝恩哈德在1965年"不莱梅文学奖"的领奖仪式上曾强调说,这是一个"狂妄自大的"时代,"我们无休止地提出高要求","我们狂妄自大;因为我们知道我们不会坠落,不可能挨寒受冻,因此我们敢于做我们想做的一切。"[1]理性成为一种工具,通过利用它,人们达到自我维持的、以自我为中心的目的,不计后果,不择手段。当下的"生活只剩科学","我们熟悉各种元素","我们了解自然法则","当我们看自然时,再也看不到鬼魅。我们在世界史上写下了最客观冷静的一章"。[2] 然而,面对人类的反击,自然"沉默""投降"(40)了么?

2. 大众的不治之症

　　进步使得一切更狂妄自大。(305)

---

[1] Thomas Bernhard: *Ansprache zur Verleihung des Literaturpreises der Freien Hansestadt Bremen*. In: Ders.: *Meine Preise*, Suhrkamp, Frankfurt a. M. 2009, S. 117–120. Hier S.119. 原文斜体强调。

[2] 同上,S. 119f.

即使借助科技,人类也很难成为自然的对手。自然总能"超出人类的思考范畴"(99)。遭到破坏的自然被画家形容成"巨大疼痛的大生产家"(174),因为现代化的进程总以人类赖以生存的环境的毁灭做代价。画家认识到温格不是他梦寐以求的天上人间,而是人间地狱。在这里,"生命抽身而去,死亡挺身而出像一座山,黑暗、陡峭、不可征服"(57)。这是"一座野蛮、愚笨、淫乱猥琐、狂妄自大、充满谎言和杀戮的宝库"(163)。他把客栈比作"坟墓",他问实习医生:"难道您没发现,人们居住在墓地之中?大城市是大墓地?小城市是小墓地?乡村是更小的?床是棺材?服装是寿衣?所有的准备都为死亡?整个村子就是安放灵柩和埋葬尸首的永久演练。"(178)温格不仅在画家心中丑恶不堪,初来乍到的实习医生也称温格是"见过的最阴暗的地方"(10),"长此以往,人非疯不可"(11)。"温格是个震惊"(317),不论风土还是人情。病态的风土传染了病态的村民,"人们深陷其中,像进入一座陌生的花园"(244)。温格村民"身材矮小、畸形驼背","平均身高不超过一米四"(11)。这里"只有人的阴暗面","他们只能通过工作或消遣或其他类似的活动转移注意力,比如妓女、乞丐或酒鬼或所有这些"(11)。"孩子长虱子,成人患淋病和破坏神经系统的梅毒。"(71)"山谷因为肺结核患病率高而臭名昭著。这里您能找到所有肺结核形式:皮肤肺结核、大脑肺结核、肠子肺结核"(158)。在画家的描绘中,温格村民整日与贫困和谎言打交道,他们道德败坏、久病不愈、行将就木、无可救药。

　　客栈老板娘是病态村民的典型代表。画家视她为"残酷不仁之人",她扮演了一朵放荡堕落的恶之花。首先,她是职业说谎家。她谎言连篇,不仅欺骗老弱病残的画家,多收他的服务费,给他烹制狗肉,私拆他的信件,背后说他尿床等坏话,"她欺骗所有人。包括她的孩子"(24)。画家认为不可原谅的是老板娘曾诬陷她正当防卫的丈夫——原客栈老板——故意杀人,导致他至今仍身困囹圄。她不仅是个失职的妻子,更是个不负责任的母亲。只因女儿"在铁路工人们那儿待了半夜",她就骂她是"婊子"(128)。对女儿的暴力不仅停留在语言层面,她滥施家暴。画家回忆道:"尤其是那个姑娘的绝望无助使我惊恐万分。老板娘拿拨火钩打她。用拨火钩,您知道吗? 她像个杀人魔。"(128)老板娘不仅是说谎家、暴力狂,她对性爱贪得无厌。她不仅和屠宰场老板、乡村警察和工人们有过床第之欢,她甚至在见实习医生的第一面就向他提出了一个"只有一个女人向一个男人提出的要求"(10)。实习医生"不乏恶心地"(10)回绝了她。除了异常强烈的性需求外,老板娘还有恋物癖。画家发现她在地下室收藏男性内裤,"这对她来说是一种满足,她在男人稀少的日子里得不时清数这些证物,来回忆它们曾经的主人"(24)。老板娘对男性内裤的收集是她强烈拜物教的体现。为了一己私欲她可以信口雌黄、弥天漫谎,利己损人、施加暴行,也不顾道德法律的约束和良心的谴责。但凡对她有用的,她欺骗、占有;对她无用的,她暴力、忽视。她的目的是功利的最大化,不择手段的一切方法在她那里都具有合理性,这暴露了老板娘利己的工具理性思想。

不仅老板娘,在画家的连篇独白中,温格的所有村民都是工具理性的奴隶。在温格,妇女和儿童不是重点保护对象,而是暴力牺牲品。画家的姐姐曾被一凿井学徒强奸,后产子,但不久死去。不单是老板娘热衷暴力,温格村民都是暴力狂。"酒精替代了牛奶。所有人都拥有尖锐刺耳的声音。很多人生来残废。所有人都醉醺醺的。绝大多数人都具备犯罪天性。……严重的机体损伤、猥琐和反自然的奸淫是家常便饭。虐待儿童,谋杀"(31f)。在这里,人与人的关系退化成野兽间的残忍杀戮。"人被杀的危险遍布各地。"(99)屠宰场这一意象很好的呈现了村民的残忍无情和嗜血成性。屠宰场里的动物"被撕碎、被凿开""被切下、被剁碎和撕下"(269)。画家看到"整个村子到处都散落着一缕缕的毛发和一块块的肉",画家建议人们"应该把它们扫走,用雪把血迹盖住,但是他们不往这儿想。村子里的大街小巷血流成河"(199)。除此之外,从屠宰场的血腥还能看出村民的饕餮暴殄。大多数村民都是客栈的老顾客,他们每日"大吃大喝"(199)、沉迷性爱。"性爱毒害所有人。性爱是天生的疫病。……所有人都过着性生活,那不是生活"(18)。欲壑难填也是拜物教的体现。私欲横行,超越了他人利益和社会伦理道德约束。

理性异化成工具,人物化成永不停歇的生产赚钱机

器或是暴殄天物的洪水猛兽。人与人、人与自然之间的
隔阂不可填补。图斯瓦尔德纳（Gregor Thuswaldner）在
他的文评中找到了《寒冻》中匿名发电厂的现实真身卡普恩
（Kapurn）发电厂。它是"奥地利五十年代进步的杰作"①，
在战后如火如荼的重建中，它打造了"重建的神话"，在
"机器对抗原始自然的肉搏战"中扮演了重大角色。它把
工人们拧成一股绳，大家齐心协力，用血汗续写曾被掀翻
的破灭王朝的童话。画家对新版神话的合理性提出了质
疑，认为工业化不能带给人们它所许诺的福祉，"幸福是
进不来这座山谷的。这对幸福来说太窄、太脏、太丑了"
"这里只有工作、贫苦，别无其他。"画家更关注人的生存
状态，他对异化的工人表示同情，认为繁重的工作只能带
来压力和更高的自杀率，不会提高人的幸福感。"男人到
了四十岁就毁了"，他们不是上吊，就是跳崖（163）。值得
注意的是，只有画家认为利己思想和工具理性造成的诸
多问题严重，不容小觑。但众村民依旧沉醉在现代化文
明进程所允诺的幸福神话中不可自拔。工程师高举拥护
工业化的大旗，带领发电厂的二百余名员工，坚信"发电
厂建得越多，我们的国家会越幸福"（99）。不仅工程师被
科技收买，大张旗鼓地为工业化加油呐喊，第 26 天的《峡
谷》一篇中的教师也鼓吹启蒙的善和利，最后冻死在冰冷
的教室，被雪覆盖，"死得很惨"（312）。教师的下场即迷

---

① Gregor Thuswaldner：A.a.O., S. 57.

信启蒙的下场。画家"反对启蒙"（184），他更关注启蒙的负面影响。启蒙的未来是有悖其初衷的，一场旨在破除迷信和专制的革命以新的迷信和专制收场。对现行社会缺乏批判会导致盲从。乡村警察是毫无生活目标、盲目从众的代表。作为警察，他不关注犯罪，只对"有趣的"（59）事件产生好奇。他频繁更换工作，开始想求学，从中学生变身为木匠学徒，然后"一夜之间换上乡村警察的制服，四年未脱"（58）。他和老板娘通奸，生活没有目标（190）。经济领域商品拜物教的交换原则从市场渗入到人心，"月亮到地球之间的距离都不及人心间的隔阂"（230）。文明退化成野蛮。"整个世界不过是一场死亡面具的假面舞会。"（248）鼓吹文明的温格让画家毛骨悚然。"这里的村民像动物"（72），工人像"蚂蚁堆"（223）。最让画家胆战心惊的是温格无处不在的狗吠（第 14 天）。文学艺术中象征恶和末路的狗这一意象让人联想到地狱之狗策尔博鲁斯（Zerberus）。狗在这里是异化村民的荒诞暗喻，画家在"大多数人身上都发现了狗的影子"（212）。人失去人性，异化成叫嚣的狗。人与人间的撕咬和怒吼如狗吠，哀嚎中既有恶意，也有恐惧，"人是人类的完美地狱"（212）。然而这地狱之狗隐藏至深，无处可见；象征世界灭亡的狗吠也只有画家一人能听到。对比画家和村民之后再次证明，画家总是特立独行的异类。

小说中除了画家有名字（G·施特拉赫）外，其他人物都由其从事职业命名，如外科医生、实习医生、屠宰厂老板、客栈老板和老板娘、工程师、教师、发电厂工人等。村民的存在单纯是为了工作,没有姓名就是"特点消失"(190),他们是流水线上标准化的螺丝钉,"不管是谁。千篇一律",只不过是"愚蠢的职业和看法的承载者"(85),都是进步论的傀儡。画家的生活方式与众不同:他独居、无业(首先画家一职被大众认为是无所事事,其次他在温格放弃了作画)、每天大部分时间在森林中散步。散步以其不定性成为一种独特的行走/经验方式:无固定模式,脚步自定,可疾可缓;无固定目的,可为呼吸新鲜空气,亦可观看路边风景;行走路线不定,走走停停,前进后退驻留,但最后大都回到起点。在这一点上,画家好像本雅明笔下的"游手好闲者",和马尔库塞(Herbert Marcuse,1898—1979)的"单向度的人"形成鲜明对比。温格村民组建起单向度的大众人流,行动带着明确的目的性,一致向前,脚步匆匆,不为自身利益以外的事物分散精力,标准同一,生怕被挤出人群。人群拥有权力,人群就是权力。画家致力于弄清"人群现象",发现"人群产生一股病态的想要、并必须从属它的吸引力",但融入人群让画家"恶心"(191),"身处人群非常可怕"(204)。画家和人群分道扬镳既主动也被迫,他和大众在敏感和批判层面的分歧导致了二者的决裂。大众感受不到画家觉察到的恶,把他孤立成神经兮兮、悲天悯人的特殊个体。"深陷孤独产生了许多越来越阴暗的思想"(33),原本理智的批判被诊断为"有病","病患"在孤独中变得极端,温格变成一无是处的至极黑暗,这阻碍了他对生存环境的客观理解。随着画家的"病情加重",大众对他的隔离和禁闭态度愈加明显。这是一个恶性循环,二者间的不兼容无法缓解改变,画家离奇的病无药可医。画家明白"没什么能治疗这种病"(53),"早在我发现它时,就感觉它无可救药"(90)。原本雄心壮志的实习医生经过观察和相处,最后也在写给外科医生的信中放弃:"我不相信他能变正常(被治愈),我确信,他的状态每况愈下"(320)。括号中的治愈等于"正常化",标准化,画家无法变成"正常的"、麻木异化的村民,所以画家的病无可救药。

画家两次为避难来到温格:一因战争,二出于对大城市的厌恶。但封闭的温格不是外部世界的避难所,在这里依旧能感觉到现实的寒冻。温格作为偏僻的山村,本应人际关系简单淳朴,文明进程落后,经济欠发达,是贴近自然的、城里人的旅游度假区,但是这里和画家企图逃离的大城市没什么区别:工业化进程下的电厂、纤维厂破坏自然,工人劳苦不堪,人际关系冷漠,自私自利,撒谎欺骗,对犯罪麻木无同情心。温格不是画家颐养天年的避风港,而是导致画家绝望出世"逼疯港",是温格让画家意识到现代化进程的负面影响已无处不在,温格是他本想逃避的现实的缩影。画家说:"我毁于此地。"(56)最后一天,实习医生在当地报纸上读到画家于上周四消失在漫天飘雪中的温格。暴雪阻碍了搜救队的工作,画家下落不明(336)。故事结尾还是在大众和画家之间做了抉择。

为了保障多人搜救队的利益，温格放弃了同样深陷寒冻
的画家。对画家消失的结局可有多种解读：一方面，"生
活禁止个人的生命！"（107）画家悲惨地被大众驱逐出境，
被麻木异化的村民残暴无情地谋杀；另一方面，"死亡是
所有病痛的停止""代表从一切中解脱""优点众多、堪称
完美"（90）。画家终于通过"消失"和他的"逼疯港"温格
之间划清了界限。这是他终止病痛的唯一解决方案。

三、病痛的多面性

　　疼痛不是简单的疼痛，像母牛是母牛一样。（86）

　　谈论疾病抹不开其最常见的伴随症状疼痛。本雅明
曾说："人的本质即彻底的疼痛机器"[1]。亚当和夏娃偷食
智慧果被上帝驱逐出伊甸园，离开神的国度，作为人类的祖
先受到如下痛苦的惩罚：女人要饱受怀胎和生产的痛楚
（《创世纪》3：16）；而男人则需终身劳苦工作才能收获地里
的食物（创 3：17—19）。从此，痛成为人类的生存标志。人
的一生总是与疼痛相伴：母亲生产的痛苦，婴儿出生的啼
哭，跌打损伤，天灾人祸，惩罚规训……疼痛同体温、呼吸、

---

[1] Zit. n. Sirgrid Weigel: *homo dolens. Der Schmerz als bedeutungsgebendes Vermögen.* In: *Schmerz: Kunst + Wissenschaft.* Hg. v. Eugen Blume/ Annemarie Hürlimann/Thomas Schnalke/Daniel Tyradellis. Köln: DuMont Buchverlag 2007, S. 281 - 288. Hier S. 286.

血压和心律一样重要,被视为第五生命体征。人类对痛的
认识的发展变化基于不同学科不同的研究侧重和诠释理
解。宗教上对痛的认识导致了人类对痛的敬畏。虔诚的基
督教信徒通过鞭笞自己的肉体救赎灵魂,认为能承受痛苦
的人才能进天堂,反之则下地狱。痛既是离开伊甸园的惩
罚,也是重回天堂的自我救赎。英语中的"痛"(pain)来自
拉丁语"poena",译为"惩罚"(Strafe)。① 从福柯在《规训与
惩罚》中提到的现代监狱及惩罚机制的产生可以看出,权力
机构是如何借助施加身体和心灵的痛苦来巩固权力,赏善
罚否。医院正是一种权力机构,在这里展开一场知识和病
痛的博弈。外科医生差遣实习医生观察病痛缠身的画家,
旨在找到病因、消除病痛。小说中三个人物的关系因此由
病痛联系在一起。本节主要通过分析三个人物对病痛的
理解分别总结出医生与画家、实习医生与画家间的关系。

1. 医学和艺术的对峙

外科医生能干。

画家,他的弟弟,无能。(214)

施特拉赫兄弟间与其说是血缘手足之情,不如用医患
关系来形容更为贴切。实习医生把二者对立成两个极端:

① Dietrich von Engelhardt: *Die Welt des Schmerzes*. München: dtv. 2007,
S. 102.

　　　　两个人里里外外都是完全矛盾的世界观。截然
　　相反的世界。就像他的弟弟和我一样，不同。不是
　　出自同一块材料。外科医生应该是一位成功人士。
　　他不认识绝望或者从根本上禁止绝望近身。或者只
　　允许它达到一个不会引发疼痛的程度。(212)

　　与此相对，画家病痛缠身，最后绝望出世。外科医生的
"成功"之处正在于他能设法免遭绝望或疼痛之苦。在第四
封信中可获悉，画家从小就受到外科医生哥哥的攻击。儿
时，两兄弟常玩儿一种游戏，规则是"谁先把对方弄哭，谁就
赢"(327)。画家总输。从此，画家成为"无能之辈"(214)。
　　兄弟二人的思维方式相去甚远。实习医生在写给外
科医生的信中写道："您[外科医生——笔者注]是医学思
维，和您弟弟的思维截然相反，他的思维，正如他所说，是
'不道德的、无实际用途的中间地带的思维'"(319)。彼
得拉施(Ingrid Petrasch)把外科医生的思维特点总结成
理性、逻辑推理缜密和循序渐进，而画家的则是混乱的浮
想联翩；①彼得拉施把艺术解读成一种"中间地带"，因为
艺术"处于世俗的概念世界和无法用概念解释的奇妙世
界这个中间点，负责连接斡旋这两个世界。"②艺术这一
"中间地带"连接了尘世和超凡、人造和自然。而病痛也

---

① 参见：Ingrid Petrasch：*Die Konstitution von Wirklichkeit in der Prosa
　Thomas Bernhards*. Frankfurt a. M.：Peter Lang 1987，S. 82.
② 同上，S. 87.

是一种"中间地带",一场生死爱恨的斡旋。博芬申(Sivia Bovenschen)把病痛定义成"临界感受",是"生和非生之间,人神交汇的峰值"。[①]不论是艺术还是病痛,"中间地带"都因着它的不确定性和运动性显得杂乱无章,但认识和痛苦也常发生在"中间地带",因为它连接着已知和未知,代表着追求和进步。与此相对,以医学为代表的自然科学追求的是明晰的规律和稳定的发展。医学理性条分缕析,界限清晰,外科医生生活在一个单行道的世界,非此即彼,泾渭分明。他是严肃理性的化身:医院里的出色表现为外科医生赢得了"当地名声"(212),他生为工作,像一台不知疲倦的机器,下班后把病历拿回家研读,夜半两点仍灯火通明,早七点他又完全清醒。繁忙的工作由不得他思考,他必须一直行动。"手术室中是不会思考的,只会行动。然后吃饭,然后睡觉……几乎没有交流。没有消遣。没有情绪变化。也没有犹豫空虚。没有纠缠的回忆。没有女人、足球、死亡。储藏室里有未被清理走的、为消除肥胖迹象而存在的网球。"(213)打网球不是因为兴趣爱好,仅仅是为了"消除肥胖迹象";没有回忆,因为活在当下;不交流娱乐,因为没有时间,更因为它们不理性、无意义、"不道德"(319)。画家作为"精神人",在作

---

① Silvia Bovenschen: *Die Furcht vor den Nerven. Drei Kapitel über den Schmerz und die Idiosynkrasie*. In: Ders.: *Über-Empfindlichkeit. Spielformen der Idiosynkrasie*. Frankfurt a. M.: Suhrkamp 2007, S. 233-265. Hier S. 250.

为"理性人"的医生眼里是"不正常的"存在。画家坦言
"想象是混乱的表达""秩序不能容忍任何想象"(38)。画
家作为艺术家,总和"美学"、想象力和"梦幻"(213)打交
道,他思考多于行动,言行举止无规律,所作所为不能带
动经济增长,因此"所有他弟弟做的事,对他[外科医生,
笔者注]而言总是骇人听闻、面目可憎。……他恨美学。
也恨梦幻。他好像从未痛苦过"(213)。

　　如此形同陌路的兄弟二人不是靠血缘亲情联系在一
起,而是通过画家的病痛。两人从不同的视角接触到的是
病痛的不同层面。让我们先来探讨下病痛的涵义。德语的
"痛"(Schmerz)在词源上可以追溯到拉丁语"mordeo",表示
"我咬"。这彰显了痛的身体层面。如上文提及的英语中
"痛"(Pain)的拉丁词源"poena"表"惩罚",痛在此超越了
身体的界限,进入到精神领域。德语的"痛"(Schmerz)翻
译成汉语主要有两个意思:一、作复数,指"疼痛",体现
为肉体上遭受创伤时的痛感,是一种机体受损的物理感
受;二、作单数,指"痛苦",表现当精神遭受打击时心理上
的一种失落或是无奈。① 因此痛就包含了身体的疼痛和
精神的痛苦这两个意思。
　　病痛是医学产生的原因和目的。医学侧重痛在身体

---

① *Langenscheidt Großwörterbuch Deutsch als Fremdsprache.* Hg. v.
Dieter Götz. Berlin, München: Langenscheidt 2003, S. 895.

层面的负面影响，认为疼痛是一种消极负面的干扰，是要被减弱和消除的。20世纪中后期以来，身体问题越来突出。身体是主体与外界的"中间地带"，普赖斯纳意义上的"身体存在"体现身体的自然属性；"身体拥有"则侧重社会属性。一般情况下，人感受不到自身身体的分裂。而疼痛是"一场对外和对内的战争"，导致"自我分裂"。[1]疾病导致了身体观的分裂，是身体的自然属性和理性对身体规训的社会属性的分庭抗礼。疾病使身体摆脱了理性的奴役，成为"正常"秩序中的"不正常"。痛的折磨让受难者注意力集中在痛源，难以关注身体之外的世界。病患易恐惧不安，丧失希望。痛有时比死更可怕。"能持续一个世纪之久的是疼痛，而死亡只在一瞬间。"[2]基于对病痛的恐惧，人类展开了对抗病痛的战役。迷信视病痛为恶魔和洪水猛兽，宗教巫师通过作法仪式试图驱散附体的邪灵。现代医学产生前，人们很难在自然中找到可以减轻疼痛的材料，只能借助咬棒、咬布等工具进行疼痛转移。伴随着麻醉药的产生，以治愈病痛为终极目标的现代医学势不可挡：早期的鸦片麻木肢体器官，19世纪乙醚和笑气可用于全身麻醉，当今临床多用神经阻滞进行局部麻醉，或使用安氟醚、异氟醚进行静脉注射，阻断

[1] Hans-Peter Dreitzel: *Leid*. In: *Vom Menschen*, *Handbuch Historische Anthropologie*. Hg. v. Christoph Wulf, Weinheim, Basel: Beltz Verlag 1997, S. 854–873. Hier S. 858.
[2] Émilie du Châtelet: *Rede vom Glück*. Berlin: Friedenauer Presse 1999, S. 35.

神经传导,使运动神经松弛,使感觉神经麻木,从而达到注射式或吸入式全身麻醉。然而,看似客观冷静的现代医学和宗教迷信并无大异,只能借助一系列仪式麻痹人的感觉器官,在很多情况下治标不治本,未能根本上消除病痛。文明的进程实则是理性对身体规训的过程。医学信奉视身体为机器的工具理性观。从笛卡尔开始,身体就被视为一种由各种组织器官组合而成的机器。病人要允许医学器械的修理,身体被完全物化了。外科医生差遣实习医生观察画家,只是把病痛的身体当做出故障的机器,把痛限定在身体层面,希望能从画家自身找到病痛源泉;只关注其负面影响,认为画家的病是他如此孤立、厌世的恶之源。

痛是种主观感觉。疼痛处理专家马克嘉弗雷(Margo McCaffery, 1939—2018)曾在 20 世纪 60 年代提出:"经历者怎样描述痛,痛就是什么;说它何时存在,它就何时存在。"[1]这体现了痛的主体性、可描述性和记忆性。那么人类是怎样表达痛的呢? 遭受疼痛袭击时人们不会在第一时间运用语言,而是常常条件反射地退缩,伴随扭曲的面部表情,或握拳、或跺脚、或喊叫。莱辛认为"喊叫是肉体疼痛的自然表达"[2]。它最简单,却最直接。因为疼痛

---

① Chris Pasero/Margo McCaffery: *Pain: clinical manual*. St. Louis. Mosby 1999.

② Gotthold Ephraim Lessing: *Laokoon: oder über die Grenzen der Malerei und Poesie*. In: Ders.: *Werke*. Hg. v. Herbert G. Göpfert. Bd. 6. München: dtv. 1974, S. 7 – 187. Hier S. 14.

不是一个看得见摸得着的实物,每一个个体对疼痛的感受不尽相同,所以疼痛难以言传或意会。疼痛者可以借助比喻描绘自己的疼痛,聆听者则需要通过想象感受疼痛。语言不是人类与生俱来的,疼痛却是。面对突如其来的剧烈疼痛,人类的语言表达显得苍白无力。在不同的艺术表现形式中,疼痛或痛苦是常见的母题:雕塑作品《拉奥孔》(*Laokoon*)、蒙克(Edvard Munch,1863—1944)的绘画作品《呐喊》(*Der Schrei*,1910)、贝多芬(Ludwig van Beethoven,1770—1827)的《悲怆奏鸣曲》(*Sonata Pathétique*,1798)等为人熟知。尼采曾说"痛让母鸡和诗人嘎嘎乱叫。"[①]疼痛是诗学产生的源泉。[②] 作为人文学科,文学不像医学等自然学科试图通过科技否定疼痛、抵制疼痛。作家描绘疼痛、赞扬疼痛,并反思疼痛背后隐含的价值和意义。作家是通过作品来发出疼痛来袭后的一声呐喊。画家和外科医生同为手足,但性情迥异,二十年来未有交流。正如艺术和医学作为两种不同的学科对待疼痛的方式方法相异。医学视疼痛为消极因素,对其极力削弱、淡忘,尝试治愈。艺术视疼痛为积极因素,极力分析、铭记、反思,并试图找到疼痛的意义。艺术除了展现和释放痛的苦之外,更彰显了痛的生产性和反思性。

---

① Friedrich Nietzsche: *Also sprach Zarathustra*. Bd. 4. Leipzig: Ernst Schmeitzner 1891, S. 83.

② Vgl. Ludwig Feuerbach: *Das Wesen des Christentums*. 1841. Zitiert nach Sigrid Weigel: *homo dolens. Der Schmerz als bedeutungsgebendes Vermögen*. A.a.O., S. 281.

多数情况下，人们忽略了痛的意义：

首先，疼痛可以让人变得敏感，并将注意力集中在身体上，感受身体的存在。画家对生存环境的感受是敏感的。一切他人眼里的司空见惯（如人的异化和环境的破坏）在他眼里则忍无可忍，并构成了他的痛源。这促使他对自身和外界进行反思，并发现他人发现不到的问题所在（例如他发现贫民窟长椅上的死者，狗吠预示着世界的灭亡，老板娘和屠宰场老板间的肮脏交易等）。

其次，疼痛是生命的伴随体，人的一生伴随着疼痛。因着疼痛，人人平等；自己遭受过的病痛会促进对其他病患的理解和同情。外科医生还有村民不能理解画家正是因为他们都没有画家的疼痛经历，他们都被理性和文明冲昏了头脑、麻木了感官，对自己的身体视而不见。没有病痛的他们无法感受生的存在，只可戴着"死亡面具"（264）行尸走肉。

再次，疼痛因其"警示功能"被视为"疾病指示器"[1]和"健康的看门狗"[2]。感受到疼痛才能顺藤摸瓜找到导致疼痛的原因，才能趋利避害，及时采取措施，避免身体受到更大损伤。患先天痛觉不敏感症或麻风病的人就常丧命于感知不到的病痛。

画家的疼痛促使他对现代社会的发展以及现代科技

---

[1] Dietrich von Engelhardt: *Die Welt des Schmerzes*. München: dtv. 2007, S. 118.
[2] 同上，S. 102.

的进步进行反思。画家的头痛和诡异的全身痛是他生存痛苦的外化,病因是他和他认为病态的生存环境的不兼容。"理性至上"的麻木村民感受不到痛,因此无法发现环境的阴暗面和生存的潜在危机,更不能理解画家的疯言疯语。除了画家,实习医生的亲身痛经历也增进了他对画家的理解和自身反思。在第九天的日记中实习医生写到了他"第一次长时间的头痛"(95f)。这引起他关于医生这个职业的反思。"医生是人类的帮手……帮助和人类,这两个词天各一方。我无法想象我能帮助谁。如果我是医生……医生?我和医生?一切浮现在我面前,好像我刚从梦中惊醒,不知为何,现在我应将我正身着的白衣收拾起来。'人类帮手'粉碎了我的大脑,导致了我第一次长时间的头痛。一切于我都不能理解。"(95f)和画家的相处使他对自己的专业产生怀疑,他回顾起以往的考试总是"知道得越少,分越高"(53),"这将是一门冷酷无情的专业"(170),他将来的职业生涯让他感到陌生而可怖。画家不是医学或医生的信徒,他说:"我突然看到了医生帘幕的背面,他们什么也不知道,也不能改变什么!我拒绝任何方法。"(157)因为"医生只是骗子",是"工匠""医学只是一种对身体和心灵的肤浅触碰"(157),而"新药的作用,比如链霉素的作用,几乎是零。……都说它能治病。但是这出自制药商之口。实际上当今的肺结核和以往一样都是不治之症。"(158)画家视医生为无用之人。"我有个医生哥哥,……但是没用。医生所在之处,许多必须灭亡。"(226)他认为"医学是最黑暗的,那儿只有黑暗无光的道路……医学和迷信可能紧密相连,都是方法上相互渗透的黑暗的结果,都是在有可能早就坠落的宇宙上勇敢地大动干戈"(326)。不仅画家一人对医学和医生持否定不信任态度,"'这里的人都不去看医生',画家说。'让他们相信医生像狗一样必不可少非常困难。'"(71)"痛愿意何时来,就何时来,病想怎样,就怎样"(157)。痛本身与生俱来、不可消除,但医学却致力于消除一种不可被消除的现象,通过麻痹人的感觉器官不能解决现代人生存的痛苦。医学自不量力地向自然的法则和人的天性宣战,这是医学的局限,却是人类梦寐以求的天方夜谭。温格的驻留使实习医生也同样产生了对医学的怀疑,对于救死扶伤的"人类帮手"这一称号,医生不能胜任。相反,医院是权力的机关,是判决病患的法庭。在第十天,实习医生梦到了画家在手术室里的情景。他听到"医生的哄堂大笑"(108),感到"医生休息室里阴森恐怖的气氛"(171),看到画家的"身体已无法被识别为身体。像一块肉"(108)。"最后他们[其他医生——笔者注]说收拾完毕且成功了,但我个人认为,我只'撕裂,剪切,撕裂然后错乱的缝合起来'。"(108)"白衣天使"成了"杀人恶魔"。"人若死了,他们[医生——笔者注]对死因毫不在乎。"(213)屡见不鲜的身体成了无生命、无知觉的死肉。躺在冰冷的手术台上的人像绑在屠宰场的牲畜任人宰割。最后一天实习医生坦言"人不能像解释一只动物的状况一样解释人的状况。"(329)。医生像工匠或刽子手一般对肉体进行切割缝合,但这些隔靴搔痒的行为难以触碰人类"肉体之外的"苦痛,心灵和精神上的问题是医学难以解决的。

通过认识的增加而承受痛苦,经历痛苦又加深了认识。画家曾说:"我的病应该是,我认为,不传染的。"(90)但实习医生在温格的寒冷体验和头痛却随着他对画家、对温格,以及对自己的认识加深而加重。实习医生是否被画家的病所传染?要解决这一问题需先整理画家和实习医生的关系变迁。

2. 患者对医者的"传染"

　　　　他把他的脆弱一股脑地以句子形式注入我,像把照片放入投影仪。(323)

实习医生和画家之间是医患关系,是观察者和被观察者的关系。通过实习医生27天的日记和六封写给外科医生的信,可以看出他和画家间关系的变化。

第一阶段:带着谎言的秘密接近。两人的见面并非偶然,是外科医生的计划和分配给实习医生的秘密任务促成了两人的相遇。实习医生通过谎称是来温格度假的法学学生,初来乍到找不到去客栈的路,从而成功地避开了画家的嫌疑并开始攀谈。由此,实习医生走进了画家的世界,成为他每日丛林散步、吃喝倾诉的陪伴。在亲自接触画家之前,实习医生就从外科医生和温格村民那里得到了很多关于画家的负面评价:外科医生说画家"不可救药的混乱不堪,被恶习、羞耻、敬畏、指责缠身",是"胆小鬼""暴怒之人"和"憎恨人类的人"(12f);屠宰场老板"一直都知道,画家哪儿不对劲"(50);客栈老板娘说"画家先生是个例外"(10)……德语中"偏见"(Vorurteil)一词的字面意思是在"判断"(Urteil)之"前"(vor-)获得的看法。正是带着这些先在的偏见和成见,实习医生开始认识画家。实习医生把画家当作客观的观察对象,德语的"对象"(Gegenstand)一词的前缀"gegen-"表"反对、敌对",反映出观察主体对客体间明显保持的距离。而正是这些偏见和刻意保持的距离造成了隔阂,阻碍了理解。任务进行的第三天,实习医生在日记中写道:"我只做好了面对一项艰难挑战的准备,却没想到它是这般绝望无助"(19)。医学生眼中的画家是"蔑视现实的大师"(72),"一直兴奋激动并恼怒混乱"(77),"画家说着,我听着。他说的很少一部分我能懂,他常声音太小,像自言自语,然后我又不懂了,因为他的话对我而言缺少相互间的关联,但并不是因为我太笨以致不能理解"(239)。

第二阶段:随着观察的进展,实习医生自己产生的对画家的认识改变了他对画家的成见。观察不是为了确定前在的偏见,而是为了接近和理解,为了修正认识和观点。在写给外科医生的第一封信里医学生坦言此任务于他是"特殊的恩惠",会成为他"医学生涯,乃至整体发展的重要阶段"(316)。在第七天的日记中,他修正了外科医生对画家带有成见的认识:"助理医生对他[画家——笔者注]刻画得相当好,但是只停留在表面"(53)。其他人都说画家冷酷无情、抛弃亲友来到温格,但实习医生在画家的独白中听出了"他是多么地爱他的母亲、他的父亲和他的兄弟姐妹。他是多么依赖他们!"(17)。画家并不是主动背井离乡跑到这偏远落后的温格安享晚年,他是被抛弃的孩子,是被隔离的外人。其他人认为画家无法理解、顽固地活在自己的世界中。但在第 14 天实习医生记载道:"画家不断给我线索。他并不是一个完全封闭的人。想走进他的世界有许多通道,但是人们经常在没有刻意寻找他的地方找到他,在人们不认为他这样的时候发现他是这般模样。"(144f)问题并不在于人们对走进、理解画家无能为力,而在于人们主观忽略、误解了画家。27天的实习生活中,实习医生见证了画家的病痛,走进画家的世界和世界观。实习最后,实习医生可以"说出,他[画家——笔者注]为何憎恨。……不睡觉。为何!我[实习医生——笔者注]能说明,他[画家——笔者注]说的是什么、他怎么说以及他为何在疯癫和厌恶中摇摆"(329)。在观察画家的过程中实习医生增进了对画家的了解,发现画家离奇的病不是简单的身体疾病,"这到底是什么病呢?您弟弟认为世界是极度黑暗的,他周围的和他内心的世界都是极度黑暗的"(325)。也并非医学可以救治,这是"不能用锤子和凿子,刀,锯,手术刀来操作的""他不是精神错乱！（疯了吗?)不，也没疯"（315）。画家的批判独白虽然夸张极端，但在一定程度上也不无道理。画家的病因不单纯是他自身问题，即他的敏感和悲观，因此不能像机械师在机器内部修理零件一样在画家身体内部找解决方案，否则只会治标不治本。画家的病主要源于他和生存环境间的不兼容，在于他和麻木异化大众的分道扬镳，以及他对现代化文明进程的不适应和批判。画家的病痛是他的生存感受，痛源在于"自然"：

> "世上存在一个疼痛中心，一切都源于这个'疼痛中心'，"他［画家——笔者注］说，"它在自然的中心。自然建在许多中心之上，但是主要建在疼痛中心之上。这个疼痛中心正如自然的所有其他中心一样，建立在极端的疼痛之上，可以说，它建立在不朽的疼痛之上。"（48）

德语中的"自然"（Natur）一词既代指自然环境又表示人之本性，但两个自然在文明进程的铁蹄下都惨遭破坏，它们共同构成了画家的痛源。

第三阶段：除了修正偏见、加深对画家的认识外，实习医生自身的一些行为认识也发生了一系列改变。他变得敏感。第22天，他夜间被窗户的声响惊醒。他起床后听到了老板娘和屠宰场老板的对话，进而发现老板娘给旅客烹饪狗肉的秘密。实习医生意识到自己敏感的变化：

> 回想起来，那晚我的确变化很大。从前我会在夜
> 间因为我铁定认为是无害的噪音起床然后走到窗边
> 吗？难道我会穿好衣帽走出去吗！会伏在卧室门口
> 偷听吗！并冒着一个只有疯子才会冒的风险！其实我
> 也害怕，害怕自己在老板娘门后偷听会被发现。(258)

因为敏感进而发现别人或自己从前忽略的问题——
在这一点上，实习医生和画家越来越像。在画家的影响
下，实习医生逐渐发现了村民的血腥、残忍、欺骗、算计等
恶，感受到温格的寒气逼人。在第 7 天，当客栈老板娘问
"如此频繁地散步会不会冷"时，他还斩钉截铁地答道：
"我不冷"(64)。第 15 天，在和画家的散步途中，他依旧
不怕冷(175)。但在第 18 天，他在客栈"突然"感到寒冷
(233)。在温格的最后一天他记载道："今天是最冷的一
天，我写信给医院，要他们给我寄冬衣，不然我还要挨寒
受冻"(332)。

第四阶段："若人们向镜子投去目光，看到的是自己。"
(85)实习医生观察的对象从画家转向了自身，观察过后是
思索和反省。画家说："科学欺骗，这是它的基本原则"
(264)。起初实习医生不能苟同，但当他回想起第一天刚接
到任务时，他还信心满满地声称实习不是"借助错误的事
实"或"成百上千的谎言"来欺骗(7)，可整个实习过程充满

了谎言和欺骗,以至于他自己都不敢相信撒谎"竟会如此容易,好像没什么比撒谎更简单"(21)。"您像我医生哥哥一样撒谎",画家早已怀疑实习医生的身份,"我不知道您为何撒谎。但在您脸上有许多不真实。比我现在已经发现的还要多"(52)。第 27 天,实习医生记录道:"我现在在他〔画家——笔者注〕眼里是什么? 首先是个撒谎者。昨天他严肃地看着我问:'您当时说学法学是吧?'我说:'是,法学。'然后寂静一片"(332)。科学的观察需要以清晰、算计的理性为工具,但对画家的观察让实习医生发现,许多现象是不能被理性或科学逻辑解释的。逻辑、规则和秩序在观察理解画家那独白和幻想时毫无作用,"为什么就不能秩序井然? 在对画家的观察中我究竟观察到他了吗? 还是我只是远观着他?"(136)画家的逻辑思维因着极端、抽象和混乱越过了理性的规则范畴。在第二封信中,实习医生坦言突然不能遵守外科医生一直要求的"行为的直线性",而是变得时不时陷入画家的"神秘主义"之中(318)。实习医生"不能解释,因为认识真理的能力是如此之难,以至于人借助人类的方式方法不能看到真理"(190)。与画家的接触修正了他对医患关系的认识。观察画家的实习生活对医学生而言不是一个"为了剪切和缝合、为了包扎伤口和延续生命的培训基地",与画家的相处为他提供了接触"肉体以外的事实和可能"(7)。他发现,走进才能加深理解。在第六封信中,他发现了一个"科学的——但不是医学的——而是科学的! ——研究

方法",这建立在"纯粹的感知层面,建立在一种自然的,
个人的'行为总体'上"(315)。他认为,外科医生之所以
不能理解画家就是基于他和画家间的距离,因此他请求
外科医生去"倾听"自己的弟弟(323)。原文中"erhören"
一词的前缀"er-"是斜体突出的,这说明倾听不是简单的
"听"(hören),而是要带着耐心、爱心和做妥协的准备。
医学和人打交道,不应是冷冰冰的手工活儿,不应是"撕
裂,剪切,撕裂然后错乱地缝合起来"(108),不应"只对身
体和心灵进行表面肤浅的触碰"(157)。人不是一块无知
觉的肉,它需要更多"肉体之外"(7)的关怀。医生不应是
"统治者"或"手工业者",医护人员应该注意和病患的沟
通交流,用一种人性的、平等的、带信任感的交流方式去
取代等级分明的医患关系。

第五阶段:从第三周起,实习医生的日记中多处对画
家的独白进行逐字引用,鲜有自己的观点态度。随着他
越来越深刻地感受到自己被拽进了画家的生活轨迹,一
场身份认同危机随之爆发。在第 18 天写的第四封信中
实习医生借用"幻灯片"这个暗喻形象地描绘了他和画家
间的关系:"他把他的脆弱一股脑地以句子形式注入我,
像把照片放入投影仪,然后投影仪把这些可怖的图像呈
现在对面我的(也是他的)墙上"(323)。画家产出的可怖
图像也是实习医生的图像,实习医生的世界正是画家眼
中看到的、口中描绘的和心里幻想的可怖世界。在第 20
天,实习医生无法单独找到从前和画家一起从村子到客

栈的近道儿（242）。这一场景说明了实习医生对画家的依赖感愈加强烈，画家对实习医生影响日益重大，甚至变得不可或缺。第 25 天，实习医生感到自己不再是自己，总是"通过画家的嘴在说话"（299）。

最后，随着实习医生对温格、村民以及对医学的认识加深，他的世界观也变得像画家一样批判而悲观。为了避免陷入画家极端黑暗的世界，他故意拉开和画家及其世界观的距离，对画家的极端厌世批判进行有选择的接收。这一点体现在小说的结构和叙述手法上。小说由 27 篇日记加 8 篇带标题的文章①再加六封写给外科医生的信构成。第一叙述者是实习医生，虽然日记和信是主观性强的体裁，但在内容上，实习医生主要记录的是画家的长篇独白和每日行动。事件情节之间缺乏连贯性，多由不同状态、片段式的事件组合而成。第一叙述者并非全知全能，他既是观察者，也是聆听者；既经历，也叙述。第一叙述者实习医生作为一名"被强迫听话的速记员"（320），白天"只需要按下他录音机的按钮"（161），聆听画家的独白，夜晚将它整理记录成稿，这构成了叙述的框型结构。克里斯蒂安·克卢格（Christian Klug）认为"自《寒冻》起，贝恩哈德笔下的叙述者就严格报道事实并援引被他人说出的话"。克卢格还列举了三种贝恩哈德最重要

① 第 10 天的《在贫民窟》，第 14 天的《狗吠》，第 20 天的《死亡樵夫的故事》，第 21 天的《流浪汉的故事》，第 22 天的《来来回回》，第 25 天的《偷牛贼痞子》，第 26 天的《关于高度、深度和环境的陈述》和《峡谷》。

的表现手法："直接引语、间接引语和对引语的释义的结合,常伴随(不规律的)直陈、虚拟和命令式的更迭;叙述时态的变化(现在时和过去式);叙述者作为事件反思者的时显时隐。"①从直陈式和虚拟式的交换可以看出叙述者实习医生对画家的话并不是全盘接收的;时态的变化说明除了记录画家当天或以前的话(用过去式)之外,实习医生还有自己当下的反思和见解(现在时)。这都能说明实习医生和他观察对象画家之间的距离。正是因为保持了适当的距离,实习医生既能感同身受到画家眼中和心中的黑暗世界,也能发现画家的夸张和极端。当读到报纸对画家消失在寒冻中的报道时,实习医生仿佛看到了自己可能的下场。带着对医学的怀疑和对画家处境的无助,他结束了实习,选择继续学业。为了"研究无法研究之处"(7),也只能上下而求索。认识的过程既不可像村民对理性和科技的盲目崇拜一样全盘接受,也不可像画家一般全盘否定。这是一场接近和疏远的博弈,只有找到适当的距离,才不会迷失自己。

3. 明晰与寒冷的辩证

小说中多个关键词的意象都和小说题目"寒冻"紧密相连:寒冷、黑暗、恐惧和疼痛等。实习医生在写给外科

① Christian Klug: *Thomas Bernhards Roman „Frost"* (1963). *Problemgehalt, Erzähltechnik und literaturgeschichtlicher Standort*. In: Manfred Brauneck (Hg.): *Der deutsche Roman nach* 1945 (= Themen—Texte—Interpretationen, Bd. 13), Bamberg: 1993, S. 119‑135. Hier S. 129.

医生的第二封信中曾提及寒冻"拥有最大的,且是越来越大的意义"(320)。首先,寒冻是一种自然现象,指温度低于零下的严寒冰冻。寒冷对画家而言是"最敏锐的自然状态"(262)。但这种寒冷不仅是物理层面的,画家说:"人心里冷。"(25)寒冻从其字面意思引申为对心灵寒冻的譬喻。其次,寒冻指人对寒冷的机体反应,挨寒受冻的人要承受寒战和冻疮等伤痛的侵袭。画家在温格的感受是寒冷的。温格给予他的寒冻入侵他的大脑,导致了头痛:"这寒冷吞噬了大脑中枢。您难以知道,这寒冷对我大脑的吞噬程度已然有多深。……挤进我大脑的,是那上亿年的古老的、愚蠢的、利用一切的寒冷大军,是那寒冻的入侵"(269)。寒冻导致了画家的灭亡。"寒冻"的形容词形式"frostig"也可特指人际关系的冷漠。画家不仅死于冰天雪地、杳无人迹的寒冻,温格村民对他的冷漠无情和昭然漠视对画家的绝望出世更是起到了推波助澜的作用。画家把生活比作丛林(84)。自然的寒冻可以夺去树木的生命,冷漠的人际关系同样也可导致人类的灭亡。然而,寒冻也不全是消极的一无是处。冷空气过境尽扫阴霾,寒冷条件下能见度高。这道出了寒冻带来的两方面结果:清晰的视野和寒冷的感受。小说中,寒冻一词大都被画家一人反复使用。他说:"寒冻无所不能。……早起者能够目睹这无情华丽的寒冻并为之惊叹……世界向早起者展示其无与伦比的清晰和真理"(43)。作为艺术家和病人,画家比大众更敏感、敏锐。就像法兰克福学派的批判家率先意识到人类文明进程带来的负面影响一样，画家是早起者并目睹了席卷世界的寒冻。随着画家对温格的认识加深，他的痛苦也越大。温格不是他疗养的避风港，现代化的进程席卷了这个偏僻乡村，自然被开采、环境遭破坏，淳朴的民风消失不见，取而代之的是算计、功利的理性思维。盲目生产，一味向前，暴力和欺骗屡见不鲜。画家想躲逃这异化的世界，重回幼年的关爱和美好，却找不到出路。避风港变为逼疯港。在麻木、异化的大众眼里，敏锐的早起者是不正常者，是悲天悯人的疯子。

　　清晰的视野和寒冷的感觉的并驾齐驱不仅体现在画家身上。来温格秘密观察画家的任务对实习医生来说是一场寒冷的体验，不易的过程也加深了他的认识。通过二十多天的相处，画家冗长和极端批判的独白让实习医生认识到了温格的阴暗面。他被画家敏感和批判的思维所传染，发现了画家痛苦的原因，了解到外科医生从小到大对画家的"欺负"，还有温格村民的损人利己、嗜血成性。除此之外，他还认识到了医学的局限、科技的负面和自己的无能为力。在温格寒冷、黑暗的逗留和对画家的艰难观察促进了实习医生的反思，反思又导致他的头痛并加深了寒冷体验。

　　人类文明发展的目标是要借助科技拓宽人类对自然等神秘的认识，找到规律以便更好地利用自然。但是认识的进步同时带来了寒冷痛苦的体验。画家指出："生活是纯粹的，最清晰、最黑暗的绝望无助……一条冰雪之路通往人的绝望,这是人的必经之路:通过和理性的通奸"
(314)。"和理性的通奸"带来了寒冻的侵袭。在这场理
性对抗自然的战争中,自然环境和人的本性遭到改变。
人类对自然的改造和征服过程只会破坏人类赖以生存的
环境,自然的毁灭就是人类自身的毁灭。进步的呼声淹
没了人的反思和批判精神。人被进步带来的短暂表象所
蒙蔽、麻木,进而感受不到自己身体的疼痛和存在的不
适,带着"死亡面具"(264)行尸走肉地"活着"。画家的头
痛源于他对文明进程的反思,因为认识,所以疼痛。麻木
的大众感受不到机体病症并不代表他们正常无病。大众
的不治之症正是他们的异化、物化,他们禽兽一般为了更
好的生存无所不用其极,完全忽略道德和人性的善;他们
像机器一样运作,理性至上的思维使他们的大脑化作再
生产机器,总是试图用因果关系去解释一切,忽略了感官
感受和反思批判。"大脑突然变成了机器"(308),先是摧
毁了人的本性,然后一味生产如何更好操控、利用自然的
方式,不去想生产的价值和代价。大众的大脑总是期冀
能借助理性获得对世界条分缕析的规律性解释,但画家
认为"清晰是非人性的"(85),"当人突然,因为人越过了
界限,不再理解乐趣,不再理解世界,因此就什么都不再
理解了"(86)。

　　贝恩哈德 1965 年在不莱梅文学奖仪式上的谢辞很
好地体现了明晰和寒冷之间的辩证。现代化的文明进程
不仅带来了人对自然的清晰认识,更无法避免地导致了

人性的冷漠异化。贝恩哈德说：

> 我们的世界，即我们的科学世界，在我们眼中突
> 然明晰了，我们被这种明晰所震慑；我们在这种明晰
> 中僵冻；但是这种寒冷是我们自找的，魔法般召唤出
> 来的，我们不应对现存的寒冷大加抱怨。自然的科
> 学将给我们带来超乎想象的、更为高级的明晰和更
> 为严重的寒冷。越明晰，越寒冷。这种明晰和寒冷
> 将从现在起笼罩一切。
>
> 一切都将明晰起来，越来越高深的明晰，于此同
> 时，一切也将变寒冷，越来越可怖的寒冷。我们在将
> 来将越来越明晰，越来越寒冷。[①]

"寒冻"意象体现了清晰认识和寒冷感觉的辩证，这
种辩证正是现代化文明进程带给人类的两面性结果。理
性越掌权，科技越发展，人类对自然等神秘力量的认识越
明晰，人的天性和自然的环境越会遭到改变。"自然母
亲"的称谓将少去几分敬畏，人与自然的和谐相处将变得
不易达成。骄傲的人类自以为成为了自然的主人，不曾
想自己早已迷失于这"无所不能的"（43）、"吞噬一切的"
（262）、"无情的寒冻世界"（50）中。

---

① Thomas Bernhard: *Ansprache zur Verleihung des Literaturpreises der
Freien Hansestadt Bremen.* A.a.O., S. 120. 原文斜体强调。

四、病态对正常的颠覆

> 托马斯·贝恩哈德是位真正的重症病号。……
> 他十八岁时患上肺病，终日躺在奥地利的医院里。
> 医生早就放弃他了，连临终涂圣油仪式都已准备就
> 绪。然而他存活了下来。……我们不应忘记，首先
> 是重病及其后遗症对他整个身体造成了巨大影响。
> 其次，托马斯·贝恩哈德还是个非婚生子——大家
> 总是忽略这个因素。①

在拉尼茨基看来，"贝恩哈德为恶心和愤怒找到了语
言"。他作品中爱的缺失、负面的女性角色、对生活和生
命的可怖描写，还有对家乡的憎恨表达等②，都是"出于一
个原因：他无奈自己是以一种可怕的存在形式降临到世
间的。……他可是个极其不幸且孤独的人啊。"③除却故
事情节层面的母题展现和人物关系，贝氏还将"病痛"化为
一种独特的创作手法。本节将分别从病患的叙述视角、反
家乡的批判语言和化悲为喜的笑艺术这三个层面入手，探
讨《寒冻》中作为极端、夸张的艺术手法的"病痛"问题。

---

① Marcel Reich-Ranicki: *Lauter schwierige Patienten. Gespräche mit Peter Voß über Schriftsteller des 20. Jahrhunderts.* Berlin: List Taschenbuch 2003, S. 276, 279. u. 297.
② 同上，S. 277ff.
③ 同上，S. 298.

1. 病患的叙述视角

是病痛的经历建构了患者的身份,这不仅体现在现实生活中的作者身上,还有文学文本中的主人公形象。《寒冻》中的画家因其艺术家的身份和批判一切的个性让人很容易和作者贝恩哈德本人联系在一起。关于文本人物在何种程度上是作家本人的艺术再现一问,本文不做相关的实证考究。下面的分析主要关注的是:(较之于前文已有的三位作家)与众不同的病患叙述视角在此有何价值和意义?

《寒冻》的第一叙述者虽是实习医生,但整个文本前后充满了病人画家的冗长独白。这一方面体现了病痛的吞噬所催生的紧迫感和倾诉欲,快速、连续的独白弥补了肺病导致的间断、不畅发声;另一方面,较之于本恩诗歌《男人女人穿过癌症病房》中女患者的沉默不语,贝氏笔下的画家拿自己的病痛经历当作一种独有的谈资,病人成为本雅明意义上的"讲故事的人"(der Erzähler)。自1975年起,贝恩哈德连续出版了五部自传体小说,分别是《起因———一种暗示》(*Die Ursache. Eine Andeutung*,1975)、《储藏室———一种剥夺》(*Der Keller. Eine Entziehung*,1976)、《呼吸———一个决定》(*Der Atem. Eine Entscheidung*,1978)、《寒冷———一种孤立》(*Die Kälte. Eine Isolation*,1981)和《一个孩子》(*Ein Kind*,1982),来描绘自己从出生到13岁的生命经历。这五部著作与其说是作者的传记(Biographie),不如说是"病传"(Pathographie)。病痛不仅构成了主人公的个性，也形成了文本的特点。病痛既是叙述的主要素材，是人物的身份象征，同时病痛通过病人得到发声，病传体的视角以病痛为出发点，是"疾病（在）叙事"（Illness narratives）[①]。有趣的是，病患的身份不仅是叙事的前提，叙事又产生了新的身份。这是海德格尔（Martin Heidegger，1889—1976）意义上语言对生活的建构作用。叙述既是经验的产品，也产生了新的经验，因此生活和创作之间形成了一种相互生成的机制。在《呼吸——一个决定》中，主人公讲述了自己患上肺炎的经历以及他最初的医院体验。"我"看到同病房的患者被病魔夺去了生命，护士将病榻上仍有余温的被褥一齐撤下，好像也在不耐烦地等待着"我"的死亡。他人生命的陨落和对"我"存在的漠视激发了"我"的生命意志，"我"继而做了一个要用力呼吸的决定。叙述的过程一面在回顾经历，一面在探求意义；主人公从濒临死亡的边缘走出，意志重燃，生命得以继续。如果说在本恩的医者视角下，创作的过程等同于残忍的剖尸，那么在贝氏的小说

[①] 参见：Carmen Bartl：*Thomas Bernhard und der Inhalt der Krankheit*. In：Daniel Alder/Markus Christen/Jeannine Hauser/Christop Steier (Hg.)：*Inhalt. Perspektiven einer categoria non grata im philosophischen Diskurs*. Würzburg：Königshausen & Neumann 2015，S. 111 - 122.
关于 Illness narratives 的相关文献有：W. Arthur Frank：*The Wounded Storyteller. Body*，*Illness and Ethics*. University of Chicago Press. Chicago 1995. 弗兰克认为，身为伤病者的叙述者（即讲故事的人）自古有之。如蒂蕾茜亚（Tiresia）被刺瞎了双眼之后拥有了叙述的魔力，预言了俄狄浦斯（Ödipus）的悲剧。

中,创作不仅记录下生命和病痛间的抗衡,写作的过程更是战胜了死亡,延续了生命。在患病过程中,病人失去了对自己的控制:身体的组织、器官不听使唤,想要保持健康的意志掌控不了生病的身体,患者将自己全权交给专业的医护人员,任凭冰冷刀钳的处置,而这种遗失的自我掌控感在回忆的写作和第一人称的叙述中得到了补偿。首先,回忆是一个发生在当下、和过去有关的事件,当下的态度会在一定程度上影响对过去的叙述,或美化、或恶化,或轻描淡写、或极端偏激。因此病痛的经历在回忆的前后发生了变化:它由过去已发生的必然变成了当下可供自由组合的可能。其次,通过书写自我,原本被病痛纠缠的那个唯一、被动、将死的"我"分裂成了两个存在:主动书写的"我"重拾话语权,被书写的"我"的命运得以改变。"我"既是全能的救世主,也是被怜惜的幸运儿。一次性的生命得以重复地改写,死亡也不再是一场有去无回的旅程,它从他者的事件变为"我"的经历。终将消逝的肉身跃然纸上,"我"的故事得以传播并成为不朽的存在。

2. 反家乡的连篇累牍

年轻的实习医生踏上一段征程,一路上的所见、所闻、所感增进了他的认识。然而,和经典的教育小说[①]不同的是,用来修身养性的不是爱和美,而是丑恶和病态、

---

① Bildungsroman 也被译为"教育小说"或"成长发展小说"。在此选取的"教育小说"的译法,参见谷裕:《德语修养小说研究》,北京大学出版社2013 年版。

黑暗和绝望，"不是美好的仙境，而是普遍且无法避免的衰败"①。文学评论家勒夫勒（Sigrid Löffler）在贝恩哈德逝世十周年的纪念活动上称其为"冷酷的消极否定者和绝望的艺术家，其作仅仅围绕疾病、疯癫和死亡而展开"。贝恩哈德的传记作者汉斯·赫勒（Hans Höller）称其为"专门书写憎恨独白，并关注局外人、古怪癖、自私者的大师，他憎恨妇女和人类，且蔑视家乡奥地利"。② 自传体小说将现实和虚构混淆在一起，作者和主人公即使经历相似，现实和作品中的地点即使共享一名，但在经过了极端语言的叙述之后，前后两者不可同日而语。

贝氏作品中的地名多来自奥地利的真实地点。图斯瓦尔德纳在其博士论文《病态奥地利》（*Morbus Austriacus*，2002）中以《寒冻》《磨灭》（*Auslösung*，1986）和《英雄广场》（*Heldenplatz*，1988）为例，展现了贝氏是如何对奥地利进行极端批判的。家乡故人在贝恩哈德笔下变得极端阴暗、病入膏肓。这个病态的世界不仅政治堕落、文化死寂、环境荒芜，几乎所有的主人公还都承受着身体和精神的病痛折磨。人物和环境的极端病态化描写为贝恩哈德赢得了一系列消极厌世的头衔，如本章开篇已经提到的

① Christian Klug：A.a.O.，S. 128.
② Stefan Tilch：*Beitrag zum Gedächtnisabend für Thomas Bernhard am 12.2.2009*. http://www.passauer-thomas-bernhard-freunde.de/aktionen/2009_02_12_gedaechtnisabend/Beitraege_vom_Gedaechtnisabend_am_20.Todestag/Stefan_Tilch/Stefan_Tilch-Beitrag_zum_T.B.-Gedaechtinisabend.pdf. (Letzter Zugriff：07.12.2020).

"黑暗作家""人类公敌""消极的田园诗人"和"绝望的演奏家"等。1945 年战后,奥地利最重要的经济支柱之一是旅游业,但贝氏笔下的家乡和山水秀丽的旅游美景相去甚远。政府强调文学和教科书要保持一种"浪漫的美化的态度,把乡村生活作为劳动异化和政治激进的(大)城市生活方式的反面"①。在这一点上,贝恩哈德的确"反家乡"(Anti-Heimat)。文本中全然不见美妙的乡村田园和淳朴的农民生活,这与政府"美化祖国"和"神话教育"的口号背道而驰。《寒冻》中的地名温格真实存在,它坐落在与奥地利和德国拜仁州的小城兰兹胡特(Landshut)的东北角接壤处。现实中的温格的地形以农田和森林为主,经济主要由农业和中小型手工业支撑,基础设施薄弱。但文中的温格不再是供人休闲度假的田园山村,而是成为"最阴郁的地方"(10)。作家笔下的温格并不是现实的温格在作家眼中的真实写照。楚克迈尔(Carl Zuckmayer)指出,如果谁认识上萨尔扎克(Salzach)的风景,认识蓬高(Pongau),他就会知道,作者使用了哪些"压抑的现实主义手法"②。文评家米特迈尔(Manfred Mittermayer)和法伊特-法尔克(Sabine Veit-Falk)也认为小说中的温格和现实的温格大相径庭,二位指出:

---

① Wolfgang Kos: *Eigenheim Österreich. Zu Politik, Kultur und Alltag nach 1945.* Sonderzahl. Wien: 1994, S. 110.

② Carl Zuckmayer: *Ein Sinnbild der großen Kälte.* In: Anneliese Botond (Hg.): *Über Thomas Bernhard.* (= edition suhrkamp 401). Frankfurt a. M.: Suhrkamp 1970, S. 81 - 88. Hier S. 83.

《寒冻》所讲的不是一位几乎被人遗忘的圣·法伊特(St. Veit)的画家,也不是那个萨尔茨堡的温格。此小说是贝恩哈德特定技术的早期例子,他使用了生活中遇到的适合的现实元素来创造一个文学的世界。这里的意义远远超越了它的地理背景。[①]

那么极端病态化的意义为何呢?贝恩哈德在其艺术独白《三日》(*Drei Tage*,1971)中曾描写过这样一个场景:所有的人物和事件都在一个艺术舞台上进行,而舞台的空间是全然黑暗的。但是黑暗中的一切却比在自然光下的出场更为清晰可辨。"黑暗中一切清晰可辨——这同样适用于语言。"[②]黑暗的病态描写是一种艺术手法,美化是自欺欺人的自我麻痹,而通过对现实的极端陌生化,贝氏放大了那些已被忽略的现实问题。

3. 严肃而嬉笑的"喜悲剧"

贝恩哈德笔下的世界常挑战读者固有的现实经验:私密的日记和书信被公开;看似客观的医学记录满是病患主观的极端独白;叙述人变身为聆听者和记录员;疯子并非无理取闹,健康的人早已病入膏肓;偏远贫苦、亲近自然的淳朴乡村最支持工业化发展、最赞美城市化进程,

① Mittermayer, Manfred und Veits-Falk, Sabine (Hg.): *Thomas Bernhard und Salzburg. 22 Annäherungen*, Salzburg: Jung und Jung 2001, S. 171.

② Thomas Bernhard: *Drei Tage*. In: Ders. *Der Italiener*. Salzburg: Residenz 1971, S. 144 – 161. Hier S. 151.

是最阴暗恐怖、道德败坏的人间地狱。这些和现实经验间的矛盾都是陌生化的间离手段。陌生化产生的不一致性既产生了滑稽的喜感，也带来毛骨悚然的悲观。阅读过程中的读者笑中带痛、带苦，喜悲结合成一部"喜悲剧"。正如韩瑞祥在其博士论文中指出，贝氏作品中的幽默和奇特不容忽视。[1] 贝氏在一次采访中指出，他不明白为何读者没能发现字里行间的玩笑，因为对他自己而言，"每时每刻都会引发爆笑不止"。[2] 如果说迪伦马特的《物理学家》是一出让人笑不出来的悲喜剧，看似荒诞的嬉笑怒骂中隐藏了严肃的社会批判，那么贝恩哈德的喜悲剧虽看上去令人绝望至极，但极端的夸张又让人啼笑皆非。贝恩哈德说在他开始写作的时候就使用了一种所谓的"哲学笑艺术"："不能说，我没写过严肃的句子，为了使嬉笑的句子粘连为一体，严肃正是这笑艺术的腻子"。[3] 病痛这一严肃母题狠狠地震撼了喜欢逃避痛苦、趋于享乐的现代大众。"所有的一切都是为了产生巨大的刺激"。[4] 为了产生这种强烈的阅读刺激，贝恩哈德采

---

① Ruixiang Han: *Der komische Aspekt in Bernhards Romanen*. Stuttgart: Hans-Dieter Heinz Akademischer Verlag 1995.

② Karin Kathrein: „*Es ist eh alles positiv*"—Th. *Bernhard über seine Bücher, seine Feinde und sich selbst*. In: *Die Presse* 22/23. Sep. 1984. Beilage Spectrum.

③ Thomas Bernhard: *Monologe auf Mallorca*. A.a.O., S. 3.

④ Thomas Bernhard: Zit. n. André Müller: „*Der Wald ist groß, die Finsternis auch*"—Ein Gespräch mit Th. *Bernhard*. In: *Die Zeit*. Nr. 27/29. Juni 1979.

用了陌生化手法,把读者观众习以为常的"正常"世界进行极端颠覆。拉尼茨基说:

> 我们存在中最阴暗的领域使他(贝恩哈德——笔者注)心醉神迷,因为他正是在那里——也只有在那里——希望能找到最关键问题的解答。当然,他沉迷于病态,也常醉心于遭厌恶排挤的人和事,但借助病态完全可以认识到人的本质,不正常可以促进我们对习以为常的可疑性进行反思。①

如果说本恩是利用病态的审丑来颠覆了市民社会在美学和道德层面的价值观,那么贝氏对阴暗面的描写作为一种极端的艺术手法,旨在以"不正常的"阴暗和病态去揭露盲目奉行"理性至上"并自诩"合理化"的现代社会。病态因其和正常的偏离成为不正常。但正常并不合理。画家极端而夸张的疯言疯语及其所描绘的黑暗病态世界都是陌生化的艺术表现方式,其目的都是为了震撼读者所熟悉的接受视野,在极端中促进读者对"正常"和"合理性"进行反思。

综上,患者的叙述视角让现实中需要极力隐藏的病

---

① Marcel Reich-Ranicki: *Konfessionen eines Besessenen*. In: *Die Zeit*, 28. 4.1967, Nr. 17.

成为一种谈资。患者在叙述中获得自我掌控的话语权，弥补了现实经历中的被动和无奈。冗长的独白解决了呼吸不畅和无法言语所带来的困扰，既快又狠的夸张语言对现实进行了极端的表达。病痛缠身的现实悲剧借助夸张和极端的艺术修辞产生了陌生化的效果。在"哲学笑艺术"的作用下，作者的现实痛楚得到缓解，生命在叙述中重燃生机。

五、小　结

　　画家的"不治之症"展现了个体和自诩正常的集体间的偏离。画家与拥护现代化进程、标准化一的大众相比更为敏感，也更具反思和批判精神，从而被当作"不正常的人"遭孤立，被诊断为"有病"被隔离。然而，正常不一定合理；病痛也并不负面消极。病痛不仅是矛盾问题的指示器，更能促进认识的获取。画家的病体现了他敏感而批判的个性，实习医生的痛促进了他的反思。迷信理性至上的村民麻痹身体、忽略精神，迷醉在启蒙的神话中不得自拔，感受不到痛，因此也无法意识到现状的潜在危机。现代化进程的辩证在于启蒙变神话，进步变倒退，旨在为自然立法的人类遭到了自然的报复，想以理性为工具并成为世界主人的人类化作为科技的工具和奴隶。他们沆瀣一气、排除异己，自诩正常合理，却病入膏肓、无药可医。通过贝恩哈德病痛、黑暗、寒冷等极端视角，读者可以认识到现实生活的阴暗面和潜在危机。无法救治的离奇病只是贝恩哈德极端的艺术表现手法，嬉笑怒骂的字里行间隐藏着对现实的严肃反思。病人的叙述视角不仅把病痛的经历化作一种谈资，更宣告了患者话语权的回归。个体的病痛呐喊是向集体的合理性提出的厉声质疑。通过对现实的极端化处理，作者自己的病痛经历变得不再那么可悲、可怕。

结语——疾病与现代性

　　在四位作家的笔下,病呈现出了不同的样貌:癌症的侵蚀让美丽的身体变得异常恶心,男孩先天的伤口却像玫瑰一样绚丽地绽放;格里高尔站在精神的高度对肉身实行酷刑的压抑,身体变出坚硬的躯壳吹响了反卫的号角;病既是与生俱来的特点(男孩的伤口),也是从天而降的罪责(家人对乡村医生的惩罚),是融入集体的通行证("牛顿"和"爱因斯坦"),也是逃离公众视野的借口托辞(默比乌斯)。疾病走出身体的囹圄,插上隐喻的翅膀,它既是身体通过变形而发起的反击,也是精神因不反思而造成了畸形(格里高尔);它不仅揭露了算计的理性(物理学家),还象征了疯癫的霸权(精神病女医生)。病是一种临界体验:在本恩的诗歌中,病态的身体衔接了生死和美丑;在卡夫卡的短篇中,被诊断为有病的主人公是游走在正常边缘的他者;在迪伦马特的戏剧中,疯癫既是权力的监控对象,也象征着权力本身的危险膨胀;在贝恩哈德的小说中,病是市民社会中的艺术家特质,正是痛唤醒了认识。

如果说病人在本恩的诗中还是一群没有话语权的沉默的羔羊；那么在卡夫卡的笔下，病人是被开除的职员，是被抛弃的家人和被免职的医生，他们都是边缘的小人物，是少数的个体；而在迪伦马特的悲喜剧中，疯子是人类的精英，是权力的独苗，他们拥有高于正常人的权力，凶手因病免责，女医生因疯掌权世界；最后在贝恩哈德的小说里，病人是讲故事的主角，他细致敏锐、忧郁伤感，给予被忽略的以关注，并对现行的规则秩序提出质疑的发声。如果说迪伦马特笔下的病人和常人还容易区分，装疯的物理学家和真疯的女医生不可同日而语，但在贝恩哈德这里，病态和正常之间的壁垒被推翻了。病既普遍又相对，评判的标准不再是医疗机构里的医护人员（本恩），也不是权力的持有者（卡夫卡），而是独立的个人。

文本中的人物对待疾病的态度各有千秋，不一而足：《男人女人穿过癌症病房》中的医护人员对重复的经验已然麻木，病人交出了身体，沉默不语；市民社会认为生病是劳民伤财的不道德行径，格里高尔认同这种机制，内化为贬低自身的耻，接受罪名和惩罚的判决；默比乌斯的（前任）妻子把病人当作无自理能力的孩子，探长认同疯子不具备犯罪处罚条件的特权；画家则声称病是个性的展现，是不趋同的勇气，它体现了个体的独立、和麻木大众间的傲骄疏离，它兼具敏感的观察特质和批判的毅然与决绝。

文本中的疾病和 20 世纪的社会问题紧密相连：《停

尸房》中冷酷的医护和沉默的病患映射出大城市医疗机构内部的人情冷暖，尸体解剖的技术和麻醉剂的普及麻痹了感官，混淆了生死；格里高尔的变形犯了怠工的职业病，被判处有失劳动道德的罪，乡村医生因未能满足权力的要求而变得无用，终被罢免及流放，工伤和职业病的频发使得劳动的"天职"不再彰显上帝的荣耀，信仰的危机引发生存的绝望；《物理学家》对原子弹的危害进行了深刻的反思，政治、军事对科学的奴役和滥用得以清晰地披露；《寒冻》影射了文明和战争之间的相似进程，意欲征服自然的壮志雄心将人类推入自我毁灭的谷底，工具理性一叶障目，启蒙迎来了自食其果的辩证。

　　从本恩到卡夫卡，身体复苏，发起反抗；病从身体层面到隐喻层面，从无差的生命状态到实名制的罪责与惩罚；从卡夫卡到迪伦马特，病从权力的他者到权力本身，从遭人嫌弃到被人追随；从迪伦马特到贝恩哈德，病从不反思进步论的癫狂变身为敏感艺术家对麻木大众的痛苦认识。对比本恩和迪伦马特，死亡和疯癫分别为生命提供了可能；对比本恩和贝恩哈德，医护人员从无情的刽子手变成被病患传染的可怜虫；对比卡夫卡和贝恩哈德，安恙的评判标准从大他者到小个体，病从可悲可耻的债与罪到引以为傲的与众不同。

　　从本恩到贝恩哈德，疾病的恶之花先后绽放于诗歌、戏剧和小说的文学土壤。疾病兼具创造性和毁灭性，它的美与丑在本恩的诗歌中合二为一。疾病不可控的变化性让其成为迪伦马特戏剧中的有趣素材,情节由此变得跌宕起伏。疾病所滋生的医患关系构成了卡夫卡和贝恩哈德叙事作品中的复杂人物关系,关于疾病的丰富叙述增添了小说的厚度。

本书从以下三个角度呈现了疾病和德语现代文学之间的关系:

首先,以四位作家为例,分析文本分别呈现了什么病,是如何呈现的——这是现代文学对疾病的诗学化;

其次,研究四位颇受争议的作家如何运用不同的文学体裁和表现手法来践行疾病的偏离特点,并以此突破传统样式、达到创新——这是现代文学较之于歌德意义上"健康的"古典文学传统的"病态化";

最后,文学创作缓解了作为医者或患者的作者的现实痛苦,作品中的"病"体现了作者对现实"病"和时代"病"的关切——这是现代文学针对现代"病"所提出的复健方案。

文学和医学之间的这场文化学对话所带来的结果无疑是双赢的:

一方面,医学的话语不但可以为特定文学文本的理解提供专业的背景知识,科学的思维方式还会跃然纸上,丰富了文学的想象空间。围绕疾病展开的医学事件是文学热衷的母题和素材,病情的戏剧性发展增加了故事的趣味性,患者生病的状态和渴望康复的意志之间所形成的分裂使得人物的性格丰满、多变,由安转恙的悲引发出

其不意的危机,起死回生的喜制造峰回路转的结局,是安
恙间的转变让情节起伏跌宕。——以上,是医学对文学
的滋养。

另一方面,文字因其记录性使得文学不仅可被看作
是医学史的重要来源,沉默的语言更为医患间的交流起
到积极的促进作用,医护得以了解病患的内心,患者得以
体会医者的彷徨。文学不但可以是医学知识的传播工
具,它还塑造了百态千姿的医患形象,描绘了各具特色的
医疗机构,它是检验医疗方法的试金石,是经历新技术后
的反馈表,能指出潜在的风险,质疑机构的权威。除了作
为促进交流的方式、传播和建构的媒介、反思和批判的武
器之外,文学还可以是医学之外针对病痛的一剂解药。
书写和叙述的酣畅淋漓不仅排解了郁结,制造了快感,身
体的意志跃然纸上,创作的过程延缓了死亡,续航了生
命。——以上,是文学对医学的馈赠。

世界进入 20 世纪后,医学的话语发生了前所未有的
大爆炸。随着心理分析的诞生,医患关系得以转型,患者
需要诉说,医者必须聆听;医学和权力之间紧密合作,肩
负着必须保卫国民健康的使命,要全方面抵制疾病的入
侵,还要致力于改造不正常的个体,使其尽快融入无差的
集体当中;疾病的范围和医学管辖的范围均不断扩大,生
老病死都成为医院里的仪式,自然的衰老现象成为急需
人为改变的病理特征;医疗技术大刀阔斧,可以矫正外
形,可以改变性别,器官可以随意摘除和移植,机器进入

人体,现代人不再是传统的自然人,而是一个个机械复制的赛博格。病痛的价值和意义被逐一挖出,人们对待安恙的态度发生了颠覆性倒转,不论是对病态的追随,还是对疼痛的享受,疾病的多元性向正常的本体论开炮,病痛的普遍化令正常的规范支离破碎。在研究所涉及的几位作家笔下,疾病的偏离、反抗、生成、分裂、颠覆和偶然等特色和文本的内容与形式均紧密地结合在一起。正是通过对疾病及其特点的述行,现代文学偏离了传统的标准,而这种"病态化"所体现的不仅是文学自由、多元的发展趋势,还有新生代与众不同的现代性。

参 考 文 献

Abraham, Ulf: *Franz Kakfa: Die Verwandlung*. Frankfurt a. M.:
Moritz Diesterweg 1998.

Adorno, Theodor W.: *Erpreßte Versöhnung. Zu Georg Lukács: Wider
den mißverstandenen Realismus*. In: Ders. *Noten zur Literatur*. Gesammelte
Schriften Bd. 2. Frankfurt a. M.: Suhrkamp 1974, S. 251 – 280.

Adorno, Theodor W./Horkheimer, Max: *Dialektik der Aufklärung.
Philosophische Fragmente*. Frankfurt. a. M.: Fischer 2003.

Alt, Peter-André: *Franz Kafka. Der ewige Sohn. Eine Biographie*.
München: C. H. Beck 2005.

Anz, Thomas: *Gesund oder krank? Medizin, Moral und Ästhetik in
der deutschen Gegenwartsliteratur*. Stuttgart: Metzler 1989.

Anz, Thomas: *Literatur des Expressionism* Stuttgart u. Weimar:
Metzler 2002.

Aristoteles: *Poetik*. Übersetzt u. Hg. v. Manfred Fuhrmann. Stuttgart:
Reclam 2001.

Arnold, Ludwig Heinz: *Friedrich Dürrenmatt: Die Physiker*. Stuttgart:
Klett 1980.

Auerochs, Bernd/Engel, Manfred: *Kafka-Handbuch: Leben — Werk —
Wirkung*. J.B. Stuttgart, Weimar: Metzler 2010.

Bachmann-Medick, Doris (Hg.): *Kultur als Text. Die anthropologische*

Wende in der Literaturwissenschaft. Frankfurt a. M.: Suhrkamp 1996.

Bartl, Carmen: *Thomas Bernhard und der Inhalt der Krankheit*. In: Alder, Daniel/Christen, Markus/Hauser, Jeannine/Steier, Christop (Hg.): *Inhalt. Perspektiven einer categoria non grata im philosophischen Diskurs*. Würzburg: Königshausen & Neumann 2015, S. 111 - 122.

Becker, Sabina/Kiesel, Helmuth: *Literarische Moderne. Begriff und Phänomen*. In: Ders. (Hg.): *Literarische Moderne. Begriff und Phänomen*. Berlin u. New York: de Gruyter 2007, S. 9 - 35.

Benjamin, Walter: *Potemkin*. In: Ders. *Franz Kafka. Zur zehnten Wiederkehr seines Todestages*. In: 'Jüdische Rundschau', 21./28. Dezember 1934. Sieh. auch: http://www.glanzundelend.de/pdf/kafkabenjamin.pdf. (07.12.2020).

Benn, Gottfried: *Den Traum alleine tragen. Neue Texte, Briefe, Dokumente*. München: dtv. 1969.

Benn, Gottfried: *Briefe an F. W. Oelze*. Bd. 1. Frankfurt a. M.: Fischer 1979.

Benn, Gottfried: *Notiz über Gedichte*. In: Ott, Ulrich (Hg.): *Marbacher Katalog 41*. Marbach: 1986.

Benn, Gottfried: *Gesammelte Werke in vier Bänden*. Hg. v. D. Wellershoff. Stuttgart: Klett-Cotta 1987.

Benn, Gottfried: *Sämtliche Werke*. Bde. I-VII./2. Stuttgart: Klett-Cotta 1989 - 2003.

Benn, Gottfried: *Morgue und andere Gedichte*. Mit Zeichnungen von Georg Baselitz. Stuttgart: Klett-Cotta 2012.

Benn, Gottfried/Sternheim, Thea: *Briefwechsel und Aufzeichnungen*. Hg. v. Thomas Ehrsam. Göttingen: Wallstein 2004.

Benthien, Claudia/Velten, Hans Rudolf (Hg.): *Germanistik als Kulturwissenschaft. Eine Einführung in neue Theoriekonzepte*. Reinbek bei Hamburg: Rowohlt, 2002.

Bernhard, Rüdiger: *Erläuterungen zu Gottfried Benn. Das lyrische Schaffen*. Hollfeld: Bange Verlag, 2009.

Bernhard, Thomas: *Drei Tage*. In: Ders: *Der Italiener*. Salzburg: Residenz 1971, S. 144 - 161.

Bernhard, Thomas: *Monologe auf Mallorca*. In: ORF-Nachlese 4/81. S. 2 - 8.

Bernhard, Thomas: *Frost*. Hg. v. Martin Huber und Wendelin Schmidt-Dengler. Frankfurt a. M.: Suhrkamp 2003.

Bernhard, Thomas: *Eine Herausforderung*; *Monologe auf Mallorca*. *Ein Widerspruch: Die Ursache bin ich selbst. Gespräche mit Krista Fleischmann*, Impressum vom DVD, Frankfurt a. M.: Suhrkamp Filmedition/ absolut MEDIEN 2008.

Bernhard, Thomas: *Ansprache zur Verleihung des Literaturpreises der Freien Hansestadt Bremen*. In: Ders. *Meine Preise*. Frankfurt a. M.: Suhrkamp. 2009, S. 117 - 120.

Blech, Jörg: *Die Krankheitserfinder. Wie wir zu Patienten gemacht werden*. Frankfurt a. M.: Fischer 2003.

Böhme, Hartmut/Matussek, Peter/Müller, Lothar: *Orientierung Kulturwissenschaft. Was sie kann, was sie will*. Reinbek bei Hamburg: Rowohlt 2000.

Borgards, Roland: *Poetik des Schmerzes. Physiologie und Literatur von Brockes bis Büchner*. München: Fink 2007.

Bovenschen, Silvia: *Die Furcht vor den Nerven. Drei Kapitel über den Schmerz und die Idiosynkrasie*. In: Ders.: *Über-Empfindlichkeit. Spielformen der Idiosynkrasie*. Frankfurt a. M.: Suhrkamp 2007, S. 233 - 265.

Braun, Karl: *Die Krankheit Onania. Körperangst und die Anfänge moderner Sexualität im 18. Jahrhundert*. Frankfurt a. M.: Campus 1995.

Brecht, Bertolt: *Der gute Mensch von Sezuan*. In: Ders.: *Werke*. Große kommentierte Berliner und Fraunkfurter Ausgabe in 30 Bänden. Hg. v. Werner Hecht, Jan Knopf, Werner Mittenzwei, Klaus-Detlef Müller. Frankfurt a. M.: Suhrkamp 1988 - 2000.

Brod, Max: *Unsere Literaten und die Gemeinschaft*. In: *Der Jude*.

Berlin u. Wien: 1916.

Dawidowicz, Andreas: *Die metaphorische Krankheit als Gesellschaftskritik in den Werken von Franz Kafka, Friedrich Dürrenmatt und Thomas Bernhard*. Münster: Lit Verlag 2013.

Deleuze, Gilles/Guattari, Félix: *Kafka. Für eine kleine Literatur*. Frankfurt a. M.: Suhrkamp 1976.

Lenzen, Dieter: *Krankheit und Gesundheit*. In: Christoph Wulf (Hg.): *Vom Menschen. Handbuch Historische Anthropologie*. Weinheim u. Basel: Beltz Verlag 1997, S. 885 – 890.

Dreitzel, Hans-Peter: *Leid*. In: Christoph Wulf (Hg.): *Vom Menschen. Handbuch Historische Anthropologie*. Weinheim u. Basel: Beltz 1997, S. 854 – 873.

Drosdowski, Günther (Hg.): *Duden. Etymologie, Herkunftswörterbuch der deutschen Sprache*. Bd. 7, 2. Aufl. Mannheim: Dudenverlag 1989.

Dürrenmatt, Friedrich: *Theaterprobleme. Theater-Schriften und Reden*. Zürich: Verlag der Arche 1966.

Dürrenmatt, Friedrich: *Die Entdeckung des Erzählens. Gespräche 1961 - 1987*. Hg. v. Arnold, Heinz Ludwig. Zürich: Diogenes 1996.

Dürrenmatt, Friedrich: *Im Bann der „Stoffe". Gespräche 1981 - 1987*. Hg. v. Arnold, Heinz Ludwig. Zürich: Diogenes 1996.

Dürrenmatt, Friedrich: *Die Physiker. Eine Komödie in zwei Akten*. Neufassung 1980. Zürich: Diogenes 1998.

Dürrenmatt, Friedrich: *Heller als tausend Sonnen. Zu einem Buch von Robert Jungk*. In: Ders.: *Werkausgabe in dreißig Bänden*. Bd. 28. Zürich: Diogenes 1998, S. 20 – 24.

Dürrenmatt, Friedrich: *Theater. Essays. Gedichte und Reden*. Zürich: Diogenes 1998.

Einstein, Albert/Born, Hedwig und Max: *Briefwechsel 1916 - 1955*. Reinbek bei Hamburg: Rowohlt 1972.

Elias, Norbert: *Über den Prozeß der Zivilisation. Soziogenetische und psychogenetische Untersuchungen*. Zweiter Band. *Wandlungen der Gesellschaft*.

Entwurf zu einer Theorie der Zivilisation. Frankfurt a. M.: Suhrkamp 1988.

Émilie du Châtelet: *Rede vom Glück.* Berlin: Friedenauer Presse 1999.

Emrich, Wilhelm: *Franz Kafka.* 9. Aufl. Königstein/Ts.: Athenäum 1981.

Engelhardt, Dietrich von: *Gesundheit und Krankheit im Wandel der Kulturgeschichte.* In: *Gesundheit für alle. Fiktion oder Realität?* Hg. v. Wolfgang Schlicht, Hans Hermann Dickhuth. Stuttgart, New York: Hofmann Verlag 1999, S. 13 – 35.

Engelhard, Dietrich von: *Medizin in der Literatur der Neuzeit. Bd. 1. Darstellung und Deutung.* Hürtgenwald: Guido Pressler Verlag 1991.

Engelhardt, Dietrich von: *Die Welt des Schmerzes.* München: dtv. 2007.

Engelhardt, Dietrich von: *Krankheit, Schmerz und Lebenskunst. Eine Kulturgeschichte der Körpererfahrung.* München: C. H. Beck 2007.

Engelhardt, Dietrich von/Schneble, Hansjörg/Wolf, Peter (Hg.): *»Das ist eine alte Krankheit«. Epilepsie in der Literatur.* Stuttgart, New York: Schattauer 2000.

Foucault, Michel: *Wahnsinn und Gesellschaft: eine Geschichte des Wahns im Zeitalter der Vernunft.* 1. Aufl. Frankfurt. a. M.: Suhrkamp 1973, c 1969.

Frisch, Max: *Endlich darf man es wieder sagen. Zur Rede von Emil Staiger anläßlich der Verleihung des Literaturpreises der Stadt Zürich am 17. 12. 1966.* In: *Die Weltwoche.* 24. Dez. 1966, S. 104 – 109.

Frühwald, Wolfgang/Jauss, Hans Robert/Koselleck, Reinhart/Mittelstrass, Jürgen/Steinwachs, Burkhart: *Geisteswissenschaften heute. Eine Denkschrift.* Frankfurt a. M.: Suhrkamp 1991.

Gößling, Andreas: *Thomas Bernhards frühe Prosakunst. Entfaltung und Zerfall seines ästhetischen Verfahrens in den Romanen „Frost"— „Verstörung" — „Korrektur".* Berlin, New York: de Gruvter 1987.

Götz, Dieter (Hg.): *Langenscheidt Großwörterbuch Deutsch als*

Fremdsprache. Berlin u. München: Langenscheidt 2003.

Graevenitz, Gerhart von: „Literaturwissenschaft und Kulturwissenschaften. Eine Erwiderung". In: *Deutsche Vierteljahrsschrift für Literaturwissenschaft und Geistesgeschichte* 73 (1999), S. 94 – 115.

Greenblatt, Stephen: *Verhandlungen mit Shakespeare. Innenansichten der englischen Renaissance*. Frankfurt a. M.: Suhrkamp 1993. (Original: *Shakespearean Negotitations. The Cirulation of Social Energy in Renaissance England*. Berkeley, Los Angeles 1988.)

Grimm,Jacob/Grimm Wilhelm (Hg.): *Deutsches Wörterbuch*. http://woerterbuchnetz. de/DWB/? sigle = DWB&-mode = Vernetzung&-lemid = GM07130♯XGM07130 (07.12.2020).

Grimm, Reinhold/Jäggi, Willi u. a. (Hg.): *Der unbequeme Dürrenmatt*. Basel u. Stuttgart: Basilius Presse 1962.

Große, Wilhelm: *Franz Kafka: Die Verwandlung*. Stuttgart: Reclam 2004.

Han, Ruixiang: *Der komische Aspekt in Bernhards Romanen*. Akademischer Verlag. Stuttgart 1995.

Haug, Walter: *Literaturwissenschaft als Kulturwissenschaft?* In: *Deutsche Vierteljahrsschrift für Literaturwissenschaft und Geistesgeschichte* 73 (1999), S. 69 – 93.

Hillen, Meike: *Die Pathologie der Literatur. Zur wechselseitigen Beobachtung von Medizin und Literatur*. Frankfurt a. M.: Peter Lang 2003.

Hohendahl, Peter Uwe (Hg.): *Benn—Wirkung wider Willen. Dokumente zur Wirkungsgeschichte Benn*. Frankfurt a. M.: Athenäum 1971.

Homscheid, Thomas: *Zwischen Lesesaal und Lazarett. Der medizynische Diskurs in Gottfried Benns Frühwerk*. Würzburg: Königshausen &- Neumann 2005.

Horkheimer, Max: *Gesammelte Schriften. Band 6: „Zur Kritik der instrumentellen Vernunft" und „Notizen 1949 – 1969"*. Hg. v. Aufred Schmidt. Frankfurt. a. M.: S. Fischer 1991.

Horkheimer, Max/Adorno, Theodor W.: *Dialektik der Aufklärung*.

Philosophische Fragmente. Frankfurt a. M.: Suhrkamp 1969.

Jagow, Bettina von/Jahraus, Oliver (Hg.): *Kafka—Handbuch: Leben*, *Werk—Wirkung*. Göttingen: Vandenhoeck & Ruprecht 2008.

Jagow, Bettina von/Steger, Florian: *Repräsentationen. Medizin und Ethik in Literatur und Kunst der Moderne*. Heidelberg: Winter 2004.

Jagow, Bettina von/Steger, Florian (Hg.): *Literatur und Medizin. Ein Lexikon*. Göttingen: Vandenhoeck & Ruprecht 2005.

Jagow, Bettina von/Steger, Florian: *Was treibt die Literatur zur Medizin? Ein kulturwissenschaftlicher Dialog*. Göttingen: Vandenhoeck & Ruprecht 2007.

Jagow, Bettina von/Steger, Florian (Hg.): *Jahrbuch für Medizin und Literatur*. Heidelberg: Winter Seit 2008.

Jahraus, Oliver: *Die Wiederholung als werkkonstitutives Prinzip im Œuvre Thomas Bernhards*. Frankfurt a. M.: Peter Lang 1991.

Jost, Adolf: *Das Recht auf den Tod*. Broschüre. Göttingen: Dieterich'sche Verlagsbuchhandlung 1895.

Kafka, Franz: *Tagebücher 1910 - 1923* (=Kafka, Franz: *Gesammelte Werke*. Herausgegeben von Max Brod. Taschenbuchausgabe in sieben Bänden) Frankfurt a. M.: Fischer 1983.

Kafka, Franz: *Erzählungen*. Hg. v. Michael Müller. Stuttgart: Philip Reclam jun. 1995.

Kamper, Dietmar: *Wahnsinn*. In: Christoph Wulf (Hg.): *Vom Menschen. Handbuch Historische Anthropologie*. Weinheim u. Basel: Beltz Verlag 1997, S. 906 - 912.

Käser, Rudolf: *Arzt, Tod und Text. Grenzen der Medizin im Spiegel deutschsprachiger Literatur*. München: Wilhelm Fink Verlag 1998.

Kathrein, Karin: *„Es ist eh alles positiv"—Th. Bernhard über seine Bücher, seine Feinde und sich selbst*. In: *Die Presse* 22/23. Sep. 1984.

Keller, Oskar: *Friedrich Dürrenmatt, Die Physiker* (Oldenbourg Interpretationen Bd. 9). 6. Aufl. München: Oldenbourg Verlag 1988.

Kierkegaard, Søren: *Die Krankheit zum Tode*. Aus dem Dänischen übersetzt und mit Anmerkungen versehen von Gisela Perlet. Nachwort von Uta Eichler. Stuttgart: Philipp Reclam jun. 1997.

Klug, Christian: *Thomas Bernhards Roman „Frost"* (1963). *Problemgehalt, Erzähltechnik und literaturgeschichtlicher Standort*. In: Manfred Brauneck (Hg.): *Der deutsche Roman nach 1945*. (= Themen-Texte-Interpretationen, Bd. 13). Bamberg: C.C. Buchner 1993, S. 119 – 135.

Knapp, Gerhard P.: *Friedrich Dürrenmatt: Die Physiker*. Frankfurt a. M.: Diesterweg 1997.

Kohlhage, Monika: *Das Phänomen der Krankheit im Werk von Thomas Bernhard. Studien zur Medizin-, Kunst- und Literaturgeschichte*. Herzogenrath: Verlag Murken-Altrogge 1987.

Kos, Wolfgang: *Eigenheim Österreich. Zu Politik, Kultur und Alltag nach* 1945. Wien: Sonderzahl 1994.

Kracauer, Siegfried: *Die Angestellten*. Frankfurt a. M.: Suhrkamp 1971.

Landau, Annette/Stulz, Peter (Hg.): *Musik und Medizin. Zwei Künste im Dialog*. Eine Publikation der Musikhochschule Luzern. Zürich: Chronos 2003.

Laqueur, Thomas Walter: *Die einsame Lust: eine Kulturgeschichte der Selbstbefriedigung*. Berlin: Osburg 2008.

Lenzen, Dieter: *Krankheit als Erfindung. Medizinische Eingriffe in die Kultur*. Frankfurt a. M.: Fischer 1991.

Lenzen, Dieter: *Krankheit und Gesundheit*. In: Christoph Wulf (Hg.): *Vom Menschen. Handbuch Historische Anthropologie*. Weinheim u. Basel: Beltz Verlag 1997, S. 885 – 891.

Lessing, Gotthold Ephraim: *Laokoon: oder über die Grenzen der Malerei und Poesie*. In: Ders.: *Werke*. Hg. v. Herbert G. Göpfert. Bd. 6. München: dtv. 1974, S. 7 – 187.

Link, Jürgen: *Versuch über den Normalismus. Wie Normalität produziert wird*. Göttingen: Vandenhoeck &. Ruprecht 2006.

Löwenstein, Eugen: *Franz Kafka: Die Verwandlung*. In: *Prager*

Tagblatt. 9. April 1916.

Lukács, Georg: *Gesunde oder kranke Kunst?* In: *Georg Lukács zum siebzigsten Geburtstag*. Berlin (Ost): Aufbau Verlag 1955, S. 243 – 252.

Lukács, Georg: *Wider den mißverstandenen Realismus*. Hamburg: Claassen 1958.

Maio, Giovanni/Roelcke, Volker (Hg.): *Medizin und Kultur. Ärztliches Denken und Handeln im Dialog zwischen Natur-und Geisteswissenschaften*. Stuttgart u. New York: Schattauer 2001.

Marquard, Odo: *Über die Unvermeidbarkeit der Geisteswissenschaften*. In: Ders.: *Apologie des Zufälligen. Philosophische Studien*. Stuttgart: Reclam 1986, S. 98 – 116.

Matukowski, Bernd: *Erläuterungen zu Friedrich Dürrenmatt, Die Physiker*. Königs Erläuterungen und Materialien. Band 368. 3. Aufl. Hollfeld: Bange Verlag 2014.

Mittermayer, Manfred und Veits-Falk, Sabine (Hg.): *Thomas Bernhard und Salzburg. 22 Annäherungen*, Salzburg: Jung und Jung 2001.

Montrose, Louis: *Die Renaissance behaupten. Poetik und Politik der Kultur*. In: Bassler, Moritz (Hg.): *New Historicism. Literaturgeschichte als Poetik der Kultur*. Frankfurt a. M.: Fischer 1995, S. 60 – 93.

Müller, André: „*Der Wald ist groß, die Finsternis auch "—Ein Gespräch mit Th. Bernhard*. In: *Die Zeit*. Nr. 27/29. Juni 1979.

Nabokov, Vladimir: *Die Kunst des Lesens. Meisterwerke der europäischen Literatur. Jane Austen, Charles Dickens, Gustave Flaubert, Robert Louis Stevenson, Marcel Proust, Franz Kafka, James Joyce*. Hg. v. Fredson Bowers. Mit einem Vorw. von John Updike. Originaltitel: *Lectures on literature* (1982). Übers. von Karl A. Klewer. Frankfurt a. M.: Fischer 1991.

Neckel, Sighard: *Status und Scham. Zur symbolischen Reproduktion sozialer Ungleichheit*. Frankfurt a. M.: Campus Verlag 1991.

Nietzsche, Friedrich: *Also sprach Zarathustra*. Bd. 4. Leipzig: Ernst Schmeitzner 1891.

Nietzsche, Friedrich: *Der Wille zur Macht: Versuche einer Umwertung aller Werte*. Erstes und zweites Buch (1884 – 1888). In: *Gesammelte Werke*. 23 Bde. Hg. v. Richard Oehler, Max Oehler u. Friedrich Chr. Würzbach. Bd. 18. München: Musarion Verlag 1926.

Nietzsche, Friedrich: *Werke in drei Bänden*. Hg. v. K. Schlechta. München: Hanser 1966.

Nordau, Max: *Entartung*. 2 Bände. Bd. 1. Berlin 1903. Originalausgabe Berlin: Carl Duncker 1892/93.

Novalis: *Schriften*. Zweiter Band: *Das philosophische Werk I*. Hg. v. Richard Samuel. Darmstadt: W. Kohlhammer 1981.

Novalis: *Schriften*. Dritter Band: *Das philosophische Werk II*. Hg. v. Richard Samuel. In Zusammenarbeit mit Hans-Joachim Mähl und Gerhard Schulz. WBG. Darmstadt 1983.

Oberlin, Johann Friedrich: *Herr L... in der Druckfassung „Der Dichter Lenz, im Steintale" durch August Stöber*. In: Büchner, Georg: *Lenz*. Studienausgabe. Hg. v. Hubert Gersch. Stuttgart: Reclam 1984, S. 35 – 50.

Oppenheimer, J. Robert: J. Robert Oppenheimer im NBC-Interview 1965. http://www.atomicarchive.com/Movies/Movie8.shtml (07.12.2020)

Orwell, George: *You and the Atomic Bomb*. In: *Tribune*, 19. Oktober 1945. Sieh. auch: https://web.archive.org/web/20050215230650/http:// tmh.floonet.net/articles/abombs.html (07.12.2020).

Ott, Ulrich (Hg.): *Gottfried Benn 1886 – 1956*. Eine Ausstellung des Deutschen Literaturarchivs im Schiller-Museum Marbach am Neckar. Marbacher Kataloge 41. Marbach: Deutsche Schillergesellschaft 1986.

Pasero, Chris/McCaffery, Margo: *Pain: clinical manual*. St. Louis: Mosby 1999.

Petrasch, Ingrid: *Die Konstitution von Wirklichkeit in der Prosa Thomas Bernhards*. Frankfurt a. M.: Peter Lang 1987.

Pferiferová, Dana: *Angesichts des Todes. Die Todesbilder in der neueren österreichischen Prosa: Bachmann, Bernhard, Winkler, Jelinek, Handke, Ransmayr*. Wien: Rraesens Verlag 2007.

Plessner, Helmuth: *Die Stufen des Organischen und der Mensch. Einleitung in die philosophische Anthropologie.* Berlin: De Gruyter 1975.

Profitlich, Ulrich: *Der Zufall in den Komödien und Detektivromanen Friedrich Dürrenmatts.* In: *Zeitschrift für deutsche Philologie.* Hg. v. Hugo Moser u. Benno von Wiese. 90. Band. Berlin: Erich Schmidt Verlag 1971, S. 258 – 280.

Profitlich, Ulrich: *Der Zufall als Problem der Dramaturgie.* In: Keller, Werner (Hg.): *Beiträge zur Poetik des Dramas.* Darmstadt: Wissenschaftliche Buchgesellschaft 1976, S. 158 – 181.

Purekevich, Renata: *Doktor med. Gottfried Benn.* Frankfurt a. M.: Peter Lang 1976.

Raddatz, Fritz: *„Ich bin der finsterste Komödienschreiber den es gibt".* In: *Die Zeit.* 16.08.1985.

Reich-Ranicki, Marcel: *Konfessionen eines Besessenen.* In: *Die Zeit,* 28.4.1967. Nr. 17.

Reich-Ranicki, Marcel: *Thomas Bernhard — In entgegengesetzter Richtung.* S. 266-277. In: Ders.: *Entgegnung — Zur deutschen Literatur der sibziger Jahre.* München: dtv. 1982.

Reich-Ranicki, Marcel: *Lauter schwierige Patienten. Gespräche mit Peter Voß über Schriftsteller des 20. Jahrhunderts.* Berlin: List Taschenbuch 2003.

Ren, Weidong: *Kafka in China: Rezeptionsgeschichte eines Klassikers der Moderne.* Frankfurt a. M.: Peter Lang 2001.

Rieck, Gerhard: *Kafka konkret — das Trauma ein Leben. Wiederholungsmotive im Werk als Grundlage einer psychologischen Deutung.* Würzburg: Königshausen & Neumann 1999.

Roh, Franz: *Entartete Kunst. Kunstbarbarei im Dritten Reich.* Hannover: Fackelträger-Verlag 1962.

Scarry, Elaine: *Der Körper im Schmerz: Die Chiffren der Verletzlichkeit und die Erfindung der Kultur;* Autorisierte Übersetzung aus dem Amerikanischen von Michael Bischoff. S. Frankfurt a. M.: Fischer 1992.

Scheler, Max: *Über Scham und Schamgefühl*. In: *Schriften aus dem Nachlass*. Band 3. Aufl.. Zur Ethik und Erkenntnislehre. Bonn: Bouvier 2000, S.67-154.

Schlegel, Friedrich: *Über das Studium der griechischen Poesie* [*1795 - 1979*]. In: Ders.: *Kritische Schriften und Fragmente* [*1794 - 1797*], Studienausgabe in sechs Bänden. Hg. v. Ernst Behler und Hans Eichner, Bd. 1. Paderborn u.a.: Ferdinand Schöningh Verlag 1988, S. 62-136.

Schöndube, Andrea: *Illness, Media, and Culture—Ein interkultureller Vergleich der Darstellung von Allergien in englischen und US—amerikanischen Lifestyle-Magazinen*. Dissertation an der Humboldt—Universität zu Berlin 2011.

Schopenhauer, Arthur: *Preisschrift über die Grundlage der Moral.* In: Ders.: *Sämtliche Werke*. Textkritisch bearbeitet u. hg. v. Wolfgang Frühr von Löhneysen. Bd. 3. Frankfurt a. M.: Suhrkamp 1986.

Schubiger, Jürgen: *Franz Kafka. Die Verwandlung. Eine Interpretation.* Zürich, Freiburg i. Br.: Atlantis-Verlag 1969.

Seidler, Günter H.: *Der Blick des Anderen. Eine Analyse der Scham.* Stuttgart: Klett-Cotta Verlag 2012.

Sigerist, Henry Ernest: *Krankheit und Zivilisation. Geschichte der Zerstörung der menschlichen Gesundheit*. Frankfurt a. M., Berlin: Alfred Metzner Verlag 1952.

Simmel, Georg: Zur Psychologie der Scham. In: *Schriften zur Soziologie. Eine Auswahl*. Frankfurt a. M.: Suhrkamp 1986.

Sloterdijk, Peter: *Kritik der zynischen Vernunft*. Frankfurt a. M.: Suhrkamp 2003.

Snow, Charles Percy: *Die zwei Kulturen. Literarische und naturwissenschaftliche Intelligenz*. Stuttgart: Ernst Klett Verlag 1967.

Sokel, Walter H.: *Franz Kafka. Tragik und Ironie*. Frankfurt a. M.: Fischer 1976.

Staiger, Emil: *Literatur und Öffentlichkeit*. Rede gehalten am 17. Dez. in Zürich, zuerst gedruckt in der *Neuen Züricher Zeitung* vom 20. Dez.

1966）. Nachdruck in: *Sprache im technischen Zeitalter*. Heft 22. Köln, Wien.: Böhlau-Verlag 1967, S. 90 – 97.

Starobinski, Jean: *Kleine Geschichte des Körpergefühls*. Konstanz: Universitätsverlag 1987.

Strelkar, Joseph: *Rilke, Benn, Schönwiese und die Entwicklung der modernen Lyrik*. Wien, Hannover, Basel: Forum Verlag 1960.

Stulz, Peter/Kaegi, Dominic/Rudolph, Enno (Hg.): *Philosophie und Medizin*. Zürich: Chronos 2006.

Stulz, Peter/Nager, Frank/Schulz, Peter (Hg.): *Literatur und Medizin*. Zürich: Chronos 2005.

Stulz, Peter/Romano, Gaetano (Hg.): *Medien und Medizin. Medizin als Medienereignis*. Zürich: Chronos 2008.

Thuswaldner, Gregor: *„Morbus Austriacus"—Zur Österreichkritik bei Thomas Bernhard*. Eine Dissertation in der Deutsch-Abteilung an der Universität North Carolina in Chapel Hill. 2002.

Tilch, Stefan: *Beitrag zum Gedächtnisabend für Thomas Bernhard am 12. 2. 2009*. http://www. passauer – thomas – bernhardfreunde. de/ aktionen/2009_02_12_gedaechtnisabend/Beitraege_vom_Gedaechtnisabend_ am_ 20. _ Todestag/Stefan _ Tilch/Stefan _ Tilch – Beitrag _ zum _ T. B. – Gedaechtinisabend.pdf. (07.12.2020).

Usinger, Fritz: *Gottfried Benn und die Medizin*. Mainz: Verl. der Akademie d. Wissenschaften u.d. Literatur 1967.

Weigel, Sigrid: *homo dolens. Der Schmerz als bedeutungsgebendes Vermögen*. In: *Schmerz: Kunst + Wissenschaft*. Hg. v. Eugen Blume/ Annemarie Hürlimann/Thomas Schnalke/Daniel Tyradellis. Köln: DuMont Buchverlag 2007, S. 281 – 288.

Weingart, Brigitte: *Ansteckende Wörter. Repräsentationen von AIDS*. Frankfurt a. M.: Suhrkamp 2002.

Wiegmann, Hermann: *Die deutsche Literatur des 20. Jahrhunderts*. Würzburg: Königshausen & Neumann 2005.

Wirsing, Sibylle: *Die Autorität*. In: *Frankfurter Anthologie*. Hg. v.

Reich-Ranicki. Bd. 4. Frankfurt a. M.: Insel 1979.

Zuckmayer, Carl: *Ein Sinnbild der großen Kälte*. In: Botond, Anneliese（Hg.）: *Über Thomas Bernhard*. Frankfurt a. M.: Suhrkamp 1970, S. 81 – 88.

〔德〕克里斯托弗·乌尔夫（Christoph Wulf）:《教育的历史人类学：问题与方法》,李明明译,北京：北京大学教育评论出版社,2007：4。

〔德〕库尔特·品图斯（Kurt Pinthus）编:《人类的曙光：德国表现主义经典诗集》,姜爱红译,北京：人民文学出版社,2012。

〔德〕尼采（Friedrich Nietzsche）:《权力意志——重估一切价值的尝试》,张念东,凌素心译,北京：商务印书馆,1991。

〔法〕阿贝尔·加缪（Albert Camus）:《西西弗的神话》,杜小真译,西安：陕西师范大学出版总社,2003。

〔法〕米歇尔·福柯（Michel Foucault）:《不正常的人》,钱翰译,上海：上海人民出版社,2003。

〔法〕米歇尔·福柯:《规训与惩罚——监狱的诞生》,刘北成、杨远婴译,北京：生活·读书·新知三联书店,2003。

〔法〕米歇尔·福柯:《疯癫与文明》,刘北成、杨远婴译,北京：生活·读书·新知三联书店,2004。

〔法〕米歇尔·福柯:《临床医学的诞生》,刘北成译,南京：译林出版社,2011。

〔法〕让-保罗·萨特（Jean-Paul Sartre）:《存在与虚无》,陈宣良等译,北京：生活·读书·新知三联书店,1987。

〔古印度〕毗耶娑:《薄伽梵歌》,张保胜译,北京：中国社会科学出版社,1991。

〔美〕马尔库塞（Herbert Marcuse）:《单向度的人——发达工业社会意识形态研究》,刘继译,上海：上海译文出版社,2008。

〔美〕苏珊·桑塔格（Susan Sontag）:《疾病的隐喻》,程巍译,上海：上海译文出版社,2003。

〔英〕查尔斯·罗伯特·达尔文（Charles Robert Darwin）:《人类与动物的表情》,周立邦译,北京：北京大学出版社,2009。

［英］玛丽·道布森（Mary Dobson）：《疾病图文史：影响世界历史的7 000年》，苏静静译，北京：金城出版社，2016。

陈序经：《文化学概观》，北京：中国人民大学出版社，2005。

谷裕：《德语修养小说研究》，北京：北京大学出版社，2013。

韩瑞祥：《〈寒冻〉——贝恩哈德"笑艺术"的开端》，载《外国文学评论》，2006（1）。

汪民安：《尼采与身体》，北京：北京大学出版社，2008。

王炳钧：《存在的彷徨——论弗兰茨·卡夫卡的〈一个乡村医生〉》，载《文野》，1995（1）。

新华通讯社译名室编：《世界人名翻译大辞典》，北京：中国对外翻译出版公司，1993。

新华通讯社译名室编：《德语姓名译名手册（修订本）》，北京：商务印书馆，1999。

后　记

　　十年前,我在北京外国语大学外国文学所王炳钧教授关于疼痛理论的文化学课上产生了对德语现代文学中的疾病话语进行研究的兴趣。十年间,围绕这一方向而展开的若干课程报告、学期论文、会议发言和学术发表相继问世。现如今,我在离为公桥不远的地方继续求索,这本专著记录了我这些年思考的痕迹。

　　拙著付梓,实属不易。在此感谢北京外国语大学的任卫东教授、韩瑞祥教授、王炳钧教授和慕尼黑大学副校长 Oliver Jahraus 教授对我的学术培养。感谢四川外国语大学的冯亚琳教授、清华大学的汪民安教授、北京航空航天大学的吴晓樵教授、北京外国语大学的王丽亚教授、北京大学的谷裕教授、李昌珂教授和同济大学的赵劲教授对本书的修改建议。感谢德国学术交流中心、国家留学基金委、北京科技大学对我的科研赞助。感谢我的亲朋,尤其是父母和丈夫对我工作的支持。感谢本书编辑戴如月女士的鼎力相助。

当谢者重而纸短墨轻。愿自己能保持研读热情。借此以文会友,酌文旷思。

刘冬瑶
2021 年年底于北京学院路